LES PROFESSIONNELS DE SANTÉ EN AFRIQUE DE L'OUEST

Entre savoirs et pratiques

© L'Harmattan, 2005
ISBN : 2-7475-7877-1
EAN : 9782747578776

Sous la direction de
Laurent VIDAL, Abdou Salam FALL
& Dakouri GADOU

LES PROFESSIONNELS DE SANTÉ EN AFRIQUE DE L'OUEST
Entre savoirs et pratiques

Paludisme, tuberculose et prévention au Sénégal et en Côte d'Ivoire

Préface de
Jean-Pierre DOZON

L'Harmattan
5-7, rue de l'École-Polytechnique
75005 Paris
France

L'Harmattan Hongrie
Hargita u. 3
1026 Budapest
HONGRIE

L'Harmattan Italia
Via Degli Artisti
1510214 Torino
ITALIE

Logiques Sociales
Collection dirigée par Bruno Péquignot

En réunissant des chercheurs, des praticiens et des essayistes, même si la dominante reste universitaire, la collection *Logiques Sociales* entend favoriser les liens entre la recherche non finalisée et l'action sociale.

En laissant toute liberté théorique aux auteurs, elle cherche à promouvoir les recherches qui partent d'un terrain, d'une enquête ou d'une expérience qui augmentent la connaissance empirique des phénomènes sociaux ou qui proposent une innovation méthodologique ou théorique, voire une réévaluation de méthodes ou de systèmes conceptuels classiques.

Déjà parus

R. BERCOT et F. de CONINCK, *L'Univers des services*, 2005 ;
Constance DE GOURCY, *L'autonomie dans la migration*, 2005.
M.F. LOUBET-GROSJEAN, *Chômeurs et bénévoles. Le bénévolat de chômeurs en milieu associatif en France*, 2005.
Denis BOUGET et Serge KARSENTY (sous la dir.), *Regards croisés sur le lien social*, 2005.
Isabelle PAPIEAU, *Portraits de femmes du faubourg à la banlieue*, 2004.
Anne-Marie GREEN (dir.), *La fête comme jouissance esthétique*, 2004.
Dan FERRAND-BECHMANN (sous la dir.), *Les bénévoles et leurs associations. Autres réalités, autre sociologie ?*, 2004.
Philippe SPAEY, *Violences urbaines et délinquance juvénile à Bruxelles*, 2004.
A. BIHR et N. TANASAWA, *Les rapports intergénérationnels en France et au Japon*, 2004.
Jean WIDMER, *Langues nationales et identités collectives*, 2004.
R. GUILLON, *Les classes dirigeantes et l'université dans la mondialisation*, 2004.
E. BOGALSKA-MARTIN, *Victimes du présent, victimes du passé. Vers la sociologie des victimes*, 2004.

Ouvrages des mêmes auteurs

VIDAL Laurent, 2004, *Ritualités, santé et sida en Afrique. Pour une anthropologie du singulier*, Paris, Karthala-IRD (Coll. « Hommes et sociétés »), 209p.

VIDAL Laurent (éd) (en coll. avec P. MSELLATI & J-P. MOATTI, 2001), *L'accès aux traitements du VIH/sida en Côte d'Ivoire. Evaluation de l'Initiative Onusida/Ministère de la santé publique. Aspects économiques, sociaux et comportementaux*, Paris, ANRS (Coll. « Sciences sociales et sida »), 327p.

VIDAL Laurent, 2000, *Femmes en temps de sida. Expériences d'Afrique*, Paris, PUF (Coll. « Politique d'aujourd'hui »), 195p.

VIDAL Laurent, 1996, *Le silence et le sens. Essai d'anthropologie du sida en Afrique*, Paris, Anthropos-Economica (Coll. « Sociologiques »), 217p.

VIDAL Laurent (éd) (en coll. avec J.-P. DOZON J.-P.), 1995, *Les Sciences sociales face au Sida: cas africains autour de l'exemple ivoirien*, Paris, Editions ORSTOM (Coll. « Colloques et séminaires »), 301p.

VIDAL Laurent, 1990, *Rituels de possession dans le Sahel. Exemples Peul et Zarma au Niger*, L'Harmattan (Coll. « Connaissance des Hommes »), 304p.

FALL Abdou Salam, 2005, *Bricoler pour survivre : Perceptions de la pauvreté dans l'agglomération urbaine de Dakar*, Paris, Karthala, 225p.

FALL Abdou Salam (éd) (en coll. avec L. FAVREAU & G. LAROSE), 2004, *Altermondialisation, économie et coopération internationale*, (Collection Pratiques et politiques sociales et économiques), Paris, Karthala - Québec, PUQ, 384p.

FALL Abdou Salam (éd) (en coll. avec L. FAVREAU & G. LAROSE), 2004, *Le Sud... et le Nord dans la mondialisation. Quelles alternatives ?* (Collection Pratiques et politiques sociales et économiques), Paris, Karthala - Québec, PUQ, 408p.

FALL Abdou Salam (éd) (en coll. avec O. SAÏP SY), 2004, *L'économie domestique en Afrique de l'Ouest*, Editions du CODESRIA, 335 p.

FALL Abdou Salam (éd) (en coll. avec S.T. FALL), 2001, *Cités Horticoles en sursis ? L'agriculture urbaine dans les Grandes Niayes au Sénégal*, Ottawa, Editions du CRDI, 134p.

FALL Abdou Salam (éd) (en coll. avec P. ANTOINE & P. BOCQUIER), 1995, *Les familles dakaroises face à la crise*, Dakar, ORSTOM/IFAN, 245p.

Sommaire

Remerciements.. page 9

Préface : Jean-Pierre DOZON... page 11

Introduction - *Arguments et exigences d'une recherche sur les pratiques et savoirs de la santé*
Laurent VIDAL, Abdou Salam FALL & Dakouri GADOU............... page 17

1ère partie - Politiques et acteurs de la santé............................ page 43

Chapitre 1 - *Systèmes de santé et programmes de lutte contre la tuberculose et le paludisme en Côte d'Ivoire et au Sénégal*
Véronique POUTRAIN, Assani ADJAGBE, Fatoumata HANE,
Bla Claire KONAN & Tidiane NDOYE...................................... page 45

Chapitre 2 - *Difficile mise en question des systèmes et politiques de santé à travers la presse (Côte d'Ivoire et au Sénégal)*
Marie Adama NDIOR & Modestine KADJO................................ page 83

2ème partie - Le quotidien de la relation au patient.................... page 99

Chapitre 3 - *L'inégale prise en compte de l'autre (exemples de la tuberculose et de la prévention)*
Bla Claire KONAN, Fatoumata HANE, Karine DELAUNAY,
Modestine Kadjo, Marie-Adama Ndior & Laurent VIDAL............ page 101

Chapitre 4 - *L'appréhension des risques face à la tuberculose*
Fatoumata HANE, Abdou Salam FALL & Bla Claire KONAN.......... page 137

3ème partie - Parcours et contours du métier de soignant........... page 149

Chapitre 5 - *Objectifs et réalités des formations des soignants en Côte d'Ivoire*
Assani ADJAGBE & Bla Claire KONAN..................................... page 151

Chapitre 6 - *Des tâches aux identités des soignants (exemples sénégalais)*
Tidiane NDOYE, Fatoumata HANE & Karine DELAUNAY............. page 171

4ème partie - La pratique des normes................................... page 205

Chapitre 7 - *Négociations des normes de prise en charge du paludisme en Côte d'Ivoire et au Sénégal*
Tidiane NDOYE & Assani ADJAGBE... page 207

Chapitre 8 - *Modalités et stratégies de prise en charge de la tuberculose : les difficiles applications des normes et directives*
Fatoumata HANE & Bla Claire KONAN...................................... page 229

Chapitre 9 - *Radiographie et tuberculose au Sénégal : pratiques, croyances et imaginaires en question*
Jean-François WERNER.. page 257

Conclusion - *Les professionnels de santé à l'épreuve de la routine*
Abdou Salam Fall, Laurent VIDAL & Dakouri GADOU................. page 301

Bibliographie... page 315

Sigles.. page 327

Les auteurs.. page 329

REMERCIEMENTS

Sans le soutien du programme PAL+ du Ministère français des affaires étrangères, la recherche à l'origine de cet ouvrage n'aurait pu voir le jour. Au sein du programme nous adressons nos plus vifs remerciements à sa directrice, France Agid, ainsi qu'à Nicole Terrien.

Dans ses importants volets relatifs aux pratiques de prise en charge de la tuberculose et du paludisme, nos travaux ont bénéficié de l'appui et des conseils des docteurs Joseph Niangue, coordonnateur du Programme national de lutte contre le paludisme en Côte d'Ivoire jusqu'à la fin 2003, Moustapha Ndir, coordonnateur du Programme national de lutte contre la tuberculose au Sénégal, Pape Amadou Diack, coordonnateur du Programme national de lutte contre le paludisme au Sénégal, San Koffi, coordonnateur du Programme national de lutte contre la tuberculose en Côte d'Ivoire et de son prédécesseur, Coulibaly Doulhourou. Qu'ils en soient remerciés. Notre gratitude s'adresse aussi aux médecins chefs des régions médicales dans lesquelles nous avons travaillé, en Côte d'Ivoire et au Sénégal.

Nous adressons nos vifs remerciements aux chefs de service des hôpitaux, aux médecins chefs des Centres de santé et des Formations sanitaire urbaines, aux Infirmiers chefs de poste des postes de santé, ainsi qu'aux responsables et membres des deux associations sénégalaises oeuvrant dans le domaine de la santé et qui ont accepté la présence d'un chercheur – parfois durant plusieurs semaines - au sein de leur structure. Parce que nous avons voulu préserver l'anonymat des structures comme celle des soignants qui y exercent, il nous est impossible de les citer nommément ici.

L'ensemble des professionnels de santé - soignants, techniciens et personnels des structures - ainsi que les patients et membres de leurs entourages qui se sont prêtés à nos entretiens et nos observations trouverons ici l'expression de notre gratitude pour avoir accepté d'échanger avec nous sur leur pratique ou leur parcours.

Nous tenons à remercier un certain nombre de collègues avec lesquels des discussions ont permis d'affiner notre démarche et préciser nos analyses, aux premiers rangs desquels Christian Lienhardt et Sylla Thiam, dans le cadre de notre collaboration sur le volet tuberculose de nos travaux au Sénégal, ainsi que Marc-Eric Gruénais, Yannick Jaffré, Cheikh Sokhna et Bernard Taverne.

Nos remerciements s'adressent à l'ensemble des personnels administratifs de l'IRD en Côte d'Ivoire et au Sénégal qui ont eu la charge d'une part essentielle de la gestion du projet, ainsi qu'à Georges Hérault, Philippe Msellati et Jean-René Durand, Représentants de l'Institut dans ces pays durant cette recherche. Enfin, nous tenons à exprimer notre reconnaissance à l'Institut Fondamental d'Afrique Noire (Université Cheikh Anta Diop de Dakar) et à l'Institut d'Ethnosociologie (Université de Cocody à Abidjan) pour nous avoir permis d'associer à la recherche à l'origine de cet ouvrage des doctorants en anthropologie.

PRÉFACE

par Jean-Pierre Dozon[1]

Comme on le sait, et comme on pouvait s'en douter à peine sortit-elle du cerveau des publicistes de l'OMS à la fin des années 1970, la rhétorique de « La santé pour tous en l'an 2000 », spécialement à l'adresse des pays du Sud et surtout de l'Afrique a fait long feu. Depuis cette époque, qui semblait encore avoir un sens aigu du futur et de l'utopie, plans d'ajustement structurel, réduction des politiques publiques, accroissement du chômage, de la pauvreté et des mobilités humaines, ont bien plutôt eu l'effet contraire d'une santé publique africaine plus mauvaise et, surtout, plus inégale qu'auparavant : cela d'autant qu'épidémies et pandémies de sida n'ont cessé dans le même temps de la fragiliser bien plus encore et de rendre décidément très vaines et dérisoires les promesses de la prestigieuse organisation internationale. Il fallut donc remettre l'ouvrage sur le métier. Et, tout en recourant à de nouvelles rhétoriques (« L'initiative de Bamako ») et à de nouveaux dispositifs (décentralisation par la mise en place de districts sanitaires, politique de soins de santé primaires et de médicaments essentiels, etc.), on se focalisa également sur quelques grands problèmes de santé publique, en l'occurrence sur des pathologies dont il est établi qu'elles sont les principales causes de morbidité et de mortalité en Afrique, pour les constituer en programmes nationaux de lutte et de prévention, c'est-à-dire en ces organisations pratiques (dites verticales à cause de leur fixation sur une endémie ou épidémie particulière) par lesquelles la bio-médecine, depuis le 19ème siècle en Europe, a su tout spécialement se transformer en biopolitique.

Mis à part le sida et ses projections mortifères pour l'avenir démographique du continent, le paludisme et la tuberculose constituent certainement les plus importants de ces problèmes de santé publique donnant lieu à programmes spécifiques, attendu qu'ils se lient l'un et l'autre assez bien aux contextes actuels d'urbanisation et de paupérisation galopante, que le second, dans sa présente aggravation, est étroitement associé aux épidémies de VIH en tant que maladie opportuniste et que tous deux présentent des difficultés prophylactiques résultant d'inquiétants phénomènes de chimio-résistance. C'est tout le mérite de ce livre de rassembler et de croiser des études socio-anthropologiques sur ce funeste diptyque qui ont été conduites dans deux pays exemplaires de l'Afrique de l'Ouest francophone, le Sénégal et la Côte

---

[1] Anthropologue, Directeur de recherche à l'IRD et Directeur d'études à l'EHESS.

d'Ivoire, là où notamment la médecine coloniale française y a tout particulièrement laissé de profondes empreintes. Mais c'est également toute sa portée heuristique que d'avoir mené ces études dans le prolongement des rares travaux francophones consacrés à l'organisation concrète et problématique de la médecine hospitalière en Afrique[2], c'est-à-dire à travers le prisme de l'expérience des professionnels de santé, des soignants comme on dit plus couramment, et de ce qui constitue, sous forme de diverses structures sanitaires, leur milieu de travail et un cadre pratique de sociabilité. De ce point de vue, je dirais assez volontiers que ce livre collectif francophone, comme d'autres qui l'ont récemment précédé[3], témoigne d'un nouveau cours de l'anthropologie médicale, mieux d'une mise à distance de ce qui fut longtemps, peut-être trop longtemps, ses sujets de prédilection, à savoir les modes de représentation, les savoirs et les arts de prise en charge de la maladie dans des sociétés censées ne pas être, ou fort peu, influencées par la biomédecine et plus communément nommées sociétés traditionnelles.

Ce furent là des sujets riches, propices à toutes sortes de considérations ou de discussions, comme celle, pas toujours convaincante, visant à rendre consubstantielles maladies et cultures ou, comme celle, bien plus intéressante et bien plus conforme à la vocation de l'anthropologie, consistant à tirer modèle du sens du mal et de la guérison dans les sociétés lointaines ou traditionnelles pour en découvrir certaines actualisations au sein de notre monde proche ou familier. Comme en France où la biomédecine est largement dominante et où, pourtant, des médecines alternatives, empruntant notamment au monde asiatique, mais aussi à l'Afrique, ne laissent de composer un large pluralisme thérapeutique. Mais, bien qu'ils soient loin d'être épuisés, ces sujets, dès lors qu'ils concernèrent d'une manière trop privilégiée et trop durable des populations exotiques, notamment des ethnies africaines, firent commettre à l'anthropologie médicale quelques bévues. Un peu, comme à l'époque coloniale où une certaine ethnologie à propension indigénophile entreprit de décrypter les secrets de l'« âme nègre », spécialement les arcanes de ses grandes mythologies, en oubliant de considérer les changements très concrets provoqués par les puissances conquérantes, l'anthropologie médicale, en se fixant presque exclusivement sur les représentations culturelles de la maladie, a négligé le fait que les populations africaines ont été d'assez longue date, même si ce fut d'une façon inégale ou irrégulière, en relation avec la biomédecine. L'aurait-elle considéré comme un fait de première importance, qu'elle se serait certainement vite aperçue que la médecine des colonisateurs, notamment par certaines de ses

---

[2] Cf. Y. Jaffré et J.-P. Olivier de Sardan (dir), 2003, *Une médecine inhospitalière*, Paris, APAD-Karthala.
[3] D. Fassin (dir), 2004, *Afflictions. L'Afrique du sud de l'apartheid au sida*, Paris, Karthala et Y. Jaffré & J.-P. Olivier de Sardan, op. cit.

pratiques de lutte contre les grandes endémies ou par ses usages massifs de diverses injections par seringues, avait aussi façonné les colonisés, même si ce fut sans rejet de leurs propres guérisseurs et de leur propre pharmacopée.

De la même façon, aurait-elle dû, sans craindre d'empiéter sur d'autres territoires disciplinaires, s'intéresser à ceux qui, au sein des mondes indigènes, devinrent des auxiliaires de la médecine coloniale, notamment au titre d'infirmiers ou de « médecins africains ». Car, quoique de telles catégories d'Africains dits « évolués » semblent surtout relever d'une histoire sociale ou d'une sociologie des professions, l'anthropologie médicale, comme elle le démontre dans ce livre, peut à très bon droit les prendre à son compte dès lors qu'elle considère fort justement qu'appréhender les représentations du paludisme et de la tuberculose aujourd'hui en Afrique, ce n'est pas au premier chef étudier des représentations traditionnelles, celles qui ont tout particulièrement cours chez des patients supposés évoluer au sein de telle ou telle culture. C'est bien plutôt étudier des représentations qu'on pourrait dire populaires en ce qu'elles sont partagées par quantité d'Africains - notamment par ceux qui sont directement touchés par ces graves affections, mais aussi par les soignants - et, surtout, en ce qu'elles résultent de pratiques et de savoirs hérités pour une bonne part de l'histoire et de la médecine coloniale. Que des injections soient fréquemment préférées par les patients à des prises de comprimés dans le traitement du paludisme ou que des radiographies soient valorisées (par les soignants ainsi que par les patients) aux dépens d'analyses biologiques pour diagnostiquer la tuberculose, voilà qui témoigne de la forte empreinte d'expériences, de perceptions d'une certaine efficacité, remontant à plusieurs décennies.

Mais à propos de savoirs et de représentations populaires largement partagés, paludisme et tuberculose en constituent, comme le découvrira le lecteur, deux types assez antithétiques. Tandis que le premier, en dépit ou à cause du fait qu'il est la principale cause de mortalité, participe d'une certaine banalité de la vie en Afrique (qui n'en a pas été affecté ?), ne provoquant pas le moindre stigmate et suscitant au contraire un excès de diagnostics et d'auto-diagnostics cliniques chez les soignants comme chez les patients (« vous avez un palu », « je dois faire un palu »), la seconde, quoique nettement plus cosmopolite, ne laisse de véhiculer sentiment d'impureté, attitude de crainte, de déni ou d'évitement et d'être sous-évaluée par les personnels soignants. De sorte qu'en incarnant, par ses symptômes les plus courants (fièvres, céphalées, courbatures) l'ordinaire de la clinique, de la morbidité et de la dispense de médicaments (ou de l'auto-médication), le paludisme est aussi ce qui obère en Afrique des diagnostics plus probants, ceux qui auraient pu ou dû résulter d'analyses biologiques et révéler, par exemple, en lieu et place d'un accès palustre une affection de tuberculose pulmonaire.

Il n'en reste pas moins qu'à l'encontre de ce qui constitue sa banalité, le paludisme fait aujourd'hui l'objet, à l'instar de la tuberculose qui l'a fait, elle, depuis bien plus longtemps (spécialement au travers de campagnes de vaccination), de programmes spécifiques, avec ses programmes de prévention vantant les mérites de la moustiquaire imprégnée, ses lapidaires messages du genre « le paludisme tue » (toutes choses qui ne sont pas sans rappeler les campagnes contre le sida) et ses nouvelles normes de prise en charge thérapeutique. A certains égards, on pourrait parler d'une redéfinition en terme de santé publique du paludisme puisqu'en l'absence de vaccin, mais compte tenu de sa forte prévalence et des échecs de la prophylaxie classique (insecticides, nivaquine, etc.) dont ont résulté au contraire des phénomènes de chimio-résistance, il est préconisé que de nouvelles méthodes de lutte doivent lui être appliquées de manière beaucoup plus systématique. Mais c'est précisément le grand intérêt de l'ouvrage que de montrer qu'aussi bien au Sénégal qu'en Côte d'Ivoire, ce programme spécifique ainsi que celui ciblant la tuberculose (qui se renouvelle également par suite tout à la fois d'une prévalence en croissance liée à la pauvreté et au sida, d'échecs prophylactiques et de nouvelles méthodes de traitement) interviennent dans des contextes de réduction drastique des dépenses publiques et de crises étatiques affectant directement des systèmes de santé qui étaient déjà bien peu performants.

Car, quoique que ces programmes soient inspirés et en partie pris en charge par des organisations internationales et parfois soutenus par des organisations non-gouvernementales, il revient évidemment aux structures sanitaires publiques et à leurs personnels soignant de les mettre quotidiennement en œuvre : ce qui ne laisse de révéler des écarts importants entre théories et pratiques, entre normes officiellement préconisées et mises en applications effectives. Par où l'ouvrage nous fait découvrir le monde des personnels soignant en Afrique au plus près de ses relations internes comme de ses relations avec les patients. Relations souvent dures, parfois à la limite de l'inhospitalité, mais qui se sont construites de longue date, sans doute depuis l'époque coloniale, suivant des procédés assez peu orthodoxes d'auto-promotion par le haut où des bénévoles et des filles de salle remplissent la fonction d'aides-soignants, des aides-soignants exécutent des tâches d'infirmières ou d'infirmiers, ceux-ci avec l'accord de tous, spécialement des patients, œuvrant de leur côté comme « docteurs » et les médecins étant plutôt enclins à gérer ou à avoir des activités extérieures. C'est donc là un monde fonctionnant depuis longtemps à l'écart des règles officielles, qui s'est en quelque sorte fabriqué une culture particulière à laquelle participent quantité de patients. Mais c'est un monde qui, en cette période de politiques publiques de santé déclinantes devant malgré tout conduire des programmes de lutte spécifiques aux normes contraignantes, est exposé à encore plus de contournements et revendique volontiers pragmatismes et expériences du quotidien contre les préconisations et les rigidités émanant d'une biopolitique internationale.

En tout cas, par ce livre, porté par une nouvelle génération de chercheurs francophones, une anthropologie médicale nettement plus politique est en train de s'affirmer à l'exemple de celle produite aux Etats-Unis par une Nancy Sheper-Hugues ou un Paul Farmer[4]. Il s'agit d'une anthropologie qui prend à bras le corps des souffrances et des pathologies fortement associées aux évolutions problématiques de l'Afrique actuelle, avec leur cortège d'inégalités et de pauvreté dans un contexte de forte urbanisation, et qui, dans le même mouvement, porte son regard, non seulement sur ceux qui en sont les victimes, mais également sur ceux qui ont en la charge : sur cette longue chaîne d'agents et de structures sanitaires (depuis l'agent de santé primaires jusqu'à l'expert de l'OMS) où se révèlent très politiquement les fortes tensions entre l'univers des situations concrètes et la disposition formelle des programmes et de leurs protocoles.

---

[4] Cf. par exemple N. Sheper-Huges, 1991, *Death Without Weeping. The Violence Of Everyday Life in Brazil*, Berkeley, University of California Press et P. Farmer, 1999, *Infections and Inequalities*, Berkeley, University of California Press.

INTRODUCTION

Arguments et exigences d'une recherche sur les pratiques et savoirs de la santé

par Laurent VIDAL,
Abdou Salam FALL
& Dakouri GADOU

1. Des savoirs aux pratiques : une anthropologie de l'expérience clinique

1.a. L'exemplarité des prises en charge de la tuberculose, du paludisme et de la prévention

La recherche anthropologique à l'origine de cet ouvrage[5] s'est fondée sur un triple constat. Le premier consiste à admettre que les pratiques médicales – notamment en Afrique - se transforment, au fil des avancées de la connaissance scientifique mais aussi en fonction des multiples contraintes qui caractérisent le métier de soignant. Constat qui suppose donc d'emblée que l'on ne peut isoler les « façons de faire » des professionnels de santé, ni de la nature des connaissances qu'ils acquièrent, ni des modalités par lesquelles ils les reçoivent, ni, enfin et surtout, de ce qu'ils vivent, chaque jour, dans l'exercice de leur travail. Or, et cela représente notre second constat, indissociable du précédent, les sciences sociales, et en particulier l'anthropologie, ont peu étudié de façon systématique et conjointe, tant le contenu du savoir médical que les éléments de contexte qui conditionnent les pratiques des soignants. Si les premiers (notamment au Congo démocratique, Rubbers, 2003) et les seconds (dans différentes villes d'Afrique de l'Ouest, par Y. Jaffré et J.-P. Olivier de Sardan, 2003, et au Burkina, par I. Gobatto, 1999) ont certes été décrits, ils ont rarement été mis en relation, étudiés les uns en miroir des autres. Enfin, troisième constat, faute d'une connaissance précise des ressorts des attentes des

---

[5] Intitulé « L'expérience des professions médicales face au paludisme, à la tuberculose et à la prévention en milieux urbains. Une étude comparative (Côte d'Ivoire/Sénégal) », il a bénéficié durant 3 ans d'un financement du programme PAL+ (« Paludisme et maladies associées ») du Ministère français des affaires étrangères.

soignants - à travers l'examen des transformations de leurs savoirs et de leurs pratiques, donc de leur « expérience » - il n'est guère possible d'envisager des interventions (par exemple dans le cadre des séances de formation) dont les professionnels pourraient intégrer le contenu (conseils, recommandations...) au bénéfice d'une amélioration de leur pratique de prévention, de diagnostic et de traitement.

Partant de ces constats généraux l'objectif principal de ce travail a donc été de comparer les constructions et les transformations des savoirs et des pratiques des professionnels de santé confrontés à la prise en charge de deux *problèmes* de santé publique majeurs (le paludisme et la tuberculose) et, dans une moindre mesure, à une *action* de santé publique (la prévention), ceci dans les milieux urbains de pays aux contextes épidémiologiques et sociaux différents (la Côte d'Ivoire et le Sénégal).

Arrêtons-nous ici plus longuement sur le second constat effectué, central dans la problématique de ce projet : de la littérature anthropologique sur la santé et la maladie en Afrique, aux observations et constats - même superficiels - de promoteurs de projets de développement, un consensus général se dégage pour admettre que les pratiques et savoirs populaires sur la souffrance, le traitement et la guérison (Jaffré & Olivier de Sardan, 1999) se trouvent inévitablement et régulièrement confrontés aux pratiques et savoirs portés par les représentants de la « bio-médecine ». Constat qui n'est certes pas systématiquement exprimé en ces termes mais qui renvoie à l'image d'une confrontation, d'un rapport de force omniprésent entre le malade et ses proches, d'une part, et le personnel de santé - du médecin au «garçon de salle» -, d'autre part (Jaffré & Olivier de Sardan, 2003). On conçoit aisément que cette confrontation avec l'institution et la hiérarchie médicales ne puisse prendre forme indépendamment d'un processus de négociation : pour accéder au médecin sans trop attendre, pour obtenir une information sur la nature de sa maladie, la prise des médicaments, les autres démarches de soins dans la structure — maintenant ou dans l'avenir. Des études anthropologiques montrent alors que ces négociations mettent en jeu des légitimités professionnelles et plus largement des relations sociales, dès lors que malades et personnels de santé utilisent leurs réseaux familiaux (Jaffré & Olivier de Sardan, 1999, 2003 ; Fay & Vidal, 1999 ; Fassin, 2000). Processus de négociation que l'on peut aussi repérer à un niveau individuel, le soignant déterminant aussi son attitude professionnelle en fonction de croyances et de convictions personnelles (en particulier morales ou religieuses).

La présence de telles situations de négociations contribue à modeler la délivrance et l'interprétation des messages de prévention, l'accès aux soins dans un contexte donné et influe sur les conditions de suivi des conseils reçus et d'observance des prescriptions médicales : nous savons combien l'un et l'autre sont essentiels pour les prises en charge de la tuberculose et du paludisme. Or, si les pratiques et savoirs populaires constituent des objets de réflexion premiers de l'anthropologie de la maladie et de la santé, nous disposons de peu de données de type anthropologique sur l'organisation et le développement comparés des pratiques et savoirs biomédicaux relatifs à la prise en charge de ces deux maladies, et concernant la prévention. L'étude du lien entre ces deux vastes registres que sont « les savoirs » et « les pratiques » passe par une analyse des savoirs dans leurs aspects formels (directives, protocoles...) et leurs modalités d'acquisition, ainsi que par une lecture anthropologique du moment où ce savoir est supposé être convoqué : face au malade.

Le choix de la tuberculose et du paludisme pour étudier la construction des savoirs et des pratiques, dans leur contenu et leurs liens obéit aux considérations suivantes :

- Les données épidémiologiques disponibles confèrent indiscutablement à ces deux pathologies le « statut » de problème de santé publique : elles sont endémiques, elles génèrent une morbidité et une mortalité importantes, elles ne peuvent être cantonnées ni au monde rural ni aux seules villes ;

- Les manifestations cliniques de ces deux pathologies sont hétérogènes et parfois même « atypiques » ;

- Le problème des résistances aux traitements et les enjeux liés à leur bonne observance est central dans leur prise en charge ;

- Les diagnostics de ces pathologies sont confrontés à des écueils de divers ordres : difficulté à le poser de façon sûre, compte tenu des formes atypiques de la maladie (tuberculose) ; absence de recours systématique à une confirmation biologique du diagnostic clinique (paludisme)[6]. Ces particularités diagnostiques sont, parmi les différentes pratiques des soignants, celles qui renseignent avec le plus de précision sur le rapport qu'entretient le professionnel avec les outils techniques à sa disposition et par conséquent sur ses interprétations pratiques des connaissances médicales actuelles ;

- Diagnostic et mise sous traitement s'accompagnent (théoriquement) de conseils de prévention de la transmission de l'affection (tuberculose) ou de la survenue ultérieure d'un autre épisode de maladie (paludisme) ;

- Les effets sociaux de la morbidité associée à ces pathologies se repèrent à un niveau « macro social » (compte tenu de leur endémicité et de leur prévalence) mais aussi au niveau « micro social » des relations familiales et professionnelles (en particulier dans le cas de la tuberculose, compte tenu de la

---

[6] Ajoutons que ce ne sont pas là des caractéristiques propres à une seule de ces pathologies : il peut y avoir des diagnostics de paludisme, sur la base du seul examen clinique et qui se passent d'une confirmation par le biais d'un examen sanguin, de même qu'il peut exister des diagnostics évacuant l'hypothèse d'une tuberculose sur la seule base d'un examen de crachats négatif et pouvant s'avérer finalement erronés.

crainte de l'exclusion qu'elle inspire : mise à l'écart insidieuse et progressive ; rejet immédiat).

Par delà ces « points communs » justifiant leur mise en parallèle, ces deux pathologies possèdent dans le même temps un certain nombre de différences qui permettent d'engager un véritable exercice comparatif autour d'une question de recherche rarement traitée : la construction de l'expérience des professions de santé, perçue à travers les liens entre l'élaboration des connaissances et l'exercice pratique de la prévention, du diagnostic et des soins. Essentielles pour effectuer une comparaison, ces différences sont : le potentiel de stigmatisation de la tuberculose, mais pas du paludisme ; le caractère transmissible d'individu à individu de la tuberculose, mais pas du paludisme ; la possibilité d'un diagnostic radiologique pour la tuberculose (même s'il peut s'avérer délicat), mais pas pour le paludisme, ou par voie de prélèvement sanguin pour cette dernière affection mais pas pour la tuberculose ; l'urgence de la mise sous traitement en cas d'accès palustre, alors qu'un retard de quelques jours dans le démarrage d'un traitement antituberculeux ne met pas en cause le « pronostic vital ».

1.b. Des pratiques parfois étudiées, des savoirs peu questionnés, un lien rarement posé

Nous l'avons dit, les savoirs et les pratiques développés par les professionnels de santé relatifs à la tuberculose et au paludisme concernent des pathologies unanimement considérées comme étant des problèmes de santé publique majeurs dans les pays en développement, et en Afrique en particulier. Quelques indicateurs épidémiologiques généraux l'attestent aisément.
- Le paludisme : il est endémique dans 45 pays d'Afrique : 90% des cas de paludisme dans le monde touchent des africains, il est la principale cause de mortalité chez les moins de cinq ans en Afrique. Notons aussi que le paludisme est responsable de 30-50% des admissions dans les hôpitaux et de pas moins de 50% des consultations externes dans les zones de forte transmission (voir : www.rbm.who.int). Les enfants, donc, et les personnes vivant en milieu rural sont particulièrement touchés, mais des épidémies urbaines s'observent de plus en plus fréquemment et font dire que « le paludisme en milieu urbain, c'est le paludisme de demain » (Baudon, 2000).
- La tuberculose : En 2002, près de 2,4 millions d'africains ont été touchés par la tuberculose, soit plus du quart des nouveaux cas de tuberculose. En matière de prise en charge, fin 2002, la stratégie DOTS (*Directly observed*

treatment short-course)[7], à l'efficacité postulée pour assurer la guérison et prévenir les phénomènes de résistance, a été officiellement adoptée dans 180 pays rassemblant 69% de cas de frottis positifs dépistés. Néanmoins, alors qu'en moyenne le taux de succès thérapeutique est de 82%, il n'est que de 71% dans la région Afrique de l'OMS, situation que cette institution explique par « les complications dues à la co-infection par le VIH et à la pharmacorésistancee » et par « l'incapacité des programmes nationaux de suivre les résultats du traitement de tous les malades (WHO, 2004 : 5).

S'ils témoignent de l'ampleur de la morbidité et de la mortalité associées au paludisme et à la tuberculose, ces chiffres n'illustrent pas à eux seuls la nature des problèmes de santé publique posés par ces deux pathologies. Plus exactement, ils ne sont que la traduction ultime d'une série de caractéristiques de ces affections et de situations corrélées à leur diffusion qui, elles, définissent la nature précise du problème de santé publique. Parmi ces dernières situations, nous pouvons mentionner l'ensemble des conséquences sociales, démographiques et économiques liées aux morbidités et mortalités croissantes dues à ces affections. Le poids du paludisme et de la tuberculose sur les économies nationales et familiales, compte tenu à la fois de l'incidence annuelle de ces pathologies et du nombre de décès qu'elles occasionnent a été décrit (WHO, 2004). Ceci étant, une présentation des effets au sens large de ces pathologies en termes d'évolution des indicateurs épidémiologiques et de transformation des situations socio-économiques, doit prendre en compte leurs caractéristiques médicales et les situations auxquelles sont confrontés les systèmes de santé, les structures de soins et, *in fine*, les soignants dans leurs efforts pour dépister, diagnostiquer, prévenir, traiter et guérir ces affections.

Le nombre élevé de cas atypiques de tuberculoses, notamment chez les personnes infectées par le VIH, rend délicate la tâche des soignants : il leur sera difficile de confirmer une tuberculose pulmonaire et de la distinguer formellement d'une autre affection pulmonaire (Perriëns et al., 1991). Les professionnels de santé sont confrontés depuis quelques années à un autre défi,

---

[7] Cette stratégie comprend, selon l'OMS, cinq éléments. Notons que le DOTS est très souvent réduit, dans la littérature et les discours sur la prise en charge de la tuberculose, au seul volet de supervision de la prise de médicaments par un professionnel de santé. Ces éléments sont : « l'implication du Gouvernement pour soutenir les activités de dépistage et prise en charge de la tuberculose ; la détection des cas par l'analyse en laboratoire des crachats de patients se déplaçant dans les centres de santé ; l'administration d'un traitement standard de 6 à 8 mois pour tous les patients à crachat positif, avec une observation directe de la prise du traitement pendant au moins deux mois ; un approvisionnement continu et ininterrompu en médicaments anti-tuberculeux ; un système d'enregistrement standardisé des cas qui permette une évaluation des traitements de chaque patient et de l'ensemble de l'activité du programme de lutte contre la tuberculose » (WHO, 2004).

non plus diagnostique celui-là mais bien thérapeutique, lié à l'apparition de résistances aux médicaments les plus généralement utilisés dans les traitements du paludisme et de la tuberculose. S'agissant de cette dernière maladie, l'enjeu de santé publique des résistances (Flament-Saillour et al., 1999 ; WHO, 2004) constitue également un enjeu pour la prise en charge de l'infection à VIH, compte tenu de l'association entre les deux infections. Dimension de santé publique de l'apparition de résistances que l'on rencontre aussi, dans le cas du paludisme, depuis la fin des années 1980, et les premiers cas de chimiorésistance à la chloroquine en Afrique de l'Ouest (Gbary et al., 1988). Avec, s'agissant de la prise en charge en « première intention » du paludisme, des modulations géographiques de ce problème des résistances, importantes à mentionner dans le cas d'une recherche qui se déroule dans deux pays au « faciès épidémiologique » différent (sahélien pour le Sénégal ; tropical pour la Côte d'Ivoire : Mouchet et al., 1993) : nous savons, en effet, que la résistance à la chloroquine est plus fréquente dans les pays d'Afrique où la transmission du paludisme est permanente que dans ceux où elle est saisonnière (Le Bras et al, 1998).

Par-delà ces modulations régionales, la question des résistances aux chimio-prophylaxies et aux traitements introduit au cœur des dispositifs de prise en charge d'une pathologie. Ainsi, la façon dont elle est pratiquement appréhendée par les soignants fournit *ipso facto* d'intéressantes indications sur leurs conditions de travail : une étude réalisée au Cameroun souligne à cet égard que les soignants posent un diagnostic de résistance à la chloroquine sur le simple constat de l'absence d'effet du traitement prescrit, sans nécessairement avoir recours à une confirmation par des examens parasitologiques (Ndumbe, 1998). Alors que ce type de pratique peut découler de contraintes matérielles (absence de laboratoire performant ou coût de l'examen trop élevé), d'autres choix en matière de traitement obéissent à des connaissances et des représentations variables - d'une catégorie de soignant à l'autre - de l'efficacité thérapeutique, elles-mêmes fortement révélatrices de savoir-faire professionnels spécifiques. C'est notamment le cas lorsque, parmi ces mêmes soignants au Cameroun, les médecins en présence d'un cas de paludisme recourent plutôt à des traitements par voie de comprimés alors que les infirmiers prescrivent et effectuent plus spontanément des injections. Ces différences de pratiques peuvent alors s'éloigner des recommandations nationales, édictées par le ministère de la santé. Situation qui a été décrite au Botswana chez les soignants chargés de diagnostiquer et de traiter la tuberculose (Huebner et al., 1997).

Le degré de conformité des pratiques de dépistage ou de soins des professionnels de santé à des standards de prise en charge édictés par leur ministère (relayant le plus souvent les recommandations de l'OMS) soulève le problème de l'interprétation pratique des innovations médicales. Lorsque les soignants s'écartent - pour différentes raisons, parmi lesquelles celle que nous venons de mentionner, ceci volontairement ou non - des recommandations nationales, ils ne prennent pas systématiquement leurs distances vis-à-vis d'une avancée thérapeutique ou diagnostique : il peut parfois simplement s'agir de recommandations déjà anciennes, mais néanmoins peu appliquées ou contournées. Dans d'autres situations, c'est très précisément une technique nouvelle ou un traitement inédit qui n'est pas mis en œuvre, ou qui l'est de façon imparfaite. En Afrique du Sud, une évaluation rétrospective de la stratégie DOTS de prise en charge de la tuberculose mise en place en 1991, révèle ainsi que les volontaires des « communautés » où vivent les malades obtiennent de meilleurs résultats que les personnels de santé (ils arrivent à suivre personnellement plus de patients et ont moins d'arrêts de traitement parmi leurs patients que ces derniers) (Wilkinson & Davies, 1997). Tout en détaillant les critères qui permettent de conclure à une plus grande « efficacité » des volontaires, les auteurs de cette étude ne fournissent pas d'explications précises de ce constat : proximité plus grande des volontaires avec les patients ? Niveau d'information différent ? Motivation générale plus forte ?

Sur la question de l'information à destination des soignants, les études convergent pour souligner qu'ils sont dans des positions de demande de séances, non seulement d'informations mais aussi de formation. Les hésitations que l'on observe et les insuffisances de leurs démarches de prise en charge, notamment dès lors qu'il s'agit d'adapter sa pratique à une innovation, ne relèvent pas d'une passivité, d'un désintérêt *a priori* pour tout changement technique ou thérapeutique. Ce constat n'est pas en soi nouveau : dès la fin des années 1970, dans des dispensaires au Nigeria, les professionnels de santé confrontés à des épidémies de paludisme se plaignaient du manque de formation continue et d'un déficit de supervision de leur activité (Adekolu-John, 1979). A cela s'ajoute un accès inégal des différentes catégories de soignants à l'information et à la formation qui, lui-même, s'inscrit plus largement dans des situations de difficile communication entre médecins et non médecins, résultat d'attentes et d'intérêts statutaires et identitaires distincts et qui caractérisent l'activité médicale « généraliste » (Badaka, 2000 ; Rubbers, 2003 ; Gobatto, 1999). Le travail anthropologique d'I. Gobatto concerne les médecins « généralistes », et non les autres soignants : de plus, rares sont les travaux africanistes qui, d'une part, se proposent d'effectuer une lecture anthropologique des pratiques médicales en les situant au regard de la construction des catégories médicales et, d'autre part, se focalisent sur les deux pathologies qui nous intéressent et les pratiques de prévention en général.

Précisons bien que ni l'anthropologie, ni l'histoire[8] n'ont naturellement ignoré ces thématiques : ce qui n'a guère été entrepris en revanche est très exactement la mise en œuvre d'un double regard anthropologique et historique, appliqué comparativement au paludisme et à la tuberculose, et à la question transversale de la prévention.

Dans l'espace de réflexion qui nous intéresse, des recherches menées au Sénégal sur le paludisme ont posé les jalons d'une réflexion sur les pratiques médicales - décrivant leur contenu et soulignant leur hétérogénéité. La permanence de la résistance à la chloroquine, majoritairement prescrite en première intention (Faye et al, 1995), oblige à se pencher sur les pratiques des soignants et révèle une série de problèmes, relatifs à la fois aux stratégies de diagnostic et aux procédures de traitement adoptées. A Dakar, la chloroquine n'est utilisée correctement, en respectant les dosages recommandés, que dans 54% des prescriptions destinées à des adultes et à peine 34% de celles concernant des enfants (Feller-Dansokho, 1994). Précisons d'emblée que ces dosages « erronés » n'empêchent pas les structures sanitaires - notamment publiques - de constituer les premiers recours les plus cités dans les enquêtes en « population générale » (Faye et al, 1998). Le choix majoritaire de la chloroquine en curatif est présenté, par les soignants, comme le résultat de sa facilité d'emploi et de sa bonne tolérance par le patient, de son efficacité et de son faible coût (Faye et al, 1995). Les soignants qui avancent ces arguments ajoutent qu'ils diagnostiquent un paludisme essentiellement à partir de quatre signes (fièvre, tremblements, vomissements, mal de tête) qui, bien qu'évocateurs, ne sont nullement spécifiques à cette pathologie : ils n'ont pas recours à un examen parasitologique (*ibid.*). Examen de laboratoire que ces personnels de santé de Dakar ont pourtant la possibilité matérielle d'effectuer. De plus, alors que seulement une minorité d'entre eux réalisent une « goutte épaisse », il a été constaté que ceux qui demandent cet examen n'attendent pas son résultat pour démarrer le traitement (Feller-Dansokho, 1994). Au-delà de l'utilisation de la chloroquine, c'est un usage « injustifié » d'antipaludéens qui est dénoncé, notamment sous la pression des visiteurs médicaux. Le coût de tels traitements a naturellement des implications sur l'observance proprement dite des traitements, qu'il importe d'une façon générale de ne pas sous-estimer.

Si ces pratiques de dépistage et de prescription de traitements contre le paludisme donnent l'image d'une relative incohérence, il nous paraît important de souligner que les seules pratiques locales des soignants ne sont pas en cause. E. Feller-Dansokho remarque à cet égard que si ces pratiques suggèrent la nécessité d'une politique de « recyclage » des personnels de santé, elles

---

[8] Parmi les travaux portant sur les professionnels de santé on se reportera notamment à Iliffe (1998), Patton (1996), et Vaughan (1991), et sur la santé et la maladie général à M'Bokolo (1984), Bado (1996) et Domergue-Cloarec (1986).

dénotent aussi conjointement l' « absence de politique nationale » de lutte contre le paludisme, la permanence d'incertitudes au niveau international en matière de traitement ainsi que le peu de fiabilité des informations thérapeutiques fournies par certaines firmes pharmaceutiques. Ce type d'études appelle des descriptions et des analyses visant à comprendre les échanges entre des pratiques locales (et pas uniquement en termes de charges de travail des soignants s'occupant de patients hospitalisés pour un accès pernicieux de paludisme ; Faye et al, 1995) et les stratégies définies en amont (au niveau des programmes nationaux de lutte) ou à l'extérieur, au sein des instances « internationales » promouvant le « contrôle » (et non plus l' « éradication » : Mouchet, 1993) du paludisme, incluant par conséquent les actions relatives à la prévention et celles relevant du dépistage et du traitement.

2. Positions méthodologiques, questions épistémologiques

Pour ce faire, nous avons choisi de travailler dans les contextes urbains des deux plus grandes villes de Côte d'Ivoire et du Sénégal (Abidjan et Dakar), ainsi que dans deux villes moyennes[9]. Abidjan et Dakar se caractérisent par une grande hétérogénéité sociale et culturelle : cela en fait des points d'analyse et d'observation privilégiés à la fois de la construction des savoirs (les agences internationales, les associations et les acteurs de santé publique y sont installés) et de la diversité des comportements en matière de soins et de prévention (on y trouve des structures de santé de toutes dimensions, des plus démunies aux plus modernes, et qui accueillent des patients de provenance géographique et d'origine sociale diverses). Le choix de villes moyennes de l'intérieur du pays découle de l'hypothèse qu'à distance des lieux où se décident les politiques de santé et les stratégies de formation des soignants, dans des contextes de possibles pénuries (en personnels, en moyens techniques, voire en médicaments), les pratiques des soignants et les rapports des patients à leurs offres de soins sont différents de ceux rencontrés dans les capitales.

Notons ici que le choix de ces deux pays, et donc les comparaisons en découlant, se justifient par le fait que ni leur situation épidémiologique (que ce soit vis-à-vis de la tuberculose ou du paludisme) ni leurs stratégies de traitement propres (protocoles thérapeutiques différents pour la tuberculose, choix officiellement plus tardif de la stratégie DOTS en Côte d'Ivoire : voir chapitres 1, 8 et 9) ne sont similaires et que l'on dispose par conséquent

---

[9] Dans le souci de préserver l'anonymat des personnels de santé et des structures auprès desquelles nous avons travaillé (cf. infra), nous ne pouvons citer ces deux villes : de taille moyenne, elles comprennent peu de structures de santé et il serait par conséquent aisé d'identifier ces dernières dès lors que le nom de ces villes serait connu.

d'illustrations diversifiées du lien entre les savoirs et les pratiques. De type anthropologique (§ 2.a) notre démarche méthodologique s'est trouvée - de par ses caractéristiques mais aussi compte tenu de son inscription dans le monde de la santé - confrontée à un certain nombre de difficultés et d'enjeux (§ 2.b).

2.a. Eléments de méthodologie

Qu'il s'agisse de travailler sur la tuberculose, le paludisme ou la prévention, trois techniques de collectes des données ont été mobilisées : des lectures et analyses de textes, des entretiens et des observations.

Nous avons tout d'abord procédé à des analyses de documents et d'archives. La littérature internationale sur l'évolution des pratiques de dépistage et de traitement du paludisme et de la tuberculose a été consultée. Parallèlement à ce travail, nous avons dépouillé des thèses de médecine et de pharmacie soutenues en Côte d'Ivoire, au Sénégal et en France sur les pratiques de dépistage et de traitement du paludisme et de la tuberculose dans ces deux pays. En France, nous nous sommes plus particulièrement concentrés sur les productions des facultés de médecine de Paris, Marseille, Bordeaux et Montpellier. Au Sénégal, les principaux rapports d'activité ou bilans annuels des organisations internationales intervenant dans le domaine de la santé (OMS, ONUSIDA, FNUAP, UNICEF, PNUD, Banque Mondiale) sur l'évolution de l'approche de la prévention ont été consultés. Toujours dans ce pays, les documents d'information et rapports d'activité de deux associations intervenant dans le domaine de la santé au Sénégal ont été dépouillés sur l'évolution du contenu de la notion de prévention (une association orientée « santé de la mère et de l'enfant », promouvant le planning familial et la vaccination ; et une association plus « généraliste ») ;

Le second outil méthodologique largement mobilisé a été l'entretien ouvert, fondé sur un guide d'entretien. En dehors des structures de santé, des entretiens ont été réalisés avec des médecins français ayant participé aux activités de lutte contre la tuberculose et le paludisme en Côte d'Ivoire et au Sénégal. Ensuite, dans ces deux pays, des médecins et responsables de la santé publique, acteurs passés ou actuels des programmes de lutte contre le paludisme et la tuberculose, ont été rencontrés. Par ailleurs, plus spécifiquement au Sénégal, des entretiens ont été réalisés avec des responsables et membres de deux associations sénégalaises intervenant dans le domaine de la santé. Au total, une quarantaine de personnes ont été vues, une ou plusieurs fois. A partir des structures de santé, des séries d'entretiens ont été réalisés avec des professionnels de santé (médecins, infirmiers, laborantins, « garçons » ou « filles » de salle, pharmaciens, sages-femmes, vendeurs en pharmacie, techniciens de laboratoire, assistants sociaux). Avec ces différents professionnels ont été discutées les questions relatives à leur parcours professionnel personnel (formation académique et continue, postes occupés), le contenu de leur activité quotidienne dans la structure et son évolution, les rapports qu'ils entretiennent avec les patients, l'organisation de leur travail avec les autres soignants et avec la hiérarchie sanitaire. Ici, plus de 300 professionnels de santé ont été rencontrés, une ou plusieurs fois. Enfin, les entretiens ont concerné près de 200 patients, rencontrés de façon aléatoire dans chaque structure. Avec leur accord, des membres de leur entourage familial ont pu aussi être contactés. Nous avons abordé avec les malades les questions liées à leurs motivations pour effectuer une démarche de soins dans la structure, leur parcours thérapeutique, le déroulement du contact avec la structure, leurs appréciations mais aussi leurs recommandations sur l'accueil, le déroulement de la consultation (diagnostic, traitement administré) et, enfin, les difficultés rencontrées pour le suivi du traitement et des recommandations médicales.

Troisième technique de collecte des données, les observations se sont développées dans les structures de santé et ont porté sur l'accueil des patients, les échanges entre soignants et patients, les échanges entre patients, le circuit des patients dans le service et, parfois, les consultations.

Ces outils de collecte de données ont été déployés dans 26 structures de santé, 14 au Sénégal[10] et 12 en Côte d'Ivoire.

Lieux d'enquêtes

	Sénégal	Côte d'Ivoire
Service hospitalier (CHU ou CHR)	4	3
Centre de santé ou FSU	7	6
Centre anti-tuberculeux		2
Dispensaire	3	1
Total	14	12

---

[10] En plus des 6 structures où la recherche s'est déroulée pour la prise en charge de la tuberculose et des 6 pour le paludisme, Karine Delaunay a travaillé à Dakar dans le centre de soins d'une association et J.-F. Werner dans un service hospitalier et 2 Centres de santé. Ces deux Centres de santé figurant parmi ceux enquêtés par F. Hane, ils sont déjà comptabilisés dans les 6 structures du volet tuberculose/Sénégal : 14 structures (12 + 2) ont donc été étudiées au Sénégal.

2.b. L'anthropologue dans les structures de santé : apports, ambiguïtés et limites[11]

Une part essentielle de notre travail a par conséquent consisté à mener des études dans des structures de santé, grâce à la présence d'un chercheur durant plusieurs semaines. Situation anthropologique certes classique mais qui prend un relief particulier lorsque l'attention est portée sur les pratiques de professionnels de santé, et non uniquement sur celles de leurs malades. Nous avons là une mise à l'épreuve de la démarche anthropologique, que ce soit dans le choix de techniques de collectes de données qualitatives, dans le souci de la confidentialité ou dans la volonté de développer une observation participante qui interroge rapidement les limites de l'implication : autant de situations qui, prises séparément les uns des autres sont relativement banales dans le « terrain anthropologique », mais qui ont ici la particularité de se combiner en un même lieu et un même temps, pour donner corps à une relation anthropologue / professionnel de santé qui ne peut manquer d'interroger la pratique de l'anthropologie dans son ensemble.

C'est de ces caractéristiques et de quelques enjeux en découlant que nous voudrions ici discuter.

Prise de contact et exposé de la démarche

Le premier interlocuteur dans la structure a naturellement été son responsable, médecin ou infirmier, auquel le chercheur se présentait avec une autorisation de recherche ou une lettre d'introduction, du médecin chef de région, du Directeur des Etablissements Publics de santé ou encore du coordonnateur du programme (paludisme ou tuberculose). L'étude lui était exposée dans ses grandes lignes, par exemple dans les termes suivants : « *nous faisons une étude sur la constitution des savoirs et pratiques des professionnels de santé face à la tuberculose. C'est une étude qui s'intègre dans un projet plus large portant sur le paludisme et la prévention. C'est une étude qui est menée conjointement en Côte d'Ivoire et au Sénégal dans le souci d'une comparaison entre les deux pays. Nous avons en charge la partie tuberculose et de ce point de vue nous aimerions voir comment les professionnels de la santé mettent en pratique les connaissances acquises au cours de leur formation ; comment ces connaissances sont réactualisées (dans le cadre de formations continues), le contenu de ces formations et ce qu'ils en retiennent, notamment en observant concrètement leurs pratiques quotidiennes. Nous allons donc mener des*

---

[11] Cette partie se fonde largement sur des notes établies par Assani Adjagbé, Fatoumata Hane, Bla Claire Konan et Tidiane Ndoye.

entretiens et des observations dans votre structure pendant deux mois ». Certains médecins, parmi les responsables initialement rencontrés mais aussi parmi ceux contactés par la suite dans la structure, demandaient le texte du projet initial, cet exposé de la recherche leur paraissant imprécis : ils souhaitaient par exemple avoir des détails sur les thèmes qui seront abordés dans les entretiens, sur l'objet des observations et notamment sur les raisons qui nous incitaient à vouloir observer des séances de consultation et, enfin, sur l'utilisation faite des données recueillies.

Ce premier contact établi, certains responsables de structures se chargeaient d'informer, de leur côté, leurs collègues de la présence d'un chercheur qui les sollicitera pour des entretiens et effectuera des observations. Mais indépendamment de cette démarche, deux cas de figure se présentent : soit le responsable confie le chercheur à un de ses collaborateurs (médecin adjoint, major, médecin consultant, etc.) qui se charge de faire le reste des présentations auprès des autres membres de l'équipe, en se déplaçant de bureau en bureau. Dans un CHU, un médecin présentait le chercheur à ses collègues de façon lapidaire : « *c'est une étudiante en sociologie, qui travaille sur la tuberculose, elle sera là pour deux mois mais surtout au PNT*[12] ». Néanmoins, compte tenu de la taille d'un service hospitalier, ou même d'un centre de santé, tous les soignants ne pouvaient être rencontrés à cette occasion. Le chercheur a donc dû se présenter lui-même, notamment aux personnels de garde, absents lors de la première prise de contact. La seconde situation rencontrée était celle où le chercheur a d'emblée été incité à se rendre seul dans les services où il souhaitait travailler, pour s'y présenter.

A ces occasions, nombre de soignants ne se privent pas de questionner le chercheur sur sa méthode de travail et ses attentes vis-à-vis d'eux-mêmes. Globalement, le contact était bon, parfois même chaleureux, en particulier avec les internes des services hospitaliers de la même génération que le chercheur et le connaissant parfois pour l'avoir côtoyé lors de sa formation à l'université. Auprès de ces professionnels de santé, les explications gagnent donc en précision : tantôt il leur sera expliqué que ce travail s'insère dans le cadre d'une thèse d'anthropologie, tantôt seront apportées des garanties sur la confidentialité des échanges. S'agissant maintenant des explications données aux malades que l'on souhaite rencontrer, elles sont fonction de leur niveau de compréhension, nécessairement supposé sur la base de sa maîtrise de la langue (par exemple le français en Côte d'Ivoire). Aux « intellectuels », selon l'expression consacrée pour désigner ceux ayant fait des études secondaires, l'inscription du travail dans une thèse est mentionnée ; aux autres malades le chercheur évoque plus généralement une étude, autorisée « par le

---

[12] C'est-à-dire auprès des soignants qui prennent en charge la tuberculose au sein du service, et qui sont donc une émanation du PNT, le Programme national de lutte contre la tuberculose.

gouvernement », sur leur accueil dans la structure de santé, le suivi de leur traitement, ceci afin de comprendre « ce qui pourrait être changé »... Précisions qui n'empêchent pas toujours le chercheur d'être assimilé au personnel soignant, et ce durant toute la durée de l'étude.

Images médicales de l'anthropologie

Les premières réflexions de soignants auxquels l'étude est exposée (mais aussi indirectement celles des malades) débouchent par la suite sur une série de remarques et d'attitudes qui nous éclairent sur l'image que les professionnels de santé ont de l'anthropologie. Si certains médecins ou enseignants connaissent cette discipline, nombre de jeunes internes et de non médecins ont une vision extrêmement imprécise de notre discipline : des connexions avec des disciplines mieux connues comme la sociologie ou la psychologie leur permettent de situer plus aisément notre « champ » de recherche. Néanmoins, cette image imprécise de l'anthropologie s'est trouvée brouillée par le choix de travailler sur les pratiques des soignants et non plus essentiellement sur celles des malades, registre habituel, dans l'image qu'en ont les professionnels de santé, du « terrain » de l'anthropologue.

A cet égard, si la présence d'un anthropologue à l'hôpital n'est pas exceptionnelle, elle apparaît au yeux des soignants se justifier aussi longtemps que ce chercheur ne s'intéresse qu'aux patients et à leurs comportements et représentations. Lorsque son intérêt commence à se porter sur les logiques médicales et les variables plus techniques, il n'est pas rare de constater un changement d'attitude vis-à-vis de l'anthropologue : la personne largement accueillante quand l'anthropologue présente son étude devient soudainement méfiante voire désagréable dès lors que le chercheur a un entretien sur sa pratique. Le professionnel qui juge que l'étude « vient à point nommé » adopte une attitude radicalement différente dès lors qu'il se trouve situé dans la position de « l'enquêté » et confronté à des questions qui relèvent « de sa discipline », et relatives à sa pratique médicale et à ses connaissances : il pose alors le problème de la légitimité de l'anthropologie à investir de tels domaines. Les interactions entre anthropologues, engagés sur la scène médicale, et corps soignant traduisent toute la difficulté de travailler sur des acteurs ayant sensiblement les mêmes niveaux d'instruction que le chercheur et gérant, par ailleurs, des positions de pouvoir et de légitimité.

Ceci étant précisé, les soignants - qu'ils aient ou non une idée de ce qu'est l'anthropologie - expriment des interrogations, voire des doutes sur la scientificité de la démarche adoptée par l'anthropologue. Leur souci, récurrent, est de comprendre pourquoi nous n'utilisons pas de questionnaires, avec lesquels certains se sont familiarisés lors d'enquêtes épidémiologiques ou d'évaluations de leurs activités. A cela s'ajoute une absence d'échantillonnage - au sens statistique du terme - qui, *in fine*, soulève le problème de la « représentativité » des groupes de personnes rencontrées. Notons que dans les structures de santé comprenant un nombre restreint de soignants, la proposition de leur responsable de les rencontrer tous a été acceptée. Ces interrogations concernaient aussi le choix des malades : passé l'étonnement face à la volonté de ne rencontrer que quelques malades par structure, certains responsables ont souhaité orienter le choix du chercheur, tel ce médecin-chef qui se propose de « *sélectionner des cas intéressants pour vous* ». De fait, les malades « présélectionnés » développent des résistances aux traitements anti-tuberculeux, et le médecin chef estime pertinent d'essayer d'en identifier les raisons dans leurs comportements. Incitation du soignant qui est en réalité fondée sur une compréhension tout à fait partielle des objectifs de l'étude, qu'il a donc fallu lui expliquer à nouveau, en précisant qu'il ne s'agit pas d'une étude sur l'observance des traitements antituberculeux mais plutôt sur l'expérience des professionnels de santé, les malades étant surtout approchés pour savoir comment ils mettent en pratique les consignes données, et quels rapports ils nouent avec les soignants.

La mise en cause de la rigueur du travail peut alors se muer en une contestation de l'objectivité de la démarche, donc du chercheur qui la porte. De ce point de vue, la présence régulière et relativement longue du chercheur dans la structure interroge le soignant (« *vous êtes obligés d'être toujours là ?* ») : elle paraît incompréhensible dès l'instant où elle porte sur un nombre limité de professionnels, qu'elle n'est donc pas exhaustive, et que dans le même temps elle observe « tout » et évoque « tout » avec les soignants. En d'autres termes, l'objet semble bien trop large (les savoirs et les pratiques) pour être exploré à partir d'un groupe déterminé de soignants. Cette incertitude sur la « valeur » de la démarche anthropologique se trouve d'une certaine façon renforcée par la proposition d'enregistrer les entretiens. Cet outil crée en effet parfois de la suspicion, l'anthropologue se voyant assimilé, dans le meilleur des cas, au journaliste et dans le pire des cas à un « espion » - nous y reviendrons.

L'anthropologue est souvent perçu comme étant à la recherche de « scoops » ; aussi, comme le remarque ce soignant, il faut se méfier de ce qu'on lui dit « *pour ne pas retrouver ses paroles sur la voie publique, s'entendre parler sans son aval à la radio* ». Il convient ici de ne pas ignorer la situation où le soignant se montre très réservé devant la proposition d'enregistrement pour des raisons moins « avouables » : nous pensons à un soignant - que des collègues accusent de détourner des médicaments et que les malades tuberculeux critiquent pour son refus de délivrer les remèdes à ceux qui doivent effectuer un voyage – qui s'est montré à la fois réticent face à l'enregistrement et désireux d'imposer les questions auxquelles il accepterait de répondre. S'il n'est pas nécessaire de revenir sur la pertinence pour l'anthropologue de l'enregistrement, il importe ici de ne pas ignorer le risque réel de créer, y compris donc chez ceux ayant « accepté » son utilisation, une inhibition pouvant prendre la forme d'une autocensure : attitude qui se révèle au chercheur quand son interlocuteur lui demande d'éteindre son magnétophone avant de « divulguer » certaines informations. A l'inverse, d'autres personnes voient dans cet outil le moyen d'une forte valorisation de leur parole, prise en considération et même immortalisée, comme en témoigne le cas de soignants demandant avec fierté de réécouter une partie de l'entretien.

Plus généralement et au-delà d'une assimilation au journaliste, se pose le problème du jugement porté sur la démarche de l'anthropologue. Tout d'abord, de l'étude portant sur les dysfonctionnements dans les centres de santé dans cinq capitales de l'Afrique de l'Ouest (Jaffré & Olivier de Sardan, 2003), les anthropologues ont hérité du reproche qu'ils ne voyaient que le « *côté négatif des choses* », ceci alors que les personnels de santé trouvent leurs services performants. « *Sociologue ! il faut vous méfier d'eux (...) ils mettent leur nez partout ! ils écrivent sur tout même sur des choses banales, le déroulement des supervisions par exemple !* » : il était ainsi reproché à cette étude le non respect de l'anonymat lors de la présentation des résultats – remarque ayant valeur d'avertissement pour la notre : « *quelqu'un qui est aux USA et qui connaît un peu les centres de santé sait de quel soignant on parle en lisant le rapport !* » constatait à cet égard un médecin-chef. S'agissant plus particulièrement de notre recherche, un incident survenu dans le secrétariat d'un centre de santé est significatif de ces tensions. Après la présentation du chercheur aux membres du personnel, dans le secrétariat du médecin-chef de district, arrive une infirmière venant d'une autre structure de santé. La secrétaire lui présente alors le chercheur en ces termes : « *c'est un anthropologue qui va mener une étude dans le centre de santé* ». L'infirmière réagit alors vivement en demandant au personnel présent de « se méfier » du chercheur, car « *rien ne (lui) échappe* », « *(il) note tout ce qu'(il) voit et entend* ». Le mot d' « espion » peut aussi être prononcé dans ces cas-là.

Ces réactions de nos interlocuteurs nous amènent à effectuer une précision d'importance : elles ont participé de notre décision de ne citer ni les noms des structures ou nous avons travaillé, ni, *a fortiori*, ceux des soignants ou patients avec lesquels des entretiens ont été réalisés. Ce qu'ils expriment, par leurs gestes et leurs discours, et que nous nous attachons à comprendre doit rester la principale préoccupation du chercheur : pour ce faire, nous estimons qu'il n'est d'aucun intérêt d'associer ces attitudes et paroles à des lieux ou des personnes nommément identifiés[13]. En revanche, lorsqu'il est utile de savoir

---

[13] Ajoutons que cet anonymat nous a été d'autant plus aisé à respecter que nous avons pu, lors des restitutions dans les structures de santé, discuter directement avec les personnes auprès desquelles les données avaient été recueillies.

que l'on évoque un centre de santé ou service hospitalier, un médecin ou un agent de santé, cela sera précisé.

De façon moins agressive que lorsqu'est évoqué le non respect de l'anonymat, l'anthropologue peut aussi être assimilé à un évaluateur du travail des soignants, puisqu'il « regarde tout ce qu'on fait et pose autant de questions ». Ce fut la réaction d'un infirmier chef de poste qui, après l'entretien, a demandé au chercheur s'il avait bien répondu aux questions. Ceci quand bien même il lui avait été expliqué qu'évaluer son travail ne faisait pas partie des objectifs de cette étude. Une autre image de l'anthropologue revient à lui attribuer la capacité non seulement à décrire mais à résoudre des problèmes liés à la prise en charge de la maladie, relatifs, s'agissant par exemple de la tuberculose, à l'observance des traitements, à la mise en œuvre de la décentralisation du traitement dans les postes ou encore aux modalités de gestion des soignants et services s'occupant de cette maladie (supervision, formation, *monitoring*). Toujours dans le registre de la tuberculose, le chercheur peut aussi être vu comme un représentant ou encore un formateur du Programme national de lutte, particulièrement dans les unités de traitement.

S'insérer dans un service de soins : contraintes, ambiguïtés

Ces images de l'anthropologue doivent se rapporter aux mécanismes par lesquels il est intégré dans la structure de santé, une fois les présentations faites. Là, concrètement, le chercheur peut se voir appelé « docteur », non pas uniquement par les aides soignants ou infirmiers qui n'auraient pas été informés de son travail dans la structure, mais aussi - dans les services hospitaliers - par des internes ou « faisant fonction d'interne ». Toute la difficulté pour le chercheur est de refuser systématiquement ce terme par lequel l'appellent aussi les malades... ceci dès lors qu'il porte une blouse blanche. En effet, dans certains services, notamment hospitaliers, il lui a été demandé de porter une blouse blanche. Ceci, dans l'optique de mieux se fondre dans l'équipe du service et donc de ne pas créer d'interrogations et peut-être même de suspicion chez les malades qui croiseraient une personne n'attendant apparemment pas des soins, mais ne portant néanmoins pas les attributs du soignant. Partant de là, lorsque le chercheur a accepté de revêtir une blouse blanche, il s'est naturellement trouvé confronté à une autre difficulté dans ses contacts avec les malades : ils l'identifiaient alors comme appartenant au corps médical et donnaient parfois des réponses qu'ils jugeaient correctes et attendues par un professionnel de santé, surtout quand il s'agissait de se prononcer sur la qualité de la prise en charge dans la structure de santé.

Les avantages du port de la blouse se voyaient donc largement remis en question, obligeant le chercheur à préciser aux malades son rôle et ses attentes.

Situation qui, nous l'avons dit, n'a pas concerné tous les chercheurs ni toutes les structures de santé : ainsi, un des chercheurs a pu mener son étude dans toutes les structures, sauf une, sans porter de blouse. Il estime à cet égard que son port aurait nécessairement créé, face aux malades, une ambiguïté entre l'affirmation de son extériorité au corps des soignants et le port d'un de ses signes. Ces situations montrent au total néanmoins la difficulté qu'il y a, dès lors que l'on travaille sur et à partir de structures de santé, à trouver une présentation de soi et de son travail qui facilite son contact à la fois avec les soignants et avec les patients. A cet égard le port de la blouse blanche a parfois été exigé pour pouvoir assister à des consultations, ceci afin d'éviter d'indisposer certains malades. Pour rassurer ces derniers sur la présence d'un tiers, le médecin peut en effet être amené à présenter le chercheur comme un médecin stagiaire.

Situation qui, par ailleurs, souligne le souci de catégoriser l'autre (soignant, malade, visiteur médical, chercheur....) dans les structures de santé. Entreprise à laquelle le jeune anthropologue n'échappe pas et qui le « transforme » en « docteur » dans les services hospitaliers, mis de ce fait sur le même plan que les internes ou faisant fonction d'interne : tous ont le même âge et ont effectué des études supérieures. Ce qui a pour contrepartie que tous doivent, par exemple au professeur de médecine ou au médecin titulaire, déférence et respect compte tenu de leur statut mais aussi de leur âge. Et quand bien même l'anthropologue ne se place pas dans cette position déférente, le type de rapport qu'il établit est différent selon la place occupée par son interlocuteur dans la hiérarchie de la structure. Ainsi, les professeurs en médecine considèrent le chercheur comme un « apprenant », à l'instar de leurs étudiants ; de leur côté les jeunes médecins le perçoivent comme « un collègue » au vu du cursus universitaire qui est aussi long que le leur ; tandis que le personnel paramédical peut être amené à l'appréhender comme une personne cherchant à s'intégrer dans la structure. Cette position perçue du chercheur évolue au fil du temps et se trouve alors modulée en fonction de considérations qui gouvernent aussi les relations des soignants avec les malades ou avec leurs « véritables » collègues. L'anecdote suivante illustre bien ce phénomène.

Une des anthropologues, présente dans un centre de santé depuis plus de quinze jours, s'entend un jour dire par le médecin chef : « *maintenant tu n'es plus une intruse, j'ai vu ton père* ». Une infirmière alors présente ajoute : « *c'est quoi ? tu devais arrêter aujourd'hui ?* ». L'anthropologue a dû expliquer que la présence de son père dans la structure n'avait aucun lien avec son étude ici et qu'elle ne cherchait pas du travail dans ce centre : était clairement signifié dans cet échange que la venue du père - travaillant par ailleurs lui-même dans le domaine de la santé - ne pouvait s'expliquer que pour aider sa fille, en l'occurrence à trouver un emploi dans cette structure... démarche correspondant précisément à celle que l'on rencontre fréquemment et qui conduisent des malades à faire intervenir un parent, professionnel de santé, afin d'accéder rapidement à des soins rapides. Dans ce registre d'une position méthodologique révélatrice du fonctionnement d'un service de soins, nous pourrions citer aussi le choix d'être présent lors des gardes de nuit : cela fut l'occasion de raffermir les liens entre le chercheur et les soignants tout en révélant précisément le fonctionnement nocturne d'une structure (absence des responsables, délibérations parfois arbitraires entre les cas urgents et ceux qui ne le sont pas, gestion de la pénurie et des insuffisances liées à la fermeture de certains services, impossibilité d'obtenir certains examens...).

Nécessités et limites de l'implication

La présence du chercheur au plus près des soignants pose inévitablement la question de son degré d'implication dans les activités des professionnels de santé : implication souhaitée par les soignants et implication acceptable par l'anthropologue qui ne coïncident bien entendu pas toujours. Evoquons tout d'abord ici la réaction d'un professeur de médecine à la mention d'un écart par rapport au protocole national de prise en charge des accès palustres, constaté par l'anthropologue dans une autre structure que la sienne. Ce dernier souhaitait soumettre au professeur le constat selon lequel tous les soignants sont loin d'avoir le même niveau d'informations sur ce qu'il « convient de faire » en matière de prise en charge du paludisme. Ce médecin a alors réagi violemment, d'abord à l'idée que de telles pratiques existent et, ensuite et surtout, au fait que l'anthropologue a « laissé faire », l'accusant d'avoir commis une « faute grave » s'apparentant à une non assistance à personne en danger (« *peut-être que pendant que nous discutons, cette infirmière est en train d'appliquer ses dosages originaux à de naïfs patients, et de les exposer ainsi à des risques* »).

Nous touchons là à une première limite, difficilement négociable dans le cas présent, de l'implication du chercheur dans la vie d'une structure de santé : il ne peut révéler ni le nom ni le lieu de travail du soignant qui a délivré ce traitement non conforme. De plus le chercheur peut-il, comme cela lui est aussi demandé, intervenir en cas de « fautes » ou d'écarts constatés dans la pratique de certains acteurs sur le terrain ? Comme dans toute question d'ordre « éthique », il convient, avant d'aller plus loin, de se déterminer simultanément par rapport à des principes et à des situations concrètes. Or celles-ci sont par définition fort diverses. Examinons-en trois autres, puisées parmi nombres de situations où l'anthropologue s'interroge sur les limites à poser à une implication consubstantielle au choix méthodologique de l'observation participante.

Dans un premier cas, face au déficit de personnel dans la structure de santé l'anthropologue peut être interpellé pour jouer le rôle de brancardier. Cette demande s'inscrit, ne l'oublions pas, dans un processus de glissement des tâches où, par exemple, l'infirmier fait des consultations et prescrit des remèdes, et le garçon de salle effectue des soins infirmiers : dès lors, suivant le raisonnement du brancardier, mais aussi de ses collègues, si celui-ci est arrivé à effectuer des gestes techniques « plutôt difficiles » (prélèvements, injections, poses de perfusions, etc.), comment l'anthropologue qui justifie de quelques « connaissances médicales » et d'un niveau élevé d'instruction ne le pourrait-il pas ? Interrogation qui est aussi une mise au défi, non dénuée d'ironie : « *c'est le moment d'apprendre à faire des injections, ce serait dommage que vous n'en profitiez pas* ». Une seconde situation voit le chercheur sollicité par le responsable du traitement anti-tuberculeux au sein de la structure pour l'aider au remplissage des fiches de traitement, à l'enregistrement des malades dans les registres ou encore à la distribution des médicaments : tâche qui lui est officiellement assignée mais que ce responsable délègue à l'anthropologue. Troisième exemple, l'anthropologue est aussi, naturellement, l'objet de demandes de la part de malades en particulier pour servir d'intermédiaire entre eux et les personnels de la structure : d'une part, le patient sait qu'il a lui-même rendu service au chercheur en répondant à ses questions et il estime, d'autre part, que n'étant pas directement engagé dans les relations entre soignants et dans le fonctionnement de la structure, il sera donc plus susceptible d'être à son écoute.

Dans ces situations précises et dans toute autre posant la question des « limites à ne pas franchir », un premier principe serait de ne rien faire qui puisse nuire au patient. Remplir des fiches ou distribuer des médicaments, dès l'instant où le soignant a expliqué ce qu'il s'agissait de faire, coïncide avec cette exigence. Le critère n'est pas ici celui d'un geste appris, mais plus exactement d'une activité qui ne nécessite pas une compétence technique dirigée vers le patient. Concrètement cela signifie que remplir des fiches ou délivrer des remèdes serait acceptable, mais pas effectuer des injections ni poser des perfusions, toutes activités pour lesquelles l'anthropologue peut être indifféremment sollicité. Un second principe consisterait à y ajouter la nécessité de préserver la qualité de la relation établie avec les personnels de santé auprès desquels on travaille et, au delà, la validité des données rassemblées.

Sur ce point, il est important de ne pas oublier qu'en cas de remarques de l'anthropologue adressées à un soignant sur son comportement avec un patient ou ses gestes techniques (protocole de traitement non respecté…), il s'expose à ce que par la suite ce soignant lui marque sa défiance. Défiance qui peut se manifester de deux façons : soit en refusant la présence de l'anthropologue à ses côtés, dont la légitimité professionnelle pour effectuer de telles critiques lui semble nulle, soit en conformant sa pratique à ce que l'anthropologue estime « correct », mais ceci uniquement pendant sa présence. Si le fait de marquer ses réserves, voire son désaccord, devant le soignant pour une attitude jugée « fautive », contraire à la norme envers un patient nuit inévitablement à la qualité des observations ultérieures que dirait-on d'une autre possibilité offerte au chercheur dans ces cas-là, c'est-à-dire dénoncer ce soignant à ses collègues ou supérieurs, comme le suggère finalement ce professeur évoqué précédemment ? Selon ce dernier, il était inconcevable de laisser cet agent continuer à donner un tel traitement et l'anthropologue devait intervenir pour corriger sa pratique.

Comme nous venons de le dire, le problème alors posé est certes « méthodologique » (rupture de la confiance, impossibilité de pouvoir travailler dans l'avenir auprès de ce soignant...) mais il est aussi, bien entendu, d'ordre éthique. Et ceci d'un double point de vue. Tout d'abord, nous y voyons la rencontre, le heurt, entre des principes méthodologiques (la qualité de l'information) et éthiques (ne pas nuire au malade). Par ailleurs, il est le lieu de confrontation de deux arguments éthiques : intervenir sur des pratiques qui ne relèvent pas de sa discipline (la délivrance d'un traitement anti-paludique dans le cas qui nous intéresse ici) quand on est convaincu qu'elles ne correspondent aux normes officielles de traitement, ce qui suppose donc de nier au soignant la capacité à pouvoir les interpréter, à les pondérer en fonction de son expérience (voir chapitres 7 et 8) ; ne pas intervenir et devenir indirectement complice d'une forme d'« erreur médicale ». Les choix effectués par les anthropologues dans cette recherche ont été foncièrement dictés par la situation dans laquelle ils se trouvaient : suggérer au soignant qu'un autre traitement est possible, qu'une autre attitude est envisageable, tout en veillant, dans ses propres interventions, à ne jamais accepter de faire des gestes techniques qui nécessitent un apprentissage, une réelle expérience, et enfin ne pas livrer le nom des soignants « fautifs ». Si ces positions peuvent - et doivent - être discutées c'est, nous semble-t-il, « au cas par cas », sans nécessairement se référer constamment à des principes supérieurs, mais sans pour autant les ignorer. Position certes délicate, qui pose certainement plus de questions qu'elle n'apporte de réponse ou ne forge de conviction : il nous semblait néanmoins indispensable, dans ce propos introductif, de ne pas les occulter.

Nous estimons à cet égard que la réflexion sur l'implication du chercheur dans un terrain et sur les limites à ne pas franchir est certes à la confluence du déontologique, de l'éthique et du méthodologique : mais elle est aussi, en elle-même, une exigence déontologique, dont font trop souvent abstraction les écrits anthropologiques sur la santé en Afrique, alors même qu'ils se fondent sur des données collectées dans des situations potentiellement déstabilisatrices pour l'anthropologue (voir ici, à partir de travaux sur le sida, Vidal, 1996, 2004-a & 2004-b).

3. Restitutions

Au moment de la conception de cette recherche, plusieurs formes de restitution des études effectuées ont été envisagées. Un premier ensemble doit comprendre des documents, dont fait partie cet ouvrage, d'ampleur et de style variables suivant leur destinataire (communauté scientifique, responsables de la santé dans les pays, acteurs de terrain). Parallèlement à cette voie habituelle de « retour » de la recherche, nous avons souhaité présenter dans chacune de structures de santé fréquentées le travail qui y a été mené. L'objectif initial de rendre compte aux professionnels des structures des observations et analyses effectuées s'est imposé avec la volonté d'insister sur le fait qu'on ne juge pas les pratiques des professionnels de santé, qu'on expose leurs points de vue et ceux des patients, et que l'on fait état des observations réalisées. Principe de neutralité, indispensable à rappeler, surtout si on se remémore les images floues et parfois négatives de l'anthropologie, présentes dans les structures de santé et que nous venons d'évoquer.

Lors de la demi-journée consacrée à ces rencontres de restitution, nous avons commencé par rappeler ce principe au cœur de notre démarche. Insistance nullement superflue, comme nous le rappellera incidemment ce soignant qui estime pouvoir accepter les « critiques », dès lors qu'elles respectent une certaine « forme » : rassuré sur ce point, il constate néanmoins que les anthropologues ont une forte tendance à parler des « mauvaises choses », de ce qui « ne va pas ». Finalement, lors de ces restitutions - comme cela a été le cas dans les discussions engagées au moment de la prise de contact avec les responsables des structures et des différents soignants – nous n'avons pas fait l'économie d'échanges sur la démarche de l'anthropologue, soucieux de comprendre les moindres singularités des comportements, les écarts au regard de normes, mais sans pour autant négliger, naturellement, les tendances récurrentes, y compris lorsqu'elle témoignent d'un « bon » fonctionnement de la structure. Démarche globalement comprise et parfois même demandée, à l'instar de ce soignant qui estime avoir besoin de cet « *œil neuf* » du chercheur car « *nous [les soignants], on ne voit rien, on ne voit plus rien* ».

Après ces précisions introductives sur nos motivations pour rendre compte de l'étude réalisée et notre volonté de ne porter aucun jugement, le chercheur ayant mené les entretiens et les observations effectue son exposé. S'engage ensuite une discussion sur les résultats obtenus et les premières analyses posées, en expliquant que nous souhaitons les soumettre à l'appréciation des soignants. Il s'est alors avéré - point que nous sous-estimions très certainement lorsque fut décidé de procéder à ces restitutions - que cette partie-là de la restitution a donné lieu à des propos de soignants et à des échanges entre eux, porteurs d'informations tout à fait pertinentes, parfois inédites, sur les questions précisément discutées par notre recherche. Restitutions qui ont donc opéré comme un espace de parole, non pas totalement libérée (la présence des responsables a pu être inhibitrice) mais relativement franche : des « choses » se sont dites, qui n'apparaissaient en ces termes ni lors des entretiens individuels réalisés par le chercheur, ni lors des discussions informelles auxquelles il a assisté dans les structures. Ce moment-là s'est donc peu à peu transformé en un « terrain », où l'anthropologue pouvait observer les réactions, tout autant que les silences, des uns et des autres. Réactions qui prennent tout aussi bien la forme d'une justification de ses pratiques, de revendications à l'endroit du responsable de la structure, que de discussions techniques, sur telle ou telle pratique de dépistage ou de traitement, évoquée lors de l'exposé du chercheur, et pouvant sembler étonnante à un soignant n'hésitant alors pas à interpeller, à ce sujet, un de ses collègues présent.

Nous ne nous arrêterons pas ici sur ce qui s'est dit en matière de pratiques quotidiennes de diagnostic et de traitement, d'accueil et d'échanges avec le malade : ces thèmes sont largement développés dans les chapitres qui suivent. Il en de même de leurs attentes en termes de formation, de mise à disposition de matériels performants, de leur pragmatisme face aux normes ou de l'organisation interne de la structure. En revanche, régulièrement, revenaient des propos qui, tous, témoignaient d'une forme de malaise, de mal-être professionnel des soignants, découlant notamment de leur impuissance à pouvoir agir pour améliorer l'existant alors qu'ils savent précisément de ce qui pourrait être fait. « *On sait que faire, mais on ne sait pas comment le faire* », « *on a eu des inspirations mais les moyens font défaut* », remarquent-ils de façon très générale, ajoutant parfois, plus concrètement, qu'il y a une « banalisation » de la prise en charge du paludisme alors que des changements doivent être opérés, mais qu'ils ne peuvent, à leur niveau, engager. Malaise, frustration qui apparaissait certes lors des entretiens individuels mais qui prennent là une dimension particulière car, au fil des échanges et des prises de position des uns et des autres, ils peuvent se transformer en colère.

C'est le cas des réflexions sur le difficile accès aux formations continues ou aux recyclages, et sur leur financement : lorsqu'un soignant remarque qu'« *on ne peut pas recycler sans perdiems, l'argent est là* » c'est directement l'usage fait des financements gérés par les responsables du programme au niveau central qui est critiqué et mis en balance avec la pénurie de moyens qu'ils vivent quotidiennement. Malaise, qui est aussi un regret, dans les propos de ce médecin n'acceptant pas que les stages des étudiants en médecine soient validés...alors même que seule une minorité d'entre eux les effectue réellement. Ces déceptions des soignants, toutes catégories confondues, ont aussi ceci de remarquable qu'elles ne sont que rarement autocritiques : le système, la hiérarchie sanitaire, tout autant que les « habitudes » ou les « perceptions culturelles » des autres, sont successivement mis en cause. Critiques dirigées vers l'extérieur qui, comme nous le disions, ne versent pas dans une irréductible fatalité : les solutions existent, elles sont connues, toute la difficulté est de pouvoir les mettre en œuvre.

Solutions qui demeurent parfois bien imprécises. Ainsi pour inciter les Peul, qui valorisent fortement les injections, à accepter d'autres modes d'administration du traitement - que ce soit pour la tuberculose ou le paludisme - il faut, nous dit-on, s'« appuyer sur le communautaire ». Des solutions plus structurées émergent, en revanche, lorsqu'il est question des conditions de travail ou du type d'information à délivrer au soignant qui vient d'être affecté dans la structure. L'idée est alors avancée d'une formation du « nouveau venu » qui se révèle véritablement efficace lorsque celui-ci se trouve dans une situation de supervision : superviser une activité c'est se former mais c'est aussi, ajoutent les soignants, exercer un contrôle. Nous touchons-là, parmi d'autres, à des questions plus largement débattues dans les pages qui suivent : il nous a semblé important d'indiquer qu'elles constituaient pour les professionnels de santé des préoccupations, au point d'avoir été des objets de discussion lors des restitutions des études.

4. Structuration de l'ouvrage

Notre propos dans cet ouvrage se structure en quatre parties qui, toutes, mettent en miroir des savoirs et des pratiques de santé. Argument central de notre réflexion qui a été autant que possible décliné dans une perspective comparative : huit des neuf chapitres présentent une analyse qui se fonde, soit conjointement sur les deux pathologies et l'action de santé qu'est la prévention, soit sur les situations des deux pays. Dans ce cadre, une première partie se propose de dresser un panorama de la situation sanitaire du Sénégal et de la Côte d'Ivoire, en général et au regard de la prise en charge de la tuberculose et du paludisme (Chapitre 1). Cette première approche d'un ensemble de préceptes de la santé publique actuelle, entendus non pas dans ce qu'ils peuvent avoir d'abstrait, mais de façon expressément empirique, se prolonge par une étude de l'image des systèmes de santé que véhicule une partie de la presse (Chapitre 2). Est notamment constatée une absence quasi totale de traitement critique du fonctionnement du système et des politiques de santé. Amorcée dans ces deux chapitres, l'immersion dans le quotidien des structures de santé se précise dans la deuxième partie de l'ouvrage. Les relations au malade y sont tout d'abord analysées. Relations entendues au sens large, aussi bien dans l'échange soignant/malade que dans l'image du patient/destinataire des messages de prévention que nous rapporte la presse (Chapitre 3). Les mécanismes de non prise en compte de la complexité des situations que vit l'autre - malade, destinataire des messages...- y sont décrits.

L'attention particulière portée ici à la prise en charge de la tuberculose prend pour partie place, au Sénégal, dans le cadre d'une collaboration avec un projet de recherche épidémiologique d'« Amélioration de l'observance du traitement et des taux de guérison de la Tuberculose dans un pays d'endémie palustre, le Sénégal », coordonné par Christian Lienhardt et Sylla Thiam. A partir d'une analyse anthropologique de la situation de la prise en charge de la tuberculose et des pratiques des soignants et des patients, cette étude visait à concevoir et à évaluer, au moyen d'un essai « randomisé », des stratégies de traitement supervisé adaptées aux contraintes et attentes des soignants et des patients. La contribution de F. Hane, responsable des travaux sur la tuberculose au Sénégal, s'est située à deux niveaux : tout d'abord, en partageant ses données d'enquêtes en structures sur les facteurs intervenant dans l'observance du traitement, ensuite, en effectuant un suivi de l'intervention qui se penche sur son appropriation par les soignants et les patients, dans un nombre déterminé de centres et de postes de santé[14].

Dans le Chapitre 4, la relation thérapeutique est appréhendée dans le but de comprendre comment les personnels de santé s'occupant de la tuberculose perçoivent le risque et réagissent. Mécanismes de sous ou sur-estimation du risque dont l'examen renseigne - bien au delà du rapport soignant/malade - sur les images composites du métier de soignant. Images qui participent de la fabrique des identités des soignants, objet de la troisième partie de l'ouvrage. Elle se décompose en deux temps : dans un premier chapitre (5), à partir de l'exemple ivoirien, les trajectoires professionnelles ainsi que les appréciations des diverses formations suivies par les professionnels de santé sont décrites. Le Chapitre 6 prolonge cette réflexion, dans le contexte sénégalais cette fois-ci, en se penchant sur l'organisation et le fonctionnement des équipes médicales qui voient se combiner exigences du respect de la hiérarchie, partage officiel et réel des tâches, pour donner à comprendre ce qui *in fine* compose et modèle les identités médicales. Ces trois premières parties convoquent régulièrement les savoirs pour comprendre les pratiques (principes de « gestion » nationale et locale de la santé ; types de formations reçues) mais aussi - à l'inverse - partent des pratiques effectives pour y déceler les traces et expressions de savoirs (traitement du risque de contracter la tuberculose ; rapport au malade).

De ce point de vue, la quatrième et dernière partie de cet ouvrage s'attache à une réflexion emblématique de ces liens entre savoirs et pratiques :

---

[14]Précisons que dans les chapitres auxquels elle a contribué, F. Hane renvoie uniquement au premier volet de cette collaboration le second n'en étant qu'à ses débuts Un article commun avec S. Thiam sur la démarche interdisciplinaire à l'œuvre et ayant débouché sur la conception de l'essai randomisé est en cours d'élaboration.

les positions des professionnels de santé face aux normes de prévention, de diagnostic et de traitement du paludisme (Chapitre 7) et de la tuberculose (Chapitre 8). Normes nationales elles-mêmes inspirées de normes internationales (diffusées par l'OMS ou l'UICTMR) qui, dans l'exercice quotidien du métier de soignant, peuvent tout aussi bien être ignorées que connues, appliquées partiellement ou fidèlement que mises de côté. Autant de cas de figure qui ont leurs raisons propres, dessinant des relations au savoir - dont les normes constituent un des éléments - qui sont aussi des positions de pouvoir, des affirmations de son identité, tant vis-à-vis de sa hiérarchie, de ses collègues de la structure, que des patients. L'étude de cas sur les usages de la radiographie dans la prise en charge de la tuberculose au Sénégal (Chapitre 9), illustre enfin ce qui est une forme de tension entre les savoirs et les pratiques, ceci à tous les niveaux de la « chaîne sanitaire » : les compétences de radiologues sont de plus en plus nécessaires *mais* le nombre de spécialistes formés décroît ; la radiographie n'est plus recommandée par le PNT *mais* reste largement prescrite et réalisée, parce que valorisée tout à la fois par les soignants et les patients ; un savoir-faire diagnostique se construit et ne se contente pas de reproduire le savoir académique. Un chapitre de synthèse clôt enfin l'ouvrage qui, tout en reprenant les principaux apports des différents volets du projet, essaye de dégager une analyse des pratiques des acteurs de la santé qui les resitue au regard des savoirs acquis et des représentations de leur activité professionnelle.

PREMIERE PARTIE

POLITIQUES, ACTEURS ET DESTINATAIRES DE LA SANTE

CHAPITRE 1

Systèmes de santé et programmes de lutte contre la tuberculose et le paludisme

par Véronique POUTRAIN, Assani ADJAGBE,
Fatoumata HANE, Bla Claire KONAN
& Tidiane NDOYE

1. Pour une inscription historique de la santé actuelle

Comprendre la gestion actuelle des maladies en Afrique de l'Ouest ne peut se faire sans retracer l'histoire non seulement des maladies, mais aussi des structures de soins ou des politiques de santé. Nous nous sommes fondés sur deux types de sources. D'une part, des entretiens effectués auprès d'acteurs (essentiellement des médecins) ayant exercé au Sénégal et en Côte d'Ivoire. D'autre part, nous avons choisi d'analyser un corpus de thèses de médecine en tant reflet des attentes des futurs praticiens et des exigences académiques. Ces thèses autorisent par ailleurs une comparaison entre la gestion des deux maladies qui nous intéressent ici (la tuberculose et le paludisme) ainsi qu'entre le Sénégal et la Côte d'Ivoire.

Les thèses étudiées – une trentaine - ont été soutenues, pour l'essentiel, dans les Universités d'Aix-Marseille et de Bordeaux, sur une période allant de 1954 à aujourd'hui[15]. Le choix de ces deux pôles universitaires n'est pas aléatoire. En effet, en 1890 l'Ecole de Santé Navale ouvre ses portes à Bordeaux : elle se chargera de former des médecins et des pharmaciens (dont les grades sont ceux de l'armée) qui seront envoyés dans les colonies. En 1905, un service de santé des troupes coloniales sera créé à Marseille dans le parc du Pharo. Bordeaux et Marseille constitueront désormais les centres névralgiques de la spécialisation en médecine tropicale. Dès la création du Corps de Santé Colonial, en 1903, l'accent sera mis, en effet, sur la nécessité de compléter la formation reçue à l'Université. Ainsi, les élèves de Bordeaux (plus tard ceux de Lyon) ayant choisi « la coloniale » devront suivre un stage de six mois à l'école du Pharo dont la mission est de donner une instruction professionnelle spéciale,

---

[15] Elles concernent principalement le paludisme et la tuberculose au Sénégal et en Côte d'Ivoire, mais certaines d'entre elles couvrent des sujets et des aires géographiques plus larges.

théorique et surtout pratique, nécessaire pour remplir les obligations de service qui incombent au Corps de Santé des troupes coloniales. Un pragmatisme professionnel et un sentiment du devoir inspireront les trois grands axes communs à toutes les filières du Pharo : se familiariser avec les particularités tropicales[16], privilégier une médecine collective et préventive (alors qu'en Europe est privilégiée une médecine individuelle et curative)[17] et savoir s'adapter au contexte biogéographique[18].

Ces apprentissages sont essentiellement pratiques. Il ne s'agit plus de transmettre un contenu ou des connaissances, il faut répondre aux « besoins des populations ». La détermination des programmes ne se fait plus dans les bureaux d'un ministère, elle se fait sur le terrain. Dès 1907, sont enseignées la médecine opératoire, la microbiologie, la parasitologie et la santé publique, par des cours et des travaux pratiques approfondis. Ainsi sont formés des hommes censés être capables de s'adapter aux situations imprévues et aussi d'imaginer des solutions innovantes, comme la méthode de Jamot dans la lutte contre la maladie du sommeil[19].

Les thèses de médecine, qui sont le fait de futurs praticiens, se présentent sous un format classique, quasi scolaire. Ainsi, leurs premières parties sont extrêmement répétitives. Il s'agit de décrire la géographie, la situation climatique spécifique du pays étudié, les particularités socio-économiques ou l'historique de la maladie abordée, et de signaler, par ces précisions, que l'on travaille sur un « ailleurs » ou sur une « maladie exotique ». Cependant, ce préambule est rarement utilisé dans les parties suivantes. A ce titre, la thèse de M. Tassone (1988) constitue un exemple significatif : la description faite du pays Sénoufo (les différentes composantes du milieu naturel, us et coutumes, etc.) n'aide en rien à la compréhension des relations spécifiques (et de leurs difficultés) qui peuvent s'établir entre un patient et un médecin dans un

---

[16] Cela veut dire se familiariser, pour les médecins, avec les maladies exotiques et la pratique chirurgicale élémentaire des urgences ; pour les pharmaciens, avec les plantes et la toxicologie tropicales, les productions alimentaires industrielles et la conservation des médicaments dans les pays chauds, etc. ; pour les officiers d'administration, avec les textes réglementaires spécifiques, en particulier la gestion des hôpitaux, la législation du travail, la conservation des stocks, etc. ; pour les sous-officiers infirmiers, avec les maladies exotiques, les soins de nursing adaptés à chacune d'elles, la réglementation en vigueur dans les colonies (www.asnom.org).

[17] Le Pharo mettra ainsi sur pied la « santé communautaire » que l'OMS découvrira et cautionnera cinquante ans plus tard. L'accent y est mis sur l'épidémiologie, l'hygiène des individus et des collectivités, la microbiologie et la parasitologie appliquées au « terrain », l'évaluation des taux d'endémicité (www.asnom.org).

[18] Mais aussi au retard technologique et socio-économique des pays tropicaux : populations dispersées ou au contraire excessivement concentrées, illettrisme, rareté de l'eau potable et de l'électricité, difficultés des moyens de communication. Ont été ainsi imposés, jusqu'en 1945, des cours d'équitation car, en brousse, on se déplaçait souvent à cheval. Mieux, jusqu'en 1937, les pharmaciens reçoivent une formation en météorologie et en radiologie (www.asnom.org).

[19] Privilégiant une médecine itinérante, au moyen d'« unités mobiles ».

contexte donné. Ceci tient, sans nul doute, à une certaine idéologie médicale qui refuse la prise en compte d'un savoir populaire sur la maladie, de la médecine traditionnelle ou des arts traditionnels de guérir. Selon cette idéologie, avant l'arrivée des colons, il n'existait pas de « médecine africaine » (ou celle-ci, dans l'esprit des colons, n'est pas considérée comme étant efficace)[20] : « *Au début du XXème siècle, une fois les conquêtes achevées et la pacification en cours, la France décida de doter ses colonies africaines d'un système de santé. Sur le modèle de la Métropole, on voulait apporter aux indigènes les bienfaits d'une médecine curative. Désir tout à fait louable qui devait s'appuyer sur l'implantation de formations fixes de soins (hôpitaux, infirmiers, dispensaires) que l'on efforcerait de semer sur tous les territoires* » (Romary, 1987 : 7).

Ce faisant, la médecine oublie qu'elle est avant tout « *une science de l'homme, tant au sens littéral (elle a l'homme pour objet) que dans un sens plus large et plus profond : elle est, de par sa nature, une pratique interactive (entre un thérapeute et un patient), elle est intéressée au 'contexte' de vie de relations en tant qu'élément pathogène potentiel, et elle n'est que partiellement expérimentale à cause de conditionnements éthiques évidents* » (Vineis, 1992 : 6). Le cloisonnement observé dans les thèses de médecine entre la première partie et les autres parties est finalement révélateur d'une mise à distance des aspects culturels qui a pour but d'isoler la pratique médicale (et les expériences scientifiques) de toute interférence extérieure à la médecine, considérant les corps indépendamment de toutes structures sociales.

Retracer l'histoire de la prise en charge de la tuberculose et du paludisme au Sénégal et en Côte d'Ivoire, c'est donc non seulement démonter les idéologies médicales mais aussi se défaire d'une histoire de la santé et de la maladie qu'on voudrait nous imposer. Par exemple, en célébrant les réussites à travers quelques personnages, le risque est de créer une « *fabrique de mythes des succès médicaux de la période coloniale* » visant à mystifier un « *âge d'or africain où, paraît-il, il n'y avait ni maladies, ni famines et où l'espérance de vie était élevée* » (Bado, 1999 : 243). Ainsi, célébrer Jamot, c'est faire ombrage à des personnes comme Dabbadie, Sorel, l'Herminier, de Coppet, Muraz, Le Rouzic[21].

---

[20] Aujourd'hui encore, les avis restent très nuancés : « *Je ne peux que penser du mal de la médecine traditionnelle. Parce que par définition, on a aucune idée de l'efficacité des thérapeutiques. Je ne dis pas qu'il n'y en a pas. Mais on en a aucune idée, ça c'est un. Deuxièmement, ça marche très bien sur les maladies qui guérissent toute seules... Mais on a la même chose en France. Pas la médecine traditionnelle mais c'est l'homéopathie* » (entretien médecin français).
[21] Dabbadie (médecin, directeur de la santé), Sorel (inspecteur général des services sanitaires), l'Herminier (médecin général), de Coppet (gouverneur général), Muraz (directeur du Service

En outre, il importe également de garder à l'esprit que toutes les questions médicales ont des implications politiques[22]. Dans cette perspective, après une présentation de la situation sanitaire durant la colonisation, nous allons successivement exposer – dans leurs contextes historiques et leurs structurations actuelles officielles – les actions de lutte contre la tuberculose, contre le paludisme et enfin les systèmes de santé, ceci aussi bien en Côte d'Ivoire qu'au Sénégal.

2. La colonisation

L'histoire des maladies et des épidémies de l'Ouest africain est parfois difficile à établir avec exactitude : les sources écrites ne sont pas toujours précises, tout comme les savoirs populaires. Le continent africain était alors souvent considéré comme le « *tombeau de l'homme blanc* » (Dozon, 1991). Le trafic des hommes et du commerce y a précédé la pénétration et la colonisation du continent qui n'ont pu être possibles qu'avec l'introduction de certains médicaments tels que la quinine, découverte en 1820 par Caventou et Pelletier[23]. Des embryons d'analyse existaient mais elles étaient exclusivement tournées vers la préservation de la santé des colons sans s'intéresser, jusqu'au XXème siècle, aux conséquences des crises sanitaires sur les sociétés ouest africaines : « *Ce n'est qu'à partir de la période de la conquête, pendant la seconde moitié du XIXème siècle, que des crises affectant les sociétés africaines, et non plus la seule population des comptoirs, sont parfois évoquées avec détail : avant cette époque, les crises survenues dans les pays de l'intérieur sont ignorées et la crainte des maladies a été un frein à la conquête et à la pénétration* » (Becker & Collignon, 1998 : 411). Un début administratif de gestion des établissements français est mis en place à partir de 1850 et la

---

général autonome de la maladie du sommeil (SGAMS), Le Rouzic (directeur du service de santé eu ministère de la France d'Outre-Mer).

[22] « Pour des raisons politiques et des priorités sanitaires, les autorités sanitaires de l'Afrique occidentale française restèrent insensibles au cri d'alarme du docteur Paul Gouzien pour sauver la région du fleuve Volta noire (Mouhoun) décimée par la trypanosomiase humaine (…) Pour des raisons politiques également, les responsables de l'Oubangui-Chari et de l'Afrique Equatoriale Française soutenus par le ministère des colonies empêchèrent la parution en 1919 d'un rapport de Jamot sur les ravages trypaniques en Oubangui-Chari » (Bado, 1999 : 244).

[23] Le premier remède efficace contre les fièvres fut en effet l'écorce de quinquina que les Espagnols apprirent à connaître auprès des Péruviens au XVIIème siècle. Caventou et Pelletier isoleront sa substance active, la quinine. Sous la forme d'un médicament prophylactique et thérapeutique de composition chimique stable et de posologie bien connue, ce produit désormais bon marché pouvait être mis à la disposition de tous et notamment des explorateurs et des militaires (Becker, Collignon, 1998 ; Ruffié, Sournia, 1984).

dernière décennie du siècle s'achève sur la création de l'AOF[24] et sur un essai d'organisation centralisée de la médecine coloniale. Dans les grandes agglomérations, des hôpitaux se construisent (l'Hôpital Militaire Principal de Dakar, en 1897 ; l'Hôpital « indigène » Le Dantec, en 1912). En 1903 apparaît le Corps de Santé des troupes coloniales et en 1905 une Assistance Médicale Indigène (AMI).

Les problèmes sanitaires sont posés en termes collectifs de prophylaxie et d'hygiène publique. Des « médecins auxiliaires indigènes » sont formés tout comme des aides médecins, des sages-femmes, des infirmiers vaccinateurs. De grands travaux d'assainissement sont amorcés. L'école de médecine Jules-Carde est créée à Dakar en 1918. A partir de 1925, le schéma général de l'organisation du système de santé repose, quel que soit le territoire, sur un quadrillage de formations de santé calqué sur le découpage administratif du territoire, fait de cercles et de subdivisions. Le point central est l'hôpital de la capitale de la colonie avec ses divers services, sa maternité, sa polyclinique. On trouve le même type de formation, plus modeste, dans les chefs-lieux de cercle, avec un médecin européen comme médecin-chef et un ou deux médecins auxiliaires autochtones. Dans les subdivisions, des formations fixes sont confiées à des infirmiers : infirmeries, dispensaires, postes médicaux. Ce réseau est plus ou moins serré suivant la densité de la population et les moyens de communication. A partir des deux derniers niveaux, des tournées régulières du médecin ou de l'infirmier sont organisées les jours de marché ou pour tout autre motif de rassemblement. Mais cette médecine individuelle se révèle guère efficace.

La conquête et la première phase coloniale (1890-1920/1930) sont marquées par un recul démographique, mais la prise de conscience de ce phénomène a véritablement lieu lors de la première guerre mondiale avec l'épidémie de grippe espagnole importée d'Europe. Le plan Albert Sarraut a alors l'objectif de mettre en place une politique de santé qui assure une reproduction d'une force de travail très convoitée. Plus que jamais sont préconisées une médecine et une prophylaxie de masse. Ainsi, peu à peu, des services de « grandes endémies » voient le jour. S'inspirant des principes de Jamot, le Service général autonome de la maladie du sommeil (SGAMS) apparaît en 1939 dont la direction est confiée à Muraz. Celui-ci deviendra polyvalent à partir de 1944 et donnera naissance, en 1945, au Service général autonome d'hygiène mobile et de prophylaxie (SGHMP) qui couvrira les deux fédérations de l'AOF et de l'AEF[25]. Le SGHMP va s'attaquer aux grandes affections prioritaires parmi lesquelles la tuberculose et le paludisme (la lèpre,

---

[24] L'AOF est une fédération de colonies, créée par décret du 16 juin 1895, un an après le ministère des colonies, et vise à coordonner la présence française en Afrique de l'Ouest.
[25] Afrique Equatoriale Française.

la syphilis et la trypanosomiase sont également concernées). En 1958, 7 sections sont distinguées (tréponématose, trypanosomiase, onchocercose, lèpre, affections oculaires, paludisme, alimentation) : il conviendrait d'ajouter la tuberculose mais cette section n'a fonctionné que pendant une courte période de 1950 à 1951 au Niger grâce à l'affectation de camions radiologiques[26]. La loi-cadre[27] de 1956 accorde une semi autonomie politique et en 1957 le SGHMP est rebaptisé Service commun de lutte contre les grandes endémies et permet la création, dans chaque Etat, d'un Service des grandes endémies groupant des secteurs spéciaux et des secteurs annexes.

Le Sénégal et la Côte d'Ivoire deviennent des États indépendants en 1960 et se dotent d'un service de santé national. Cette même année, le regroupement des Etats de l'ex-AOF (sauf la Guinée) crée une structure de coopération sanitaire inter états, l'Organisation de Coordination et de Coopération pour la lutte contre les Grandes Endémies (OCCGE). Les personnels des troupes coloniales « hors-cadre »[28] relèvent du ministère de la Coopération pendant encore une dizaine d'années. Ils seront progressivement remplacés par les anciens médecins auxiliaires et médecins africains qui ont complété leur formation de docteurs en médecine en France et par les jeunes médecins nationaux formés dans les nouvelles facultés de médecine nationales. Dès 1962, la direction du service de santé des troupes (dites par la suite « de marine ») est rattachée à la direction centrale du service de santé des armées qui regroupe déjà, depuis 1946, les services de santé de l'armée de terre, de l'armée de l'air et de la marine. Une fusion totale est réalisée en Juillet 1968. Ainsi disparaît le Corps de Santé Colonial. L'action sanitaire de la France décline lentement. En 1982, soit plus de 20 ans après les indépendances, il y a outre-mer autant de médecins et pharmaciens militaires hors-cadre qu'en 1939 (environs 700). En 2000, il en reste encore un peu moins d'une centaine. C'est dans ce contexte historique que s'ancre la lutte contre la tuberculose et le paludisme.

---

[26] Elle a été abandonnée car le dépistage et surtout le traitement des tuberculoses auraient exigé des moyens trop importants (Romary, 1987). Par ailleurs, il n'était pas certain non plus que la radiologie permette de dépister véritablement la tuberculose. Le débat est toujours actuel.
[27] La loi-cadre dote chaque territoire d'un conseil de gouvernement présidé par le gouverneur de la colonie et dont les ministres sont nommés par l'assemblée territoriale élue au suffrage universel avec un collège unique.
[28] Le Corps de santé colonial était réparti très inégalement entre des affectations dites « dans les cadres », auprès des unités des troupes coloniales pour une faible part (10 à 20 %), et une forte majorité d'affectations dites « hors-cadre », destinées à dispenser des soins aux populations civiles, autochtones ou non, des colonies. Cependant, en période de conflit, cette répartition fut souvent bouleversée.

3. La tuberculose

3.a. Considérations générales et perspective historique

La tuberculose n'est pas une maladie récente. Elle est mise en évidence chez des momies égyptiennes. Elle est décrite dans les ouvrages de médecine sino-annamite remontant aux XIIème et XVème siècles. Cependant, il faut attendre 1882 et R. Koch pour que le microbe soit isolé. Le bacille de Koch ou BK est le *Mycobacterium tuberculosis*, agent de la tuberculose humaine, reconnu contagieux. Presque tous les organes peuvent être atteints. La transmission interhumaine est due aux gouttelettes émises par la toux d'un porteur de lésions pulmonaires. Ne prenant en compte que les tuberculeux identifiés de manière fortuite dans les formations sanitaires, les rapports officiels font état de nombres dérisoires, tels les 2 791 cas déclarés en 1938 pour l'ensemble des colonies (Grosfilez et Lefèbvre). Le diagnostic se fait presque exclusivement par l'examen bactériologique des crachats et, en général, sans le secours de la radiologie. Vingt ans plus tard, avec des méthodes plus rigoureuses, les taux sont multipliés par 50 et plus.

Au début du XXème siècle, la recherche d'une protection contre la maladie par le vaccin est intensifiée. Calmette et Guérin, partant du bacille tuberculeux bovin, inventent en 1913 le vaccin antituberculeux auquel sont attribuées leurs initiales, le BCG, toujours utilisé de nos jours. Appliqué au jeune enfant en 1921, il se révèle d'emblée comme l'arme antituberculeuse la plus efficace et la moins coûteuse. En 1924, au Sénégal, Mathis est le premier à l'appliquer aux nouveaux-nés de la maternité africaine de Dakar. La préparation du BCG devient rapidement l'une des tâches les plus importantes de tous les Instituts Pasteur coloniaux qui adaptent le produit aux conditions climatiques tropicales. Le vaccin initial de Calmette et Guérin dit « frais », administré par voie orale, est fragile car il est inactivé par la chaleur et la lumière. Dès 1936, en AEF, une nouvelle présentation est administrée par voie sous-cutanée. Vers 1950, Boiron, à l'institut Pasteur de Dakar, utilise une forme congelée et desséchée, administrée par scarifications dans une solution de gomme arabique. En 1970, Chambon, dans le même établissement, met au point un vaccin lyophilisé, injectable par voie intradermique qui supporte bien la chaleur et se conserve plusieurs mois. Il est rapidement adopté dans toute l'Afrique.

La thèse de F. Bordes (1955) soutenue à Bordeaux a le mérite de présenter un historique de la tuberculose en Afrique des plus intéressants. Elle retrace les doutes, les questionnements mais aussi la manière dont cette maladie fut appréhendée par les médecins coloniaux. L'idée a longtemps prévalu, en effet, que la tuberculose était une maladie propre aux pays tempérés et introduite par les Européens dans les colonies. Ainsi, en 1840, Thévenot note que la tuberculose est rare au Sénégal et pense que les Noirs ont probablement contre elle une immunité naturelle[29]. En 1935, Belloq se demande néanmoins si la tuberculose n'existait pas en Afrique avant l'arrivée des Européens. En 1941, Couvy ne souscrit plus à la thèse du terrain vierge, même en ce qui concerne les Noirs de la brousse. En 1950, Bergeret donne une statistique des primo infections rencontrées à l'Hôpital Central Africain de Dakar : la classification par formes cliniques montre une nette ressemblance avec les formes rencontrées en France. Oward et Twain revoient l'ensemble des statistiques américaines sur la tuberculose « noire » et, pour la première fois, affirment que la plus grande sensibilité du Noir à la tuberculose, qu'elle soit de primo-infection ou de réinfection, peut être expliquée et uniquement expliquée par le mode de vie. En 1951, Haynes, au Kenya, pense que les Africains font des tuberculoses identiques à celles des Blancs. Les tuberculeux graves des villes ne sont que des cas désespérés venus trop tard à la consultation. Caussin, à l'institut Pasteur de Dakar, note que la morbidité globale par tuberculose est plus faible à Dakar qu'en France pour des indices tuberculiniques sensiblement identiques. Il note la remarquable rareté des manifestations graves dans la primo-infection de l'enfant et montre que les tuberculoses dépistées chez les enfants sont pour beaucoup des découvertes radiologiques. En 1954, Chrétien observe une similitude évolutive entre les tuberculoses de l'Africain et les tuberculoses de l'Européen. La médecine abandonne dès lors ces comparaisons raciales sur fond de culpabilité. Il faudra attendre cependant 1957 pour que soit créé en Côte d'Ivoire le comité antituberculeux (il s'agit d'une ONG) dont le siège se trouvait à Treichville et 1962 pour la création du

---

[29] En 1865, Chassaniol émet une opinion similaire. En 1882, Borius trouve sa fréquence plus faible qu'en Europe mais son évolution plus rapide. En 1903, Blin signale qu'au Dahomey la tuberculose n'épargne personne. La cause de son extension réside, d'après lui, dans l'hygiène défectueuse, l'alcoolisme, le climat. En 1906, Wagon note que la cuti-réaction est positive uniquement chez les transplantés. Il croit à la contamination européenne. Plus tard, en 1912, Sorrel pense que la maladie n'existe pas en Côte d'Ivoire mais que l'alcoolisme grandissant va la faire progresser. Le Noir, pour lui, est réfractaire. Calmette entreprend une enquête sur les cuti-réactions. L'imprégnation est maxima pour les régions côtières et varie pour l'ensemble du pays entre 1,8% et 15,1%. En 1922, Léger et Huchard notent l'augmentation des indices de cuti-réactions positives à Dakar par rapport aux chiffres précédents. Ils rencontrent la maladie sous toutes ses formes chez l'indigène n'ayant jamais quitté le pays En 1923, Léger et Pezt trouvent un indice de 33% en Guinée contre les 1,8% de Calmette. Heckenroth enregistre une progression de la maladie. Balzy estime cependant que la tuberculose est rare à l'intérieur de l'AOF ; elle est fréquente là où le Noir est en contact avec le Blanc. En 1927, Couvy reprend le problème à Dakar. La tuberculose y évolue selon le type européen et non selon le type infantile demeuré celui des indigènes de brousse brusquement transplantés en ville. 23% des décès à Dakar sont dus à la tuberculose. Des essais de vaccinations par le BCG semblent donner de bons résultats. Bouffart, se basant uniquement sur des examens bactériologiques, explique que la tuberculose est rare en Côte d'Ivoire. En 1930, Schwetz déplore que la recherche scientifique ne porte pas sur des villages indigènes. La tuberculose est sans doute plus répandue qu'on ne l'avait cru.

premier centre antituberculeux (CAT) à Adjamé (le comité intégrera par la même occasion les locaux du CAT).

La lutte contre la tuberculose se mène simultanément dans les domaines de la médecine préventive et de la médecine curative. La vaccination par le BCG est la mesure prophylactique la plus importante mais elle ne s'applique qu'aux enfants. Les nouveaux-nés le reçoivent à la maternité et les enfants plus grands sont vaccinés à domicile par les infirmières visiteuses qui surveillent en même temps les familles de tuberculeux. Le traitement des malades consiste, jusqu'en 1944, en moyens qui paraissent aujourd'hui dérisoires : huile de foie de morue, préparations créosotées, révulsifs et toniques... puis choline, enfin sels d'or, plus réellement toxiques qu'actifs. La collapsothérapie est en vogue jusqu'à la deuxième guerre mondiale : le « pneumothorax artificiel » consiste à injecter périodiquement de l'air dans la plèvre pour comprimer le poumon malade et mettre ainsi au repos les lésions sous-jacentes. Ces soins ne sont assurés que dans les grandes villes, à titre ambulatoire, au dispensaire antituberculeux, à l'Institut d'hygiène sociale ou à l'hôpital. Le pavillon des tuberculeux est distinct de celui des autres contagieux.

A la fin des années 60, le Dr. Breton instaure un système d'amende : « *Il y avait un système d'amende pour les patients qui sautaient des rendez-vous, qui disparaissaient et qu'il fallait remettre en traitement, un système très policier. C'est-à-dire que le patient devait être traité pendant 6 mois, si au bout d'un mois il disparaissait et qu'il fallait aller le chercher chez lui, il revenait, il avait droit à son traitement, mais il payait une amende. C'est la vision santé publique c'est à dire qu'on ne traite pas le malade en priorité pour le traiter lui, on le traite pour la communauté. Au début, j'avais trouvé cela scandaleux. jeune médecin... c'est un scandale, vous punissez les malades.. mais bon.. Moi je suis un médecin hospitalier donc en terme de vision.. on n'a pas la même vision, mais quand on fait de la médecine de type santé publique, l'essentiel, c'est le traitement de la communauté* ».

En 1969, une section tuberculose est créée au sein de l'OCCGE. A partir de 1973, la vaccination se généralise et le BCG est inclus dans le PEV (Programme élargi de vaccination). On suspend la création de nouveaux CAT en Côte d'Ivoire afin d'intégrer la lutte anti-tuberculeuse dans l'activité des secteurs de médecine rurale. Ces derniers, par leurs équipes mobiles et leurs formations sanitaires périphériques, sont à même de quadriller le territoire et pratiquer les enquêtes que ne peuvent réaliser les CAT faute de moyens de déplacement. Dans les années 1980 est instauré un « diplôme de santé publique » à la faculté de médecine d'Abidjan où la tuberculose est abordée. Il s'agissait de proposer aux médecins (12 à 17) un recyclage comprenant 21 modules étalés sur trois ans (on y trouvait aussi bien des modules concernant les accidents domestiques que la tuberculose). Trois aspects y étaient proposés :

épidémiologique, clinique, ainsi qu'un enseignement dirigé[30]. L'augmentation du nombre de cas pour l'ensemble de la Côte d'Ivoire dans les années 80 (+ 96%), est en grande partie due à l'extension des structures de dépistage et de soins en particulier l'intégration de certains secteurs de santé rurale dans la lutte antituberculeuse (Moreau, 1985 : 32).

Les enquêtes tuberculiniques menées dans différentes zones bioclimatiques dans ce pays de 1986 à 1988 montrent que le risque annuel d'infection en milieu rural est environ trois fois plus faible que dans une grande agglomération ; la proportion d'enfants présentant une infection tuberculeuse est d'autant plus forte que l'agglomération est grande (Duran, 1990). La situation épidémiologique défavorable à Abidjan semble résulter de l'augmentation sans cesse croissante de la population, de l'urbanisation sauvage et précaire, du nombre élevé de travailleurs étrangers vivant dans des conditions insalubres et des difficultés de contrôle médical des populations. Malgré les directives de l'OMS et l'établissement déjà ancien du PEV, les vaccinations obligatoires par le BCG ne sont pas toujours faites. La couverture vaccinale varie de 52% à Abidjan à 73% à Korhogo (ce dernier résultat peut s'expliquer par le fait que la ville de Korhogo faisait partie en 1980, 1981 et 1982 des zones de démonstration pour le PEV en Afrique de l'Ouest : Duran, 1990).

Au Sénégal, le projet « Sénégal 19 »[31], créé en 1968, devait assurer, grâce à des équipes de dépistage décentralisées, une couverture nationale. L'objectif était alors d'assurer le traitement gratuit des patients, la vaccination par le BCG et des activités de surveillance épidémiologiques de l'infection tuberculeuse. J.-P. Jourdan (1981) note pourtant dans sa thèse, en 1981, que ce projet n'a eu pour l'instant aucune suite pratique. En 1985 est créé le Programme National de Lutte contre la Tuberculose (PNT), supervisé par l'UICTMR (Union internationale contre la tuberculose et les maladies respiratoires) et financé à 50% par le gouvernement sénégalais, 30% par l'UICTMR et 20% par une association norvégienne de lutte contre la tuberculose, la LHL. La seule manière d'atteindre ces objectifs a été d'intégrer le PNT aux services de santé existants et aux SSP. Le dépistage et le traitement peuvent être effectués dans les diverses formations médicales et les mesures de lutte peuvent être exécutées par le personnel paramédical dans la mesure où il est bien formé et régulièrement supervisé (Peycru, 1997). Par exemple, deux principes régissent le fonctionnement du service de pneumo-phtisiologie où

---

[30] L'aspect clinique était supposé connu, et cela était revu très rapidement. En revanche, l'accent était mis sur les enquêtes épidémiologiques dans un but de santé publique. Il s'agissait d'apprendre aux médecins comment gérer un programme de lutte anti-tuberculeuse et pour ce faire : comment calculer un taux de prévalence et d'incidence, comment étudier la répartition des cas, comment organiser la gestion des médicaments.
[31] Projet né d'un accord de partenariat entre l'OMS, l'UNICEF et l'Etat du Sénégal.

deux médecins assurent le dépistage et le traitement d'une grande partie des tuberculeux de la région du Cap Vert : un dépistage rapide et simple, et un traitement standardisé, conditions nécessaires afin d'atteindre une efficacité à un moindre coût (Jourdan, 1981). Le dépistage est d'abord clinique : seuls les malades présentant une expectoration seront pris en compte. Il est alors pratiqué trois recherches de BK dans les crachats et seuls les malades BK+ - donc les foyers de dissémination - seront traités. La radiographie ou la radio photo ne sont pratiquées qu'exceptionnellement. D'autre part, seuls quelques cas sociaux seront hospitalisés (un sur 10), les autres seront pris en charge en ambulatoire.

Les malades habitant la ville de Dakar sont traités par le centre de pneumo-phtisiologie et les habitants de la périphérie sont adressés au dispensaire dont ils dépendent, celui-ci ayant la charge de les traiter. Ces dispensaires sont malheureusement souvent dépourvus de médicaments et le centre de pneumo-phtisiologie ne dispose que d'une quantité limitée de produits (de quoi traiter 60 malades par mois alors que ce chiffre est souvent dépassé)[32]. Le malade est ensuite réexaminé au bout de 3 mois, une nouvelle recherche de BK est pratiquée. Il a été dépisté 1250 tuberculeux (375 à Dakar, 925 en périphérie), en 1979, et 1050 (300 à Dakar et 750 en périphérie), en 1980.

La tuberculose est une maladie en nette progression en Afrique (d'autant plus dévastatrice avec l'apparition du sida et l'apparition des souches résistantes) bien que les données soient hospitalières et n'offrent qu'une représentation parcellaire de la réalité (Duran, 1990 : 56). L'idée qu'elle était peut-être une maladie propre aux pays tempérés, introduite par les Européens dans les colonies est abandonnée, et certains médecins considèrent comme facteurs d'aggravation des maladies transmissibles aussi bien les coutumes (contraires aux règles d'hygiène les plus élémentaires : pas de toilette, circoncision, excision, mise à la diète d'un enfant diarrhéique, cataplasme sur les plaies, etc.) que l'insuffisance de l'infrastructure médicale (le manque d'équipements et de médicaments, l'usage systématique des tradithérapeutes s'ajoutent aux facteurs précédents) ou les carences nutritionnelles et les tabous alimentaires (Delmotte, 1987 : 25).

Voyons maintenant comment cette situation propre aux années 1980 a évolué ces dernières années.

---

[32] Le traitement standardisé en 1980 associe la streptomycine et le TB1 ou trécator. La rifampicine, hors de prix, est peu utilisée.

3.b. Organisation actuelle de la lutte contre la tuberculose au Sénégal

Nous commencerons par dresser un panorama de la situation épidémiologique de la tuberculose dans le pays. Sur l'ensemble du territoire national, nous notons, en 2003, une augmentation progressive des nouveaux cas de tuberculose pulmonaire à frottis positif (TPM+). Ce nombre passe de 6094 cas en 2001 à 6587 cas en 2003. Les taux de guérison (guérison et traitement terminé) se rapprochent de l'objectif national, ils tournent autour de 70% (variant entre 48,7% et 73% dans les régions), les taux d'abandon connaissent une baisse sensible passant de 25% en 2001 à 18% en 2002. Les cas de décès sont relativement élevés avec une moyenne nationale de 4% et des extrêmes allant de 1% à Dakar à 14% à Fatick. Les échecs de traitement demeurent rares (1%).

Les rapports de synthèse de 2002 et 2003 révèlent que les localisations pulmonaires dominent le tableau clinique et représentent 90% du total des nouveaux cas de tuberculose. Seulement 10% des nouveaux cas sont de localisations extra pulmonaires. Les cas de retraitement représentent 8,5% du nombre total des malades tuberculeux suivis sur les 2 années. En ce qui concerne l'âge et le sexe, il ressort que la maladie est rare avant 15 ans. Au delà de 15 ans elle devient fréquente surtout dans la tranche d'âge 15-44 ans, où nous retrouvons environ 80% des malades. A partir de 50 ans la fréquence diminue progressivement jusqu'à l'âge de 65 ans où elle devient très rare. Les hommes sont plus souvent atteints que les femmes : il y a une nette prédominance masculine (tous âges confondus), avec 67,7% d'hommes présentant une tuberculose à TPM+ pour 32,3% de femmes soit un sex-ratio de 2,2.

Il existe une grande variabilité et une faiblesse du taux de détection de la tuberculose au Sénégal en général, et dans les régions de l'intérieur en particulier. Le taux de notification des nouveaux cas à frottis positif est de 254,5 / 100000 habitants en moyenne et il est extrêmement faible dans certaines régions rurales : c'est le cas de Tambacounda par exemple qui a un taux de notification de 31,1 / 100000 hbts. Une région plus urbanisée comme celle de Dakar, enregistre un taux bien plus élevé de 130,9 / 100000 hbts.

Les taux de guérison ne sont pas constants et varient d'une année sur l'autre et d'une région à l'autre. Globalement on constate que les régions dont les taux de guérison sont les plus faibles sont celles de Diourbel (48,7%), Kaolack (53%) et Ziguinchor (58%). Par contre Fatick (73%), Louga (72,5%) et Tambacounda (70,4%) enregistrent les taux de guérison les plus importants. Trois régions se singularisent par leurs taux d'abandon très élevés sur les 2 années. Il s'agit de Diourbel avec un taux de 39%, Kaolack avec 30% et Dakar 28%. Les taux les plus faibles sont retrouvés à Louga où il y a eu seulement

12% d'abandons en 2000 et 17% en 2001. Dans ces différentes régions on note une prédominance masculine avec un sex-ratio partout supérieur ou égal à 1,5. Cependant les ratios les plus importants sont observés dans les régions à forte population urbaine comme Kaolack (2,6), Dakar (2,3) et Thiès (2,2), alors que les ratios les moins élevés sont retrouvés dans les régions de Kolda (1,7), Louga (1,7), St Louis (1,6) et Fatick (1,5). La répartition par âge est quasi-homogène dans toutes les régions avec une nette augmentation des cas entre 15 et 44 ans et un maximum dans la tranche d'âge 25-34 ans.

Au niveau des Centres de santé, trois groupes de centres ont été identifiés selon les taux de notification annuels de nouveaux cas à frottis positifs :
- Les centres à forts taux de notification, qui détectent plus de 60 cas/100000 hbts/an. Ils sont 12 au total ;
- Les centres à taux intermédiaires, qui diagnostiquent entre 30 et 60 nouveaux cas/100000 hbts/an et qui sont au nombre de 19 ;
- Les centres à taux de notification faible, qui sont également au nombre de 19 et qui détectent moins de 30 nouveaux cas/100000 hbts/an.

Cette classification montre encore une fois la variabilité du taux de diagnostic ainsi que sa faiblesse. Sur 50 districts sanitaires au total, 12 seulement (soit 24 %) détectent plus de 60 nouveaux cas/100000 hbts/an, et la moitié de ces centres sont localisés dans la seule région de Dakar. Plus le centre est situé en zone urbaine plus le taux est important. Les moyennes des rechutes et reprises de traitement sont identiques (2 par trimestre et par centre) mais restent néanmoins élevées et peuvent atteindre 20 cas par trimestre, en particulier dans la région de Dakar. Les échecs quant à eux sont rares (moins de 1 par trimestre et par centre). En outre, il y a en moyenne 5 cas de tuberculose à frottis négatif (FN) diagnostiqués chaque trimestre par centre. En les prenant en compte avec les cas à frottis positifs, les cas de retraitement et de tuberculose extra pulmonaire (TEP), on constate qu'en moyenne 34 cas de tuberculose sont pris en charge au total par trimestre dans chacun des centres de traitement.

Arrêtons-nous maintenant sur la structuration de la lutte contre cette maladie. Le Programme National de Lutte contre la Tuberculose au Sénégal (PNT) est un démembrement de la Division des Maladies Transmissibles, qui dépend de la Direction de la Santé du Ministère de la Santé et de la Prévention. Il est dirigé par une Unité Centrale de Coordination avec à sa tête un Coordinateur National, assisté d'un Superviseur National, de la Responsable du Laboratoire National de Référence et d'un Directeur de l'Approvisionnement et des Finances. Ils sont tous fonctionnaires de l'Etat du Sénégal. Le PNT emploie également un personnel de soutien constitué d'un technicien de laboratoire, d'une aide laboratoire, d'une secrétaire et de deux chauffeurs. Au niveau régional il existe un Médecin Chef secondé par un Adjoint qui coordonne entre autres les activités de lutte contre la tuberculose. Le Médecin Chef désigne un

Superviseur qui est responsable de la supervision des activités du PNT dans la région. Dans les districts, la responsabilité du PNT incombe au Médecin Chef alors que le fonctionnement est sous la responsabilité du Superviseur des soins de santé primaires et du Responsable du centre de traitement.

Le PNT regroupe une unité administrative de gestion, de contrôle et de formation, un laboratoire national de référence et un magasin. L'unité administrative s'occupe de la coordination et de la planification des activités, mais également de la formation des médecins, infirmiers, assistants sociaux et agents sanitaires, de la supervision des activités, de la commande des médicaments, de la collecte et de l'analyse des données, de la gestion des informations et des activités de recherche. La formation comporte deux volets : un volet clinique qui concerne les agents en charge de la délivrance du traitement (cette formation apporte des connaissances épidémiologiques, cliniques, diagnostiques et thérapeutiques sur la tuberculose, et confère des aptitudes pour la gestion des outils de collecte de données ; elle dure 3 jours ; la formation est continue, un recyclage est prévu tous les 3 ans) et un volet paraclinique qui s'adresse aux laborantins. Ces derniers apprennent à préparer les solutions utilisées pour la bacilloscopie, à pratiquer les différentes étapes de l'examen des crachats, à enregistrer les patients et à remplir les bulletins d'examen. Une supervision est organisée une à 2 fois par an dans chaque centre de santé. C'est toute l'équipe de l'Unité Centrale qui mène des activités de supervision dans les différents services des centres de santé. Le Coordinateur s'intéresse alors à la consultation, le Superviseur National a la responsabilité des unités de traitement et la Responsable du Laboratoire de Référence assure la supervision des laboratoires, tandis que le Directeur de l'approvisionnement contrôle les stocks de médicaments et de matériels.

Le laboratoire, quant à lui, sert à la formation des techniciens de laboratoire[33], au contrôle de qualité des lames[34] et à la recherche des résistances primaires et secondaires[35]. Il s'agit, en effet, de surveiller les résistances du bacille de Koch (BK)[36] afin de mettre en place des unités opérationnelles de

---

[33] La formation comporte un stage initial qui se fait au PNT ou dans une autre région pendant 2 semaines et un recyclage qui regroupe pendant une semaine les techniciens d'une même région.

[34] Il se déroule à 2 niveaux. Une partie des lames positives (environ 80%) des centres de santé est envoyée chaque année au laboratoire du PNT ainsi qu'un échantillon de lames négatives (égal au nombre de lames positives) pour un contrôle des résultats. Le second contrôle de qualité se fait lors de la supervision où des lames sont choisies au hasard pour être relues.

[35] Le laboratoire effectue des mises en culture depuis 1995 et des antibiogrammes depuis 1996 sur des prélèvements de nouveaux cas provenant des différents centres de santé, ceci pour la surveillance des résistances primaires. Les résultats sont enregistrés au PNT. Par contre les résultats des résistances secondaires n'ont pas encore été rendus publics car la recherche n'a commencé qu'en 2002.

[36] En ce qui concerne les résistances primaires, des antibiogrammes (tests de sensibilité) sont effectués de manière systématique sur toutes les cultures positives. Les prélèvements proviennent

diagnostic et de traitement de la tuberculose sur l'ensemble du territoire national, et de les standardiser[37]. Il existe pour ce faire une vulgarisation et une harmonisation des techniques de laboratoire en ce qui concerne la bacilloscopie, depuis plusieurs années, et une homogénéisation des protocoles thérapeutiques, depuis Janvier 2002. A ce titre, le PNT a également pour rôle de maintenir un système d'information efficace permettant l'évaluation des performances de dépistage et de traitement mais aussi de promouvoir l'information et l'« éducation » des malades, de leur entourage et de la population générale : il s'agit des manifestations de « sensibilisation » dans les quartiers avec les associations et les mouvements de femmes et l'utilisation des médias qui doivent se tenir lors de la Journée Mondiale contre la tuberculose et plusieurs fois par an. Ce sont les populations qui doivent faire une demande afin de recueillir les fonds destinés à ces manifestations.

Enfin, le magasin assure l'approvisionnement en médicaments et matériels de laboratoire. Il est dirigé par le Directeur de l'approvisionnement et des finances qui gère les stocks et fait les commandes pour tout le pays. A l'exception de Dakar qui a son propre stock au PNT, le ravitaillement des régions se fait par l'intermédiaire des Pharmacies Régionales d'Approvisionnement (PRA) ou des Régions Médicales (dans les régions où il n y a pas de PRA). Ces dernières passent leurs commandes tous les semestres auprès du PNT pour un besoin courant de 6 mois et une réserve de 3 mois à chaque fois. Les Districts se ravitaillent au niveau des régions tous les 3 mois pour un besoin courant de 3 mois. La commande des médicaments et matériels de laboratoire se fait 2 fois par an à l'UICTMR qui gère les achats de médicaments et de matériels sur le budget alloué par la LHL. A chaque réception de la commande au PNT, tout le matériel est déposé au niveau du magasin pour être vérifié avant l'approvisionnement des Régions.

La LHL a été pendant longtemps le seul bailleur de fonds du PNT mais, depuis 1998, l'État Sénégalais contribue au financement du Programme. Le Budget alloué par la LHL est d'environ 500 millions FCFA[38] (qui est utilisé pour la formation, les recherches opérationnelles, l'éducation communautaire et une partie des médicaments et matériels de laboratoire). Cette association

---

de nouveaux cas de tuberculose (jamais traités) issus de tous les centres de santé (donc hors hôpitaux et médecins privés). Cependant l'échantillon n'a jamais été représentatif car les centres de santé n'envoient pas tous les prélèvements. La résistance primaire est un indicateur d'évaluation du programme. En 1999 cette surveillance avait trouvé un taux de 1,4% de multi-résistance primaire à la rifampicine et à l'isoniazide. Ce taux était de 10% pour l'isoniazide seule et de 17% pour la streptomycine (ces 2 derniers taux étaient les mêmes qu'au niveau international). La recherche des résistances secondaires est effectuée sur les cas de retraitement. Les prélèvements sont envoyés au laboratoire du PNT et c'est la Responsable qui les traite.

[37] Fin 2001 il y avait au total 68 centres de traitement répartis entre les différentes régions. De même 76 laboratoires collaborent avec le PNT sur l'ensemble du territoire.
[38] Soit 760 000 euros.

envisage de se retirer d'ici 5 ans. D'autres bailleurs de fonds sont intéressés par le projet : la DAHW (ONG allemande de Lutte Contre la Lèpre) et l'USAID. En 2004, L'USAID a mis 800 000 dollars US à la disposition du PNT pour appuyer la formation. De même l'OMS et la Banque Mondiale ont décidé d'appuyer le volet VIH-Tuberculose du programme. C'est ainsi que la Banque Mondiale a dégagé un budget de 200 000 dollars US et l'OMS 25 000 dollars US. Depuis 4 ans il existe une ligne budgétaire systématisée de la part du Gouvernement du Sénégal d'un montant de 102 millions FCFA : 80 millions sont destinés à l'achat de médicaments et 22 millions au fonctionnement.

3.c. Organisation actuelle de la lutte contre la tuberculose en Côte d'Ivoire

Nous commencerons cette présentation de la situation ivoirienne par les données les plus récentes disponibles : en 2001, 8 993 cas de tuberculose ont été dépistés en Côte d'Ivoire dont 5 062 guéris (56%), 214 échecs (2%), 1 360 perdus de vue (15%) et 390 décès (4%). En 2002, 10 335 cas ont été dépistés. Les déplacements de populations (liés à la situation de guerre que connaît le pays depuis la fin de 2002) seraient à l'origine des multiplications de cas, des perdus de vue, des décès, et évidemment des résistances.

Intéressons-nous maintenant à la lutte qui est mise en œuvre contre cette maladie. Depuis 1996, le VIH, les résistances aux antituberculeux et le taux croissant de « perdus de vue » obligent le ministère de tutelle à procéder à une décentralisation des structures de prise en charge de la tuberculose au niveau des structures sanitaires. C'est ainsi que des laboratoires de sérologie sont intégrés à ces services, la tuberculose, le VIH et les IST (ex MST) forment une entité et sont regroupés au sein d'un unique programme (c'est l'époque de la naissance des différents programmes verticaux, concernant la vaccination, le paludisme, etc.). Toujours à partir de cette année, la Côte d'Ivoire prend une part active dans la journée internationale de lutte contre la tuberculose, les laboratoires se multiplient (250 sur toute l'étendue du pays) même si une grande partie n'est plus fonctionnelle. En 2000, le volet sida se détache de la tuberculose, et depuis lors, le programme tuberculose évolue seul.

Ceci étant, des obstacles demeurent afin d'étendre à l'ensemble du pays la couverture sanitaire en matière de prise en charge de la tuberculose : la décentralisation stagne du fait de la fermeture de certains centres (à Abidjan : 2 dans la commune de Yopougon, et un dans celle d'Abobo), de la désintégration du programme sida/MST/tub, de formations insuffisantes d'un personnel qualifié, et du dysfonctionnement de certains laboratoires. Il faut noter que la Côte d'Ivoire comprend 8 CAT répartis comme suit : deux à Abidjan, un à Man, à l'ouest, un à Korhogo au nord, un à Daloa et à Gagnoa au centre ouest, un à San Pédro au sud est et le dernier à Abengourou, à l'est.

Les objectifs généraux du programme sont de réduire la mortalité, la morbidité et la transmission de la tuberculose en Côte d'Ivoire. Plus spécifiquement il s'agit de dépister au moins 70% des cas de tuberculose à frottis positifs, guérir au moins 85% des cas de tuberculose pulmonaire à frottis positifs nouvellement dépistés et réduire le taux de perdus de vue à moins de 10%. Il est également prévu d'augmenter la couverture du traitement directement observé (TDO) de la population à l'ensemble du territoire national, d'évaluer et de suivre le niveau de la résistance des mycobactéries vis-à-vis des antituberculeux, d'assurer la prise en charge clinique et psychosociale des tuberculeux porteurs de l'infection à VIH et d'impliquer la communauté dans les activités de lutte contre la tuberculose.

Les activités du programme sont structurées à deux niveaux : le niveau central et le niveau périphérique. Le niveau central comprend la direction de coordination qui se donne pour tâche : l'élaboration d'un plan d'action ; la coordination des activités sur toute l'étendue du territoire ; l'élaboration, la promotion et la mise à jour des outils de gestion que sont le guide technique pour le dépistage, le traitement et la surveillance de la tuberculose ; l'élaboration des formulaires et des registres ; la supervision des CAT régionaux et le contrôle de qualité de leur laboratoire de microscopie ; l'élaboration d'un plan d'action pour la formation et le recyclage du personnel impliqué dans la lutte contre la tuberculose ; la commande et la gestion des stocks de médicaments, du matériel de laboratoire, du matériel de radiologie, des formulaires et des registres ; la gestion des ressources humaines et matérielles, le suivi et l'évaluation régulière des activités ; la collaboration avec les différentes institutions et enfin la recherche opérationnelle. Au niveau central, le médecin-chef du CAT de région est chargé de la mise en œuvre des directives du programme au plan régional notamment la stratégie DOTS. Il est aussi responsable de la formation continue et initiale et continue du personnel ; de la collecte et la tenue des outils de gestion de la tuberculose ; de la transmission des données trimestrielles au niveau central ; de la gestion des stocks de médicaments ; de la supervision des centres de diagnostic et de traitement ainsi que des laboratoires de microscopie de la région ; et de l'organisation de la « communication pour un changement de comportement » (CCC).

Au niveau périphérique, médecin et infirmier responsables du CDT sous l'autorité du médecin-chef de district sont chargés de l'organisation du CCC ; du dépistage des patients avec symptômes ; de la prise en charge des malades (suivi du traitement et suivi bactériologique) ; de la bonne tenue des outils de gestion ; de la collecte et de la transmission des données au niveau régional ; de la gestion des médicaments antituberculeux ; de la recherche active des patients perdus de vue et des sujets contacts ; de la communication des rapports d'activités au niveau intermédiaire ; et enfin de la mobilisation des agents de santé communautaire, des ONG et de la famille pour le suivi du traitement des malades tuberculeux, toujours selon la stratégie DOTS.

Par ailleurs, le Comité antituberculeux, qui est une ONG créée en 1957 à Adjamé, donne la priorité au dépistage et au traitement des malades. Il permet par ailleurs la mobilisation de l'opinion publique et des organes administratifs pour lutter contre la maladie. Il apporte une aide substantielle à l'Etat sous une forme matérielle grâce aux sommes récupérées par la vente des timbres et autres activités annexes ; il intervient dans le développement des programmes généraux de santé (toux, radio, IEC...), participe à la formation du personnel de santé des structures. C'est ainsi que chaque année, le comité puise dans ses fonds propres afin d'envoyer un médecin (un second étant pris en charge par le ministère de la santé) à une formation d'épidémiologie, au Bénin. Ce cours est organisé par l'UICTMR.

L'histoire retient que les premières actions de base ont été entreprises par le professeur Delormas (pneumo-phtisiologue français) qui a pris en main ce comité. On comprend donc pourquoi il est difficile de faire la différence avec le programme de lutte contre la tuberculose, qui tient de façon officielle les rênes de ce volet de la santé, et le comité qui joue pleinement son rôle d'ONG, c'est-à-dire d'apporter son soutien dans la lutte contre cette affection dans les domaines spécifiques ci-dessus indiqués. Depuis le mois de Janvier 2004, le comité antituberculeux a ses propres locaux dans la commune de Marcory. Cette délocalisation s'explique précisément par le fait qu'il régnait une certaine confusion entre le rôle de l'ONG en tant que telle et les attributions du CAT d'Adjamé en tant que structure de référence du pays, sous le couvert du ministère de la santé.

4. Le paludisme

4.a. Considérations générales et perspective historique

A l'instar de la tuberculose, le paludisme est une maladie ancienne: « *Le paludisme ou malaria et son cortège de maux associés firent l'objet de descriptions plus ou moins précises à travers la littérature médicale ou autre ; c'est ainsi que dans les aphorismes d'Hippocrate, on retrouve les premières certitudes médicales quant à l'existence de fièvre tierce ou quarte. Ces mêmes fièvres seront décrites par les médecins de l'Inde, de l'Ancienne Egypte et de la Chine, qui eux parleront de démons armés, du marteau, du brasero et d'eau froide, reflets des trois phases successives de l'accès palustre. La clinique du paludisme commence à bien se dessiner en même temps qu'une identification de la quinine par Pelletier et Caventou, en permet une utilisation thérapeutique plus stricte. Allait alors commencer la période de recherche parasitologique dont un initiateur est sans nul doute Lavéran (1880)* » (Grauby, 1993 : 7).

En 1880, Laveran, médecin militaire français, découvre l'agent du paludisme à Constantine. Par la suite, quatre espèces d'hématozoaires ou Plasmodium humains sont identifiées : *Plasmodium falciparum*, le plus répandu et le plus dangereux, celui qui tue (un million de décès par an dans le monde), *Plasmodium vivax, Plasmodium malariae* et *Plasmodium ovale*. En 1897, Ross, médecin anglais de l'Armée des Indes, montre que la transmission du paludisme des oiseaux se fait par un moustique. Peu après, Grassi puis Manson, confirment qu'il en est de même pour le paludisme humain transmis par l'anophèle femelle. Cette hypothèse est vérifiée à Madagascar, entre 1902 et 1904 par Clarac et Bouet : ils observent que la fréquence et la gravité du paludisme sont proportionnées à la dispersion et à la pullulation des anophèles, et que la destruction des lieux de ponte des moustiques réduit nettement la morbidité palustre. La piqûre du moustique femelle est nocturne et indolore. Le repas sanguin recherché est indispensable à la procréation.

Au XVIIème siècle, les Espagnols apprirent des Péruviens les bienfaits de l'écorce de quinquina, utilisée comme remède des fièvres de la région, mais il faut attendre 1820 pour que les pharmaciens français Pelletier et Caventou isolent le produit actif, un alcaloïde, appelé quinine. Jusqu'aux années 1930, les sels de quinine sont les seuls antipaludiques utilisés. Présentés sous forme orale (en comprimés ou en sirop pour les enfants) et en ampoules injectables, ils couvrent tous les besoins aussi bien curatifs que préventifs. Maillot, dans les années 1930, fixera avec précision les schémas curatifs par la quinine, mais il est également l'initiateur de la chimioprophylaxie par des prises quotidiennes de ce produit. Vers 1930, apparaissent des produits de synthèse efficaces, ayant en commun l'avantage d'être peu onéreux et d'avoir, en prophylaxie, un effet persistant qui permet des prises médicamenteuses non plus quotidiennes mais hebdomadaires. L'inconvénient commun de ces produits est l'apparition rapide de souches résistantes.

Le diagnostic clinique du paludisme est particulièrement délicat car la manifestation de la maladie se traduit par des frissons, des chaleurs, des sueurs, de la fièvre. Seul le diagnostic biologique peut la confirmer. L'isolement et l'identification d'un plasmodium dans le sang sont les seules preuves formelles de la parasitose. Les prélèvements de sang doivent théoriquement être faits avant toute prise antipaludique et au moment d'un « clocher thermique ». Mal diagnostiquer un paludisme peut être désastreux ainsi que l'exprime ce médecin français : « *Dans mon expérience, ce que j'ai vu d'assez redoutable, en particulier au Sénégal, mais peut-être plus en Côte d'Ivoire, c'est l'analogie qui se faisait à beaucoup d'échelon de soins entre les notions de fièvres et les notions de paludisme. Et donc si on part du principe que fièvre égale paludisme, ce qui est souvent vrai mais qui est aussi très souvent faux, la tentation pour beaucoup de service... je pense que cette tendance à diminuée... ils pratiquaient beaucoup l'injection intramusculaire de quinine pour traiter les fièvres supposées palustres... sans qu'il y ait un examen. La fièvre en maladie infectieuse c'est une situation courante, des fièvres qui guérissent spontanément... j'ai vu beaucoup de gens développer un tétanos après une injection de quinine et mourir de tétanos pour une injection de quinine qui ne s'imposait pas. Cela a été une des mes expériences les plus douloureuses de voir beaucoup de gens mourir d'une injection intramusculaire de quinine qui ne s'imposait pas ».*

En Afrique tropicale francophone, peu de travaux furent consacrés au paludisme avant la 2ème guerre mondiale. Les recherches les plus importantes furent menées dans la plupart des territoires de l'ex Afrique Equatoriale Française, selon les instructions des Directions Locales de la Santé Publique et en fonction des applications qu'elles pouvaient avoir pour l'hygiène publique (Ramiandrasoa, 1980). Jusqu'à la fin de la seconde guerre mondiale, la lutte antivectorielle se limite à : l'assèchement des gîtes larvaires, l'épandage de mazout (qui asphyxie les larves) sur les eaux superficielles non drainables (autour de Dakar, l'attention se porte sur les puits maraîchers ou de jardin et les marigots traités par pulvérisations d'huiles minérales dérivées du pétrole), la recommandation de l'usage de moustiquaires la nuit. Après la Seconde Guerre mondiale, l'arrivée du DDT, chef de file des organochlorés, insecticides à effet rémanent, marque une étape décisive dans la lutte antivectorielle, du moins dans les agglomérations urbaines. Il est utilisé sous forme de pulvérisations, dans les domiciles et dans les haies et frondaisons sur la voie publique. Deux inconvénients ne tardent pas à se faire jour: d'une part, le coût élevé de ces pulvérisations, d'autre part, dès 1956, l'apparition d'espèces anophéliennes résistantes à ces produits.

S'appuyant essentiellement sur la lutte antivectorielle, l'OMS et les organisations internationales décident en 1956 de tenter l'éradication du paludisme dans le monde. Des « zones pilotes » sont désignées pour mieux tester les méthodes et évaluer les résultats. Le SGHMP dispose depuis 1948 d'une section « paludisme » et deux « zones pilotes » sont retenues par l'OMS en AOF, l'une au Sénégal, à Thiès, confiée à R. Michel, l'autre en Haute-Volta, à Bobo-Dioulasso, confiée à Ricossé. Divisées en secteurs, ces zones sont soumises à des protocoles variés, la lutte antivectorielle par le DDT étant utilisée seule ou bien associée à la chimioprophylaxie. Bien que l'endémie ait régressé de façon significative après cinq ans de mise en oeuvre du programme, les chimiorésistances viennent ternir les espoirs : ce sont les résistances des anophèles vis-à-vis des insecticides (Hamon et Choumara en Haute-Volta en 1957) et des hématozoaires vis-à-vis de la chloroquine en 1960 (Ricossé).

Devenu indépendant, le Sénégal décide de conserver la zone pilote de Thiès, en créant le « service de lutte antipalustre » ou SLAP qui reste dirigé par

Michel et s'intègre au plan régional à l'OCCGE. En raison de leur coût, les pulvérisations d'insecticides sont en retrait tandis que sont privilégiées l'éducation sanitaire et la chimioprophylaxie. De 1962 à 1970, Le SLAP a entrepris une vaste campagne de chimioprophylaxie de masse, par chloroquinisation (travaux menés par Michel puis Wone et Michel). Leur but est la mise en place d'un système de protection accessible à tous. La chimioprophylaxie s'adresse à toute la population non protégée, c'est-à-dire à tous les enfants de 0 à 14 ans (de juillet à décembre, débordant ainsi l'hivernage)[39]. Il est possible de repérer trois grandes périodes : une première (jusqu'en 1969) durant laquelle une politique d'éradication est envisagée, une seconde (de 1969 à 1979) où les objectifs, face à l'échec de l'éradication, sont moins ambitieux, et enfin une troisième (depuis 1979) où les formes de lutte se combinent de manière plus affirmée (Ndoye & Poutrain, 2004).

Au début des années 60, trois préoccupations sont au centre de la lutte : la fourniture de la nivaquine en quantité suffisante à tous les enfants de 0 à 14 ans, la diffusion du produit dans le milieu rural, la « mise en condition » par les autorités pour un accueil favorable des populations à la campagne de chimioprophylaxie (Seck, 1968). A partir de 1984, la politique de l'OMS change : la chimioprophylaxie collective n'est plus recommandée du fait de l'existence de risques de résistance[40]. L'accent est désormais mis sur des groupes précis : les femmes enceintes et les voyageurs habitant en zone impaludée se rendant dans des zones de prévalence palustre (Bodet, 1992 : 33). Une autre catégorie est composée des enfants de moins de 5 ans, frange de la population la plus touchée par la maladie. En rapport avec cette série de réformes dans l'approche de l'OMS, le Sénégal a adopté en 1995 un programme national de lutte contre le paludisme (PNLP) qui s'articule autour de 8 stratégies parmi lesquelles : la prise en charge des cas, la prévention et la surveillance du paludisme. La chimioprophylaxie repose sur la chloroquine en tant que molécule de choix. Elle est réservée aux migrants non immuns et aux femmes enceintes. Depuis 1998, le Sénégal, en partenariat avec l'OMS, le PNUD, l'UNICEF et la Banque Mondiale a mis en place le programme « Roll Back Malaria » (RBM) (« Faire Reculer le Paludisme ») qui vise à réduire le lourd coût humain et socio-économique que le paludisme fait payer à plusieurs pays dans le monde. L'action repose sur quatre principales stratégies : l'accès rapide aux traitements ; la mise à disposition de moustiquaires imprégnées d'insecticides ; la prévention (lutte anti-vectorielle) et le traitement du paludisme chez les femmes enceintes ; les interventions d'urgence à l'occasion des épidémies.

---

[39] Les doses prescrites sont : 50 mg de chloroquine de 0 à 1 ans (1/2 cp) ; 100mg de 1 à 3 ans (1 cp) ; 200mg de 3 à 9 ans (2cp) ; 300mg de 9 à 14 ans (3 cp).
[40] Pour les nouveaux protocoles, voir le chapitre 7.

En Côte d'Ivoire, les accès palustres cliniques constituent le premier motif de consultation en 1986. Le paludisme est aussi un motif fréquent d'hospitalisation. Il représente 4% des hospitalisations dans un service de médecine interne à Abidjan et se place au premier rang des hyperthermies de l'adulte. Dans le nord du pays jusqu'à 80% des hospitalisations en parasitologie sont dues au paludisme (Duran, 1990 : 134). C. Durand, précisait que, malgré l'apparition depuis 1986, de souches de P. falciparum résistants à la chloroquine et le manque de données précises à ce propos pour le nord ivoirien, cette molécule demeure toujours d'actualité de par sa maniabilité et son faible coût (Duran, 1990 : 144). Depuis janvier 2001, l'initiative « Roll Back Malaria » est introduite en Côte d'Ivoire. Les objectifs sont la réduction de la mortalité et de la morbidité dues au paludisme, ainsi que les conséquences socio-économiques néfastes du paludisme. Pour les atteindre, cinq interventions prioritaires ont été déterminées : la prise en charge des cas, la chimioprophylaxie chez les femmes enceintes et les autres sujets à risque, la protection individuelle et familiale contre les vecteurs, le renforcement du système de santé et des activités à base communautaire, le développement du partenariat.

4.b. Organisation actuelle de la lutte contre le paludisme au Sénégal

Commençons par quelques données épidémiologiques situant l'ampleur du problème de santé publique représenté par le paludisme. Chez les enfants de moins de 5 ans, les décès dus au paludisme représentaient, en 2000, 35 % de l'ensemble des décès contre 29% en 1997 : ce taux est de 37% chez les enfants de plus de 5 ans (aussi bien en 1997 qu'en 2000) et de 44 % (en 1997) et 48% (en 2000) chez les femmes enceintes (voir www.sante.gouv.sn). Ajoutons que la proportion des enfants âgés de moins de 5 ans qui dorment sous une moustiquaire imprégnée à l'insecticide est de 1,67 % et que celle des personnes ayant en charge des enfants âgés de moins de 5 ans, qui connaissent au moins deux signes de gravité du paludisme nécessitant la référence à une structure de soins est de 29,3% (PNLP, 2001).

Le PNLP, géré au niveau du Service National des Grandes Endémies (SNGE), coordonne la lutte contre le paludisme. Avec les organismes de recherches et d'enseignement (Institut Pasteur, IRD, UCAD, ENDSS, etc.), il tente de mettre à la disposition des professionnels de santé les connaissances nécessaires à la prise en charge des cas. C'est ainsi que les recherches sur la chimiosensibilité permettent de viser une adéquation entre le niveau de sensibilité des populations et les molécules proposées. Ceci permet d'aider les prescripteurs à délivrer les molécules efficaces et changer ainsi certaines habitudes de prescription. Des programmes de formation ou de recyclage des acteurs sur le terrain sont organisés avec l'appui de l'UNICEF, de l'OMS et d'autres organismes, pour une bonne compréhension des directives. Depuis 1995, le PNLP, propose, en rapport avec les différentes phases de la maladie, un protocole pour une bonne prise en charge du paludisme : la chloroquine est conseillée en première intention, la sulfadoxine associée à la pyriméthamine en seconde et les sels de quinine en troisième.

Le PNLP coordonne également les activités de sensibilisation en travaillant avec différents partenaires (bailleurs de fonds, techniciens, animateurs sanitaires, leaders d'opinion, etc.) dans le but de mettre à la disposition des acteurs des outils appropriés pour lutter efficacement contre la maladie. On peut donner l'exemple de la moustiquaire imprégnée. Elle fait l'objet d'une politique qui vise à prévenir les accès palustres en mettant à la disposition des « communautés » des outils de lutte (moustiquaires imprégnées à travers les groupements de femmes, les associations sportives et culturelles, etc.). Des activités sont également organisées pour informer les populations sur la manière de prendre en charge la maladie dans le cadre de l'approche « communautaire » (causeries, débats avec les brigades d'hygiène et les relais communautaires). Des efforts sont par ailleurs déployés pour faciliter l'accès aux médicaments à moindre coût. Enfin, un programme de communication est appliqué avec l'appui des médias (publicité, sketchs, etc.). Il s'agit de mettre en œuvre des activités de prévention à travers des campagnes de médiatisation.

En outre, grâce au PNLP, un certain nombre de collaborations voient le jour : collaboration intrasectorielle, tout d'abord, avec les autres programmes de lutte contre la maladie, c'est-à-dire avec la division des soins de santé primaires, le service national de l'Hygiène, le service national de l'éducation pour la santé et la pharmacie nationale d'approvisionnement (PNA), ainsi que les ONG impliquées dans la lutte[41] ; collaboration au niveau multisectoriel, ensuite, avec le ministère de l'éducation, le ministère de l'économie et des finances et du plan, l'université, l'IRD, l'Institut Pasteur de Dakar (IPD), l'Institut de Santé et Développement (ISED), les ONG et les collectivités locales (à travers les budgets décentralisés). La coopération bi et multilatérale est tout autant importante, puisque les principaux partenaires sont la Banque Mondiale, l'OMS, l'UNICEF, l'Union Européenne, ainsi que des ONG internationales telles que World Vision, Plan International. On note aussi d'autres organismes de coopération comme la JICA, l'USAID, la BAD.

Les objectifs du PNLP depuis sa création en 1995 jusqu'en 2000 étaient de réduire de 50 % la mortalité attribuée au paludisme dans la population générale, particulièrement chez les enfants de moins de 5 ans, de

---

[41] Force est cependant de constater qu'avec certains organismes la collaboration est timide voire inexistante (Programme IST/SIDA, Programme National de Santé de la Reproduction qui intègre la mortalité maternelle, ENDSS, Programme de Lutte contre les Maladies Endémiques).

diminuer de 20 % la morbidité attribuée au paludisme dans la population générale et d'abaisser de 50 % les formes graves de paludisme chez la femme enceinte. Les objectifs actuels - de 2001 à 2005 - visent plutôt à réduire la morbidité et la mortalité dues au paludisme, notamment chez les enfants de 0 à 5 ans et les femmes enceintes. Ces objectifs généraux sont déclinés en objectifs spécifiques qui visent à réduire de 30 % la mortalité attribuée au paludisme dans la population générale, particulièrement chez les enfants de moins de 5 ans, de 20 % la morbidité attribuée au paludisme dans la population générale et de 50 % les formes graves de paludisme chez les femmes enceintes (République du Sénégal, Ministère de la santé, Direction de la santé, 2001 : 27).

4.c. Organisation actuelle de la lutte contre le paludisme en Côte d'Ivoire

Les données épidémiologiques fin 2002 révèlent que le paludisme représente, en Côte d'Ivoire, 41,7% des états morbides, 67,9% des causes d'hospitalisation et 28,1% de toutes les causes de mortalité. Chez les enfants de moins de 5 ans, il représente 45% des causes de consultation et 65,1% des causes d'hospitalisation. Chez les femmes enceintes, il représente 17,1% des états morbides et 31,5% des causes d'hospitalisation. Toutes les tranches d'âges sont concernées mais les populations les plus vulnérables sont les enfants de moins de 5 ans et les femmes enceintes : les enfants sont l'objet de 1 à 6 attaques de paludisme par an et les adultes 1 à 3, ceci surtout en zone rurale. La létalité hospitalière est de 4,3%, la létalité spécifique de 3,2% en pédiatrie et de 1,8% chez les femmes enceintes. Enfin, les formations sanitaires ont enregistré 1 073 955 cas en 2001 et 1 653 099 en 2002.

Le Programme national de lutte contre le paludisme (PNLP) a été créé par un décret du 13 mars 1996 et est organisé en quatre services : le service de l'IEC (Information, éducation, communication) et de la mobilisation sociale ; le service de la surveillance épidémiologique ; le service des études, de l'évaluation et de la recherche ; et le service administratif et financier. L'administration, l'animation et le contrôle du programme sont assurés par un comité national, des comités régionaux et une direction.

La direction du programme est supervisée par un Directeur Coordonnateur dont la mission est d'élaborer le plan d'action du programme, conformément aux orientations du comité national, de faire valider le plan d'action par le comité national, de mettre en place les activités prévues et s'assurer de leur bonne intégration dans les plans des districts, notamment en organisant la décentralisation des tâches aux différents niveaux opérationnels. Il doit aussi déterminer les besoins du programme et veiller à y répondre, ainsi qu'évaluer, en liaison avec les échelons centraux, régionaux et départementaux, ses activités. Le Comité National, quant à lui, est chargé de définir les orientations et les stratégies du programme, de valider le plan d'action du Directeur Coordonnateur, d'évaluer périodiquement les activités du programme et de participer à la mobilisation des ressources nécessaires. A un autre niveau, les comités régionaux suivent et évaluent l'exécution de l'ensemble du programme en œuvre dans la région, veillent à la bonne intégration du programme dans les activités des services et proposent au Comité National les mesures aptes à améliorer le déroulement du programme.

Structuré ainsi, l'objectif général du programme est de réduire la morbidité et la mortalité imputables au paludisme et plus particulièrement chez les enfants de moins de 5 ans et les femmes enceintes. Concrètement, il s'agit de réduire de 20% et de 15% par rapport à 2000, la mortalité et la morbidité respectivement attribuables au paludisme en 2005, chiffres portés à 30% à l'échéance 2010.

Par ailleurs, l'un des résultats visés pour 2005 est de permettre à au moins 60% des personnes atteintes de paludisme d'avoir accès à un traitement rapide, adéquat et abordable dans un délai de 24 heures après l'apparition des symptômes. Un autre est de faire en sorte qu'au moins 60% des personnes à risque, surtout les femmes enceintes et les enfants de moins de 5 ans, puissent bénéficier de la combinaison la plus appropriée de mesures de protection personnelle et communautaire telles les moustiquaires, traitées aux insecticides et d'autres interventions accessibles et abordables pour prévenir l'infection. Un troisième résultat visé est qu'au moins 60% de toutes les femmes enceintes, et surtout les primipares aient accès à la chimioprophylaxie ou à un traitement intermittent présomptif.

Pour ce faire, les stratégies du programme privilégient la prise en charge correcte des malades à domicile et dans les services de santé : il importe, en effet, d'améliorer la qualité de la prise en charge des malades du paludisme non seulement dans les formations sanitaires mais aussi au niveau communautaire. Ces stratégies englobent la prévention de la maladie par la chimioprophylaxie chez les sujets à risque (femmes enceintes, sujets neufs) et par la lutte antivectorielle (assainissement et moustiquaire imprégnée), ainsi que la formation des médecins (paludisme grave), des infirmiers (paludisme simple et grave), des agents de santé communautaire de structures sanitaires publiques ou privées (paludisme simple) et enfin celle des leaders communautaires et des mères. Les supervisions s'effectuent à différents niveaux du système sanitaire[42]. Les évaluations se font tous les six mois et s'effectuent aux différents niveaux du système.

---

[42] Quatre fois par an du niveau central vers le niveau régional ; quatre fois par an du niveau régional vers le district ; six fois du district vers les centres de santé ; au moins six fois de

5. Les systèmes de santé

5.a. Repères historiques

Il importe, pour comprendre les structures de soins actuelles (et leur fonctionnement) au Sénégal et en Côte d'Ivoire, d'adopter, comme nous l'avons fait pour le paludisme et la tuberculose, une perspective diachronique. En effet, l'organisation des structures de soins a été héritée de l'époque coloniale et ce fait historique permet de mieux saisir toute la complexité du maillage médical. Lorsque les colons s'installent, ils s'empressent d'entreprendre la construction d'hôpitaux militaires (Hôpital Principal de Dakar ou Hôpital central d'Abidjan par exemple) et la mise en place de l'Assistance Médicale Indigène (l'AMI). Les premiers hôpitaux sont fondés par des médecins de marine en service colonial. Ils sont destinés aux militaires et aux fonctionnaires, français et autochtones. A coté de ces organismes publics, des missions chrétiennes et des oeuvres caritatives créent des hôpitaux et des maternités destinés aux « populations indigènes ».

L'AMI vise à offrir des soins gratuits aux populations autochtones. Son évolution est erratique car tributaire de divers facteurs : il s'agit par exemple, dans un premier temps, de convaincre les populations de l'efficacité de la médecine occidentale, ce qui peut s'avérer délicat. Un premier dispensaire est créé en 1911 à Ouagadougou : deux médecins doivent apporter des soins à une population s'élevant à 1 500 000 habitants. Cependant, la fréquentation des postes médicaux est réduite : en 1906, le médecin de Garoua (dans l'actuel Cameroun) soigne, en tout et pour tout, 200 patients soit moins d'un par jour (cf. www.asnom.org). Pendant la première guerre mondiale, l'activité de l'AMI est réduite : à la pénurie de personnels s'ajoutent les restrictions budgétaires, ainsi que le manque de médicaments, de pansements, de matériel, dont la fourniture dépend d'un approvisionnement en provenance de la métropole. En 1918, l'Ecole de Médecine de Dakar est créée et viendra palier la pénurie de personnel.

A cette période également, une organisation des services de « protection maternelle et infantile » (PMI) est mise au point. Elle repose sur la formation et la participation de collaboratrices autochtones, en premier lieu des sages-femmes, mais aussi des infirmières visiteuses qui, visitant à domicile les femmes enceintes, assurent le lien avec les structures de santé. En outre, surtout en milieu rural, les accoucheuses traditionnelles ou matrones reçoivent, aussi souvent que possible, une formation et sont soumises à des contrôles.

---

l'infirmier des centres de santé vers les agents de santé communautaire relevant de son aire sanitaire.

En 1924, l'assistance médicale se voit confier une orientation préventive et sociale qui stipule que : chaque chef-lieu de colonie doit disposer d'un hôpital ordinaire suffisamment équipé avec des services de chirurgie, radiologie, bactériologie, laboratoire et magasin de ravitaillement ; chaque circonscription administrative doit disposer d'un dispensaire annexé d'une maternité ; des postes médicaux sont créés dans les villages importants, centres de soins et observatoires de prévalence des maladies endémiques ; un état-civil doit être établi ainsi que des statistiques démographiques; le nombre de médecins augmente rapidement ainsi que les budgets sanitaires, devant tripler entre 1925 et 1927 (chaque colonie étant invitée à y consacrer 7 à 12 % de son budget global). A la veille de la Seconde Guerre mondiale, le personnel de l'AMI de l'AOF compte 165 médecins et 14 pharmaciens du Corps de santé colonial mais aussi 34 médecins civils, contractuels ou conventionnés, 32 « hygiénistes russes »[43] et surtout 184 médecins africains formés à Dakar.

Cependant, les cursus universitaires et les diplômes délivrés à Dakar n'étaient pas les mêmes qu'en France : *« L'école de médecine de Dakar était destinée à se développer pour devenir une faculté. Il faut que vous sachiez que Dakar à l'époque c'était un centre universitaire très important. C'était le seul centre universitaire de toute l'Afrique occidentale et centrale française. Toutes les élites, si je puis dire, de ces pays francophones d'Afrique allaient faire des études à Dakar et il y avait une école de médecine qui était réputée qui formait ce qu'on appelait des médecins africains. Des médecins qui étaient formés d'une façon à la fois très simplifiée et très efficace pour répondre aux principaux besoins des populations. C'est-à-dire que ce n'était pas du tout des cursus universitaires standards ou en usage en Europe. C'était des études très courtes mais en sortant de là un médecin africain était capable de répondre aux besoins principaux des populations et en particulier, ils étaient tous capables de faire une césarienne, une appendicite, etc. Ils avaient des études courtes mais basées sur l'efficacité »* (médecin français). En 1949, on compte, en AOF, 852 structures médicales, dont 8 hôpitaux. A partir des années 1950, la France formera des médecins ayant un bagage scientifique et médical un peu plus étoffé. Au moment des indépendances, les médecins et pharmaciens coloniaux (redevenus « Troupes de Marine ») restent à leurs postes (en coopération) et ne seront désengagés que progressivement, au rythme de la sortie des facultés africaines des médecins nationaux et de leur recrutement par les nouveaux États.

En 1992, la Côte d'Ivoire était dotée de 3 ensembles hospitalo-universitaires, 7 centres hospitaliers régionaux, 83 hôpitaux périphériques, un hôpital psychiatrique à Bingerville, 40 centres de santé urbains, 331 centres de santé ruraux (se situant en général au niveau des sous-préfectures), un centre de

---

[43] Ayant quitté leur pays après la Révolution de 1917.

prématurés à Cocody (quartier d'Abidjan), un institut de la lèpre à Adzopé, 10 léproseries. Malgré ces structures représentant 9 800 lits hospitaliers et 5 500 lits de maternités et de centres de santé, une majorité d'habitants n'a alors pas accès aux services de soins (Duport, 1992 : 12).

En 1996, au Sénégal, on dénombrait environ 2000 dispensaires renforcés par la présence de 14 Hôpitaux Régionaux et 2 CHU, à Dakar (Peycru, 1997). L'unité de base des services de santé publique est le poste de santé ou « dispensaire ». Qu'il soit à l'intérieur du pays ou installé dans une banlieue populaire, il est géré en théorie par un comité de santé, selon la réforme territoriale et locale de 1972. Véritable association de quartier, ce comité est chargé de collecter la participation financière des usagers des formations sanitaires publiques. Cette décentralisation voulue est à la base de l'organisation des soins de santé primaire. Chaque grande agglomération possède son propre hôpital régional. A Dakar, les deux hôpitaux publics sont des CHU, dépendants de la Faculté de Médecine de l'Université Cheikh Anta Diop. Il existe par ailleurs un centre de traumatologie qui a été érigé en Etablissement public de santé (il s'agit de l'Hôpital Général de Grand Yoff) et des cliniques privées, toutes hors de portée de la plupart des budgets familiaux des Sénégalais. En fait, l'Etat, incapable de mettre sur pied un modèle d'assurance ou de sécurité sociale nationale, favorise l'autofinancement des soins de santé de base et laisse à chaque individu le règlement de soins plus lourds, hospitaliers par exemple. Il apparaît que le médecin hospitalier est sollicité en dernier recours, quand tous les autres moyens thérapeutiques ont été éprouvés : « *parce que les gens ont compris que ça ne marche pas. Les hôpitaux.... Moi j'ai vu des hôpitaux avec des lits vides. De mon temps c'était jamais vide. C'était toujours bourré. Là ils savent de toutes façon que s'ils vont à l'hôpital on va leur faire payer des tas de choses, ils n'ont pas d'argent pour payer donc ils n'y vont pas. Et les dispensaires, c'est un peu la même chose qui se passe. C'est un peu moins vrai mais.... c'est vrai que c'est comme ça que ça fonctionne. Donc il y a un accès au système de santé officiel qui est moins bon que ce qu'il était il y a dix ans. Il y a une dégradation certaine* » (médecin français). Après l'auto-traitement, l'infirmier de dispensaire qui rédige lui-même ses ordonnances, et enfin le tradipraticien qui a administré son remède, la consultation à l'Hôpital Principal de Dakar reste un luxe qui devient souvent nécessaire en raison de l'urgence (Greslan, 1996 : 31).

5.b. Le système de santé au Sénégal

Arrêtons-nous maintenant plus précisément sur la situation sénégalaise, telle qu'elle se présente actuellement. Le pays est divisé en onze régions qui sont subdivisées en départements. Ces départements sont eux-mêmes divisés en arrondissements, et chaque arrondissement en communautés rurales. Ainsi, le découpage s'établit comme suit : 11 régions administratives, 33 départements, 91 arrondissements, 320 communautés rurales, 13345 villages, 950000 ménages. Une réforme institutionnelle portant sur le renforcement de la politique de décentralisation est entrée en phase d'opérationnalisation depuis 1997. Elle s'est traduite par un transfert des collectivités locales (régions, communes et communautés rurales) des responsabilités relevant de neuf domaines de compétence dont la santé.

Le Sénégal compte aujourd'hui 18 hôpitaux devenus avec la réforme des Etablissements publics de santé (réforme adoptée par l'Assemblée Nationale le 12 février 1998), 54 centres de santé, 828 postes de santé, 1776 cases de santé et maternités rurales et 1162 cabinets et cliniques privés. La situation des ressources humaines pour la santé dans le système public de soins est caractérisée par un déficit chronique, particulièrement pour les médecins spécialistes, les sages-femmes et les infirmiers d'Etat, avec des taux d'attrition particulièrement élevés de l'ordre de 15% pour ces deux dernières catégories. Le déficit de personnel - aggravé par la limitation de recrutement imposée par les politiques d'ajustement structurel - est estimé actuellement à 3000 agents avec une capacité de recrutement de l'Etat limitée à 250 agents par an. Il est important par ailleurs de remarquer que le personnel existant est mal réparti, essentiellement concentré à Dakar et dans les zones urbaines.

Le système de santé sénégalais se présente sous forme pyramidale avec trois niveaux spécifiques :
- Un niveau central ;
- Un niveau intermédiaire ou régional ;
- Un niveau périphérique appelé « district sanitaire » qui est le niveau opérationnel pour l'exécution des activités de mise en œuvre de la politique nationale.

L'échelon central représente les structures administratives centrales de prises de décision et les services techniques de référence nationale. Il comprend le cabinet du ministre et les services qui lui sont rattachés, les directions nationales[44]. Ce sommet de la pyramide sanitaire est l'organe de décisions

---

[44] Autour du ministre se coordonnent le cabinet et cinq directions techniques : la direction de la santé, la direction de l'administration générale et de l'équipement, la direction de la pharmacie et du médicament, la direction des Etablissements de santé et la direction des Etudes de la Recherche et de la Formation. Divers services sont rattachés au Ministère (Cellule d'appui et de suivi ; Inspection de la santé ; Laboratoire national de contrôle des médicaments ; Service national de l'éducation pour la santé ; Cellule d'appui aux mutuelles, IPM et Comité de santé). La Direction de la santé comprend les structures suivantes : le service national chargé de la Santé de la reproduction, le service national des Grandes endémies, le service national de l'Hygiène, le service national pour l'alimentation et la nutrition, la division des Soins de santé primaires, la division de la Santé mentale, la division de la Santé bucco-dentaire, la division des Cliniques, cabinets privés et médecine traditionnelle et le Programme national de lutte contre le SIDA.

politiques et l'instance d'appui technique et stratégique des régions. Ce niveau national comprend sept hôpitaux nationaux dont certains sont des centres hospitaliers universitaires (CHU) qui constituent le niveau spécialisé du système de référence/recours. Ces hôpitaux sont situés à Dakar et sont devenus, avec la réforme hospitalière, des Etablissements publics de santé.

Au niveau intermédiaire, qui correspond à chacune des onze régions administratives, il existe une entité dénommée « Région Médicale » qui, sur les plans stratégique et technique, est chargée de la planification, de l'évaluation, de la gestion, de la coordination et de la supervision de l'action sanitaire sur toute l'étendue géographique d'une région. Elle offre ainsi un appui aux districts sanitaires. La Région Médicale est dirigée par un médecin spécialisé en santé publique. Chaque région est dotée d'au moins un hôpital régional qui est l'unité de référence du district. Le Médecin-chef de la Région Médicale coordonne les activités sanitaires de la région. Il collabore avec les autres chefs de services régionaux. La région dispose d'un secteur des Grandes endémies, d'une brigade d'Hygiène, d'un bureau de l'Education pour la santé, d'un Bureau de l'Alimentation et de la nutrition, et d'un bureau de la statistique.

Au niveau périphérique, le Sénégal est découpé en 50 districts sanitaires qui constituent le maillon opérationnel de la pyramide sanitaire. Ils sont chargés de la mise en œuvre des programmes et actions de santé à assises communautaires. Chaque district compte au moins un centre de santé comme infrastructure de soins primaires, les soins dispensés par les postes de santé étant considérés de niveau secondaire. Le district dispose d'un médecin, d'une équipe cadre de district et d'un réseau de 10 à 25 postes de santé. Il couvre une zone géographique correspondant au département administratif avec une population desservie estimée être entre 100000 à 150000 habitants. On dénombre 828 postes de santé publics (82%) et privés (18%) qui sont répartis dans les différents districts à travers le pays. Ils couvrent chacun une zone de responsabilité permettant à la population d'accéder à des soins continus. Ces postes de santé constituent la structure de base où s'exécute l'ensemble des programmes de développement sanitaire. C'est aussi et surtout le lieu par excellence où se réalisent des activités de promotion de la santé, puisqu'ils représentent le premier niveau de contact des populations avec le système de santé. Ils sont dirigés par des infirmiers.

Ces postes de santé disposent d'infrastructures qui leur sont propres (le dispensaire et la maternité) et en polarisent d'autres : 1776 cases de santé et

---

Enfin, les programmes gérés par le service national des grandes endémies comprennent le programme national de lutte contre le paludisme, le programme Elargi de vaccination, les programmes nationaux de lutte contre la tuberculose, la lèpre, la bilharziose, la cécité et l'onchocercose, enfin, le programme national d'éradication du ver de Guinée.

maternités rurales. Ces infrastructures communautaires de santé au niveau villageois sont créées et gérées par les « populations ». C'est là qu'exercent les agents de santé communautaires et les matrones.

Il existe donc un souci de décentralisation de l'offre de soins. Ainsi, on passe de la case de santé au Centre Hospitalier Universitaire (CHU). Entre ces deux « bornes », nous avons les postes et centres de santé. Il existe un système organisé de référence qui permet à chaque niveau de prévoir un champ de compétences. Quand la prise en charge s'avère difficile sinon impossible à un niveau, la référence vers la structure située en amont dans la pyramide sanitaire s'impose. Ceci implique un travail de collaboration qui permet aux différents niveaux de se répartir le travail et les demandes de soins. De ce point de vue, il existe une articulation qui fonctionne comme un tri. Le service de tri, rappelons-le, permet, dans les structures de santé, une orientation vers un autre service ou une prise en charge sur place selon la nature de la maladie et la répartition des niveaux de compétences.

La réforme intervenue dans le secteur de la santé repose sur l'Initiative de Bamako : recouvrer les coûts et rendre autonome le fonctionnement des structures. Si l'Etat contribue en payant certains agents et en octroyant certains dons, pour l'essentiel, s'agissant des centres et postes de santé, ce sont les comités de santé qui assurent la plupart des frais de gestion et même de recrutement de bon nombre d'agents (communautaires). Ils prennent en charge également les frais de maintenance des locaux et des instruments de travail. Leurs avoirs proviennent en majorité des prestations offertes par la structure (vente de tickets, de médicaments, frais d'hospitalisation, d'examens, etc.).

Les centres de santé chapeautent des postes et des cases de santé. Dirigés jusqu'à une date récente par un médecin, des efforts ont été faits pour en doubler l'effectif. Il existe donc dans la plupart des centres de santé deux médecins : un médecin-chef et son adjoint. Dans certaines structures on en trouve un nombre plus important, là où la municipalité a recruté un autre médecin[45]. Ces deux médecins s'occupent, en général, pour le premier des tâches de gestion, d'administration à côté de ses activités curatives. Il assure également la gestion des relations extérieures, notamment avec les autorités locales (maires, médecin chef de région, etc.). Le second s'occupe plus généralement du travail à l'intérieur de la structure sanitaire. Il assure les tâches curatives. Il représente le médecin chef en cas d'indisponibilité.

Il existe des responsables (infirmiers, sages-femmes, techniciens, etc.) au niveau des différentes unités du centre de santé qui sont sous la tutelle du major du centre qui s'occupe de tâches administratives, de la gestion du personnel (distribution des gardes...). Une articulation de leur travail permet une prise en

---

[45] Les comités de santé n'ont pas la prérogative de recruter un médecin : à l'inverse, les médecins ne veulent pas être recrutés par le comité de santé, leur statut s'en trouvant dévalorisé.

charge des patients relevant de différents niveaux de responsabilité et donne aussi les moyens de fournir des rapports périodiques intégrant, par exemple, des statistiques de couverture vaccinale, d'offre de soins, de mortalité.... Des agents de santé communautaire sont recrutés par le comité de santé pour aider les techniciens dans les différentes tâches (soins, injections, nettoyage, ventes de médicaments, etc.).

En outre, des infrastructures relevant de ministères autres que celui de la santé offrent également des services de santé sur le territoire sénégalais. Il s'agit des centres médico-scolaires, des infirmeries de garnison militaire, du centre médico-social des fonctionnaires, des centres de nutrition communautaires et du centre médico-social des douanes.

La couverture en infrastructures au Sénégal en 2003

	Situation actuelle	Normes OMS
Poste de santé	1 pour 10 500 hbts	1 pour 10 000
Centre de santé	1 pour 171 000	1 pour 50 000
Hôpital	1 pour 473 000	1 pour 150 000

Source : République du Sénégal, MSHP, 2003 : 9

On constate que les hôpitaux sont en nombre insuffisant alors que les postes de santé s'approchent des normes de l'OMS. Le CHU constitue une structure de niveau III.

A l'occasion de la conférence d'Alma-Ata en septembre 1978, l'OMS invitait ses Etats membres à baser leur politique de santé sur la stratégie des Soins de Santé Primaires, afin que l'équité d'accès aux soins puisse être une réalité pour toutes les populations du monde. Tenant compte des principes généraux qui sous-tendent cette stratégie, le Sénégal a mis en place un système de santé orienté vers la « communauté » et théoriquement capable de résoudre les problèmes de santé des « populations ». Renforcer le premier échelon des services de santé, développer les services de santé selon une approche participative, réorienter les activités hospitalières vers plus de technicité, en complément des services rendus par le premier échelon, font partie des principaux axes de cette stratégie.

A Bamako, en 1987, a été élaborée une stratégie de réforme de la santé visant à adapter et à développer la politique des Soins de Santé Primaires à partir des principes « Initiative de Bamako ». Ces principes étaient l'engagement national à accélérer la fourniture de service de SSP accessibles à tous, une réelle décentralisation vers les districts du pouvoir de décision du ministère concernant la gestion des SSP, une gestion décentralisée des ressources communautaires afin que les recettes des structures locales restent sous le contrôle de la communauté. Il s'agissait également d'appliquer de principes cohérents de financement communautaire pour le service de santé à tous les échelons du système de santé, d'imposer un soutien financier important des pouvoirs publics aux SSP de manière à maintenir l'appui actuel du budget de la santé aux services des structures et services locaux.

Dans cette perspective, la politique nationale de santé est basée sur des réformes visant essentiellement à la rationalisation et au développement des structures sanitaires en vue d'améliorer qualitativement et quantitativement les services offerts. Elle reste fondée sur les soins de santé primaires dont les nouvelles orientations sont définies par le Plan National de Développement Sanitaire (PNDS) conçu pour la période 1998- 2007.

Son objectif majeur est de réaliser un état de santé satisfaisant pour tous les sénégalais où qu'ils se trouvent. Pour l'atteindre, le PNDS s'appuie sur 11 orientations stratégiques à savoir :
- L'assainissement de l'environnement juridique et réglementaire du secteur ;
- L'amélioration de l'accessibilité des services ;
- L'amélioration de la qualité des soins ;
- Le développement des ressources humaines ;
- L'accroissement des performances de programmes de santé de la reproduction ;
- Le renforcement du contrôle des maladies endémiques et de la surveillance épidémiologique ;
- La promotion des mesures de protection individuelle et collective par l'hygiène et l'assainissement ;
- L'appui au secteur privé et à la médecine traditionnelle ;
- Le développement de la recherche opérationnelle ;
- L'amélioration du cadre de vie des familles et des groupes sociaux vulnérables ;
- L'appui institutionnel au niveau central, régional et de district.

Pour rendre opérationnel ce programme, une approche sectorielle dénommée « Programme de Développement Intégré du Secteur de la Santé et de l'Action Sociale » - PDIS - a été élaborée. Ses objectifs visent essentiellement la réduction de la mortalité maternelle, la réduction de la mortalité infanto-juvénile et la maîtrise de la fécondité.

La décentralisation des soins et l'opérationnalisation des districts préconisée par l'OMS, lors de la réunion de Lusaka en 1985, constituent des principes essentiels pour le renforcement du processus de mise en œuvre de la politique des soins de santé primaires.

Depuis quelques années, le Sénégal s'est engagé dans une réforme du secteur de la santé qui repose sur une gestion concertée réunissant le gouvernement, les collectivités locales et les partenaires du développement. C'est ainsi que la décentralisation administrative territoriale et locale a été approfondie en 1996 par la promulgation de lois qui ouvrent de nouvelles perspectives à la décentralisation des services de santé. Celle-ci vise au transfert de compétences en matière de santé aux collectivités locales afin de rationaliser et d'optimiser la conception et l'exécution de la politique de santé. Cette nouvelle réforme est favorisée d'une manière déterminante par l'application d'une politique de médicaments dénommée « Initiative de Bamako » (IB) dont l'un des objectifs est – en ligne directe donc des principes de l'Initiative de Bamako - le renforcement du financement et la pérennisation des activités au niveau local notamment par le recouvrement des coûts des médicaments.

Malgré cette structuration du système et ces objectifs, les indicateurs épidémiologiques font état de taux de mortalité infanto-juvénile de 143,3 ‰, de mortalité infantile de 70,1 ‰ et de mortalité maternelle de 510 pour 100 000 naissances vivantes (PNLP, 2001 : 13).

5.c. Le système de santé en Côte d'Ivoire

Le système sanitaire de la Côte d'Ivoire est organisé globalement à l'image de celui du Sénégal, même si la dénomination des structures peut varier. Au sommet, se trouvent les services de soins de référence : avec le CHU comme le dernier centre de recours pour le service public (au nombre de 4 dans le pays), le CHR à l'échelon régional (17) et l'hôpital général au niveau départemental (51). Sur ce palier, on peut compter aussi les instituts et hôpitaux spécialisés (Institut de cardiologie d'Abidjan, hôpital psychiatrique). A l'échelon inférieur se trouvent les établissements chargés des soins de santé primaires et les services spécialisés de soins de base : ce sont les formations de santé urbaine composées de dispensaires urbains, maternités urbaines et PMI d'une part, et d'autre part, des CAT, léproseries, services de santé scolaire et universitaire, infirmeries de collège, de lycée et de prison. A ce groupe s'ajoutent les services de santé des armées, les centres médicaux sociaux des grandes sociétés et des établissements publics nationaux. Au bas de l'échelle, nous trouvons les formations de santé rurales avec les dispensaires ruraux, les maternités rurales et le centre de santé. Le nombre total de structures sanitaires en Côte d'Ivoire est aujourd'hui de 1510[46]. Il y avait, en 2000, 10 483

---

[46] Chiffre communiqué par un agent de la direction de l'information, de la planification et de l'évaluation.

professionnels de santé, dont 1684 médecins en activité (soit 1 pour 9739 habitants), 6908 infirmiers (soit 1 pour 2374 habitants) et 1891 sages-femmes (soit 1 pour 2081 femmes en âge de procréer).

Outre le Cabinet ministériel et les services qui lui sont rattachés, le Ministère comprend deux grandes directions générales d'où émanent des directions centrales et des services extérieurs. La Direction générale de la population et des prestations sanitaires veille à la cohérence des actions sanitaires, anime et coordonne les activités des directions centrales et des programmes placés sous son autorité, assure l'adéquation entre les besoins sanitaires et l'offre de soins. La Direction générale de la population et des prestations sanitaires comprend la Direction de l'Information, de la Planification et de l'Evaluation[47], la Direction de la Population et de la Santé Communautaire (qui a pour mission d'élaborer et de promouvoir la politique en matière de population et la stratégie des soins de santé primaire dans ses composantes promotionnelles, préventives et curatives), la Direction des Etablissements et des Professions de Santé (chargée de la réglementation des professions de santé, à l'exclusion des professions de pharmacie, et des relations avec les organismes professionnels), et la Direction de la Pharmacie et du Médicament[48].

De son côté, la Direction générale des moyens conçoit la politique et les stratégies de développement du système sanitaire au plan des ressources humaines, des équipements et des infrastructures sanitaires, veille à la mobilisation, à l'orientation et à la gestion rationnelles des ressources allouées à la santé, anime et coordonne les activités des directions centrales placées sous son autorité. Cette direction comprend : la Direction des Infrastructures, des Equipements et de Maintenance chargée, entre autre, de réaliser des études pour la construction, l'équipement et l'entretien des infrastructures sanitaires mais aussi d'assurer la programmation des investissements, le suivi et le contrôle des programmes de construction et d'entretien des

---

[47] Dont le rôle est de : collecter, traiter et diffuser l'information sanitaire ; élaborer des rapports sur la situation sanitaire nationale ; élaborer et actualiser la carte sanitaire et le répertoire des établissements sanitaires ; assurer l'archivage de toutes les informations relatives au système sanitaire ; réaliser des études, la planification et la programmation du développement du système sanitaire en collaboration avec le Secrétariat Technique Permanent du Programme National de Développement Sanitaire ; tenir à jour les statistiques sanitaires ; élaborer et promouvoir un système d'évaluation épidémiologique ; développer des stratégies de suivi et d'évaluation des besoins sanitaires.

[48] Cette direction est chargée de la réglementation en matière d'enregistrement des médicaments y compris des substances vénéneuses, des produits diététiques, cosmétiques et d'hygiène dans les secteurs publics et privés, de l'application des conventions et traités internationaux relatifs aux stupéfiants et aux substances psychotropes, de la réglementation de l'exercice de la pharmacie et des laboratoires ainsi que de la pharmacovigilance et de la promotion de l'industrie pharmaceutique.

infrastructures ; la Direction des Ressources Humaines chargée de la programmation et du contrôle des effectifs, de la gestion des carrières des personnels du Ministère et de la promotion des ressources humaines ; la Direction des Affaires Financières et la Direction de la Formation et de la Recherche qui se charge, elle, de l'élaboration de la politique de formation, de l'évaluation des besoins en formation, de la planification et de la programmation des formations, du suivi des stagiaires en formation à l'extérieur, de la coordination des activités d'attribution des bourses de formation initiale et de l'impulsion et de la coordination de la recherche médicale et pharmaceutique.

La politique sanitaire de la Côte d'Ivoire a été actuellement inscrite dans un plan décennal couvrant la période 1996-2005. L'objectif global de ce plan est d'améliorer l'état de santé et le bien-être de la population par une meilleure adéquation qualitative et quantitative entre l'offre des prestations sanitaires et les besoins essentiels de la population. Les objectifs spécifiques sont essentiellement au nombre de trois. Le premier vise directement l'état de santé de la population en mobilisant les moyens des deux autres qui, eux, visent plutôt l'amélioration des services prestataires. Il s'agit donc tout d'abord de réduire la morbidité et la mortalité liées aux grands problèmes. Concrètement la mortalité infantile devra être réduite d'un tiers par rapport à 1998 (92‰) ce qui permettrait d'atteindre 50‰ en 2008 au plus tard. Il en va de même pour la mortalité des enfants de moins de 5 ans (150% en 1998 ce qui permettrait d'atteindre 75% en 2008). La mortalité maternelle, quant à elle, devra être réduite de moitié (en 1998 elle était de 400 pour 100 000 naissances ; le but est donc d'atteindre 200 pour 100 000 en 2008). Enfin, au niveau de l'ensemble de la population, il s'agira de contrôler les maladies infectieuses et parasitaires les plus meurtrières et les plus fréquentes qu'elles soient anciennes ou récentes. Afin de répondre à cet objectif, il est indispensable d'améliorer l'efficacité du système sanitaire, en recherchant à satisfaire l'attente des bénéficiaires dans leurs besoins essentiels, et d'améliorer la qualité des prestations sanitaires pour une plus grande satisfaction des bénéficiaires et une plus grande crédibilité de la médecine moderne aux yeux des « populations ».

Les stratégies mises en place mettent l'accent sur l'amélioration de l'accessibilité aux services et la promotion du développement des soins de santé essentiels par la mise en œuvre d'un « Paquet Minimum d'Activités ». Il est également question d'améliorer la gestion du système et de la multi-sectorialité ainsi que le partenariat avec les autres services, et d'améliorer la qualité des prestations par la rationalisation du développement et l'utilisation des ressources humaines de secteur, la promotion de la recherche et le développement des normes sanitaires et de gestion du système de santé.

De façon générale, améliorer l'accessibilité aux services sanitaires, c'est procéder à la remise en état fonctionnel des infrastructures actuelles, à la densification du réseau d'établissement sanitaire, à la disponibilité et l'accessibilité des médicaments essentiels, et à la promotion d'un système d'assurance maladie.

6. Conclusion : de l'histoire à l'anthropologie des systèmes de santé

L'organisation officielle des systèmes de santé sénégalais et ivoiriens ici présentée ne peut se comprendre que par la prise en compte de la dimension historique de son élaboration. Ici, la période coloniale est déterminante, et ceci à plusieurs niveaux. Tout d'abord, les colons ont mis en place une organisation de la santé spécifique. Cette implantation ne fut pas aisée. Il ne s'agissait pas simplement de convaincre les populations locales de l'efficacité de la médecine occidentale, il fallait également se donner les moyens de mettre en place une telle organisation. L'exemple de la première guerre mondiale est à ce titre significatif. Comment convaincre de l'efficacité d'une médecine lorsque sévissent les pénuries de personnels et de médicaments, et les restrictions budgétaires ? Et comment convaincre, bien après cette période, de l'efficacité d'une médecine lorsque les remèdes se révèlent inefficaces ? Par ailleurs, l'implantation de la médecine occidentale fut d'autant moins évidente que celle-ci repose sur une idéologie qui refuse de prendre en compte un savoir populaire sur la maladie ou une médecine traditionnelle. Il en résulte des conflits culturels inévitables. L'exemple de la tuberculose l'atteste. L'analyse des thèses de médecine, mais aussi les données actuelles sur le paludisme et la tuberculose, révèlent que l'héritage colonial, s'il ne suffit pas à expliquer les dysfonctionnements dans la prise en charge de la tuberculose et du paludisme, en est cependant un facteur explicatif important.

Dans ce soubassement historique général les systèmes de santé du Sénégal et de la Côte d'Ivoire demeurent très similaires. Leur structure pyramidale présente finalement les mêmes anomalies et carences. Si les postes de santé s'approchent des normes de l'OMS, il n'en demeure pas moins que les hôpitaux restent en nombre insuffisant. Le personnel de santé est lui aussi insuffisant (médecins, infirmiers, sages-femmes, etc.) et le plus souvent mal réparti, puisqu'il se concentre essentiellement dans les zones urbaines. Saisir la complexité, les échecs mais aussi les réussites du fonctionnement des systèmes de santé sénégalais et ivoiriens actuels ne peut se faire qu'en procédant à une analyse socio-anthropologique de ces systèmes et des enjeux qu'ils recouvrent : c'est ce à quoi nous allons maintenant nous atteler au travers des prises en charge de la tuberculose, du paludisme et de la prévention.

Chapitre 2

La difficile mise en question des systèmes et des politiques de santé à travers la presse écrite

par Marie-Adama NDIOR
& Modestine KADJO

Ce qu'il est d'usage d'appeler « l'éducation pour une meilleure santé » des « populations » est présenté, tant du côté des gouvernants et que de celui des institutions internationales ou non gouvernementales, comme une priorité sanitaire. Aussi, divers canaux de communication sont mis à contribution - dont la presse - pour précisément porter l'information aux « populations ». Nous nous sommes dès lors intéressés à la façon dont la presse écrite ivoirienne et sénégalaise traite des questions de prévention dans ses principaux quotidiens, révélant formellement d'importantes disparités dans le nombre d'articles consacrés à ces questions, la nature de ces textes et les problèmes évoqués (voir tableaux 1 à 3). Nous avons à cette intention dépouillé les quotidiens suivants : « La Voie » (devenue « Notre Voie » à partir de 1998) (pour la période 1992-2002) ; « Fraternité-Matin » (période 1992-2002) ; « Soir info » (période 1994 à 2002) ; « Le Jour » (période 1994-2003) ; « Ivoir' soir » (période 1987-2002), pour la Côte d'Ivoire ; et « Le Soleil » (période 1980-2002) et « Walfadjiri » (période 1993-2002), pour le Sénégal. Le propos que nous développons sur la difficile mise en question des systèmes et politiques de santé découle aussi de l'analyse d'entretiens réalisés avec des journalistes de ces différents quotidiens, ainsi que de chargés de communication tant d'agences internationales intervenant dans le champ de la santé (Fnuap, Unicef, OMS, Banque Mondiale, Ademas, FHI, ACI) que de programmes gouvernementaux (PEV, sida…).

Nous allons donc nous pencher sur les méthodes de travail des journalistes, les lieux de collecte de l'information exposée dans les articles. Ensuite, nous nous arrêterons sur les rapports entre cette presse écrite et les organismes internationaux ou nationaux. De là, après avoir souligné la difficulté à interroger, critiquer, discuter, les systèmes et les politiques de santé en matière de prévention, nous essaierons d'avancer quelques hypothèses explicatives de ce phénomène.

Tabl. 1. Nombre d'articles par quotidien

Fraternité-Matin	301
Notre-Voie	222
Soir-Info	166
Le Soleil	126
Ivoir soir	58
Le jour	43
Walfadjiri	32
Total	948

Tabl. 2. Type d'articles

Actions sur le terrain	462	(55,2%)
Colloque, formation	256	(30,6%)
Reportage	50	(6%)
Informations générales	43	(5,1%)
Avis d'expert	26	(3,1%)
Total	837*	

* *Nous n'avons pu insérer ici les 111 articles des quotidiens ivoiriens « Ivoir'Soir » et « Le jour ».*

Tabl. 3. Problèmes traités

Sida/MST	599	(63,2%)
Paludisme	129	(13,6%)
Poliomyélite	63	(6,6%)
Santé reproduction	55	(5,8%)
Tuberculose/sida	22	(2,3%)
Diarrhée	14	(1,4%)
Choléra	8	(0,8 %)
Divers*	59	(6,3%)
Total	948	

* *Nous rangeons ici la méningite, rougeole, le tétanos, le cancer, le diabète, l'asthme, la bilharziose, la fièvre typhoïde, l'hépatite B, la lèpre, l'hypertension... : il est remarquable de constater que pour ces pathologies, dont certaines causent une importante mortalité, pas plus de 4 articles n'aient été identifiés ; dans ces 59 articles sont aussi compris 27 articles qui ne concernent pas des problèmes de santé précis, mais la prévention en général.*

1. La collecte de l'information par les journalistes

Les informations rassemblées pour la rédaction d'un article peuvent être livresques ou obtenues des planificateurs de la lutte contre les maladies transmissibles, des responsables de programmes de santé, ou encore des représentants des organisations internationales. Elles proviennent aussi des rencontres au niveau national ou international, des actions de proximité initiées, mais aussi d'investigations menées par le journaliste.

1.a. La documentation

Le recours à ce support sert à outiller le journaliste en vue d'informer ses lecteurs et à actualiser et approfondir ses connaissances sur des questions de santé. Cette documentation a plusieurs origines : elle peut provenir des agences internationales ou des programmes nationaux de lutte, mais aussi de la « bibliothèque personnelle » du journaliste. La mise à la disposition de documents par les institutions vise à faire connaître aux journalistes les directives initiées pour les gouvernants - qui les déclinent ensuite en actions et activités préventives en direction des populations. C'est le but des communiqués ou dossiers de presse considérés comme « *de la matière à réflexion pour les journalistes qui ont besoin d'informations pour la rédaction de leurs articles ; c'est pour eux des rudiments certains de connaissance* » (chargé de communication, Abidjan). La particularité de ces documents réside dans le fait que le journaliste n'a guère de latitude pour y insérer un commentaire, un jugement, et s'il y apporte une quelconque modification, il devra préciser sa source. En somme, un accord relatif à l'absence d'intervention, de modification du contenu des messages à diffuser, et que nous pouvons qualifier de tacite, existe entre les agences qui transmettent l'information et la presse. Selon une journaliste « *ce sont des communiqués qui arrivent et puis soit on le publie tel que c'est venu avec la signature de l'OMS, soit on l'adapte à l'actualité et puis on peut signer 'telle personne, OMS' [pour indiquer que] c'est l'OMS qui m'a donné l'information* » (journaliste, Abidjan). Ces documents permettent à certains journalistes de compléter leurs fonds documentaires, mobilisables pour d'autres articles. C'est par exemple le cas lorsque l'Unicef leur remet des textes sur sa politique en matière de santé maternelle et infantile au Sénégal. Des prospectus, des dépliants, des affiches à slogan provenant des programmes nationaux les aident à bâtir une réflexion à partir d'un thème annuel ou d'un message destiné à un groupe déterminé.

Les ouvrages spécialisés sur les questions de santé, les documents obtenus à partir des sites Web et tous les supports mentionnés précédemment constituent, donc, la « bibliothèque personnelle » du professionnel de l'information, un matériau auquel il se réfère pour donner des informations en principe plus pertinentes. Les spécialistes de la communication utilisent de plus en plus Internet pour comprendre, s'agissant par exemple du sida, « *comment les gens abordent le sujet, comment les autres confrères traitent l'information sur le sida* » (journaliste, Abidjan).

1.b. Les rencontres nationales et internationales

Nous faisons ici référence à des séminaires, des colloques, des ateliers, des symposiums, des rencontres médicales ou encore des journées mondiales. Les organisateurs de ces manifestations envoient des lettres d'invitations aux maisons de presse qui les transmettent aux journalistes qui ont en charge ces rubriques. Ces derniers viennent à ces rencontres auxquelles ils sont conviés pour en assurer la couverture médiatique. Il leur arrive aussi de prendre part aux différentes étapes de l'organisation de la manifestation en question. Selon un journaliste sénégalais, avant la journée mondiale consacrée à la tuberculose, il a assisté à des ateliers, afin de mieux comprendre cette pathologie dans le but d'informer les lecteurs et leur faire saisir les problèmes posés par cette maladie. Le jour même de la manifestation, il a procédé au compte rendu du déroulement de toutes les activités liées à cet événement. Le journaliste joue ici le rôle de relais de toutes les informations relatives au traitement préventif et curatif de la pathologie en question, et cherche donc à amener les populations à changer de comportement pour éviter tout risque lié à la transmission ou à la contamination. Les échanges autour des questions de la santé, surtout lorsqu'il s'agit de rencontres médicales, ne sont néanmoins pas toujours aisés à restituer, de l'avis de quelques journalistes rencontrés. Ces difficultés proviennent du fait que les médecins utilisent un langage considéré comme hermétique pour les profanes. Cependant, pour contourner ce problème, certains d'entre eux simplifient les termes en vue de les rendre plus « digestes » pour les personnes visées par la campagne de prévention.

1.c. Les actions de proximité

Elles renvoient à des activités de prévention concrètes menées sur le terrain en vue d'informer, d'« éduquer » et de communiquer par le biais de canaux de communication, de supports, etc. Elles sont des occasions pour le journaliste de collecter des données et de servir de courroie de transmission, d'intermédiaire entre les concepteurs des messages et des actions préventives, et la « base », c'est-à-dire les destinataires souhaités de ces messages. Les actions de proximité constituent des temps forts de l'information à large échelle, destinées, dans le domaine de la santé préventive, à amener le groupe visé à changer de comportement. Lors d'actions ponctuelles très médiatisées comme les journées mondiales sur telle pathologie ou telle question de santé, l'objectif de la sollicitation des journalistes est nettement de « *donner de la visibilité [aux actions des décideurs] (...) pour faire passer l'information* » (chargée de communication, Dakar). Et force est alors de constater que quand le journaliste est invité à des manifestations et campagnes diverses, dans les quartiers ou villages, il fait juste le compte rendu des événements sans un quelconque engagement de sa part.

1.d. Les investigations

Nous entendons par là des recherches poussées auxquelles les journalistes se livrent pour apporter aux lecteurs une connaissance plus approfondie d'une pathologie. Diverses raisons peuvent pousser le journaliste à mener ce type de travail. Selon une journaliste de Dakar cette disposition peut résulter d'une sensibilité personnelle liée à des problèmes côtoyés quotidiennement, la conduisant ainsi à vouloir en savoir plus, à s'informer plus en profondeur. Il lui arrive donc de revenir sur une question ou une inquiétude qui émane de son environnement immédiat, tout aussi bien que d'un questionnement personnel qu'elle essaie de traiter avec l'éclairage de spécialistes, de chercheurs, d'assistants sociaux, etc. A contre-courant de la tendance générale qui ressort de l'examen des articles eux-mêmes, certains journalistes partent de la documentation relative à la santé pour questionner le système. C'est le cas d'un journaliste reprenant les rapports sur l'éducation pour la santé que produisait le ministère. Ses lectures le poussaient à réfléchir sur les bilans annuels faits par les médecins lors de leurs congrès. Le but visé était de trouver des réponses à certaines situations qu'il jugeait contradictoires. Il donne l'exemple de la santé mentale où des déclarations d'intention « il faut faire ceci ou cela » n'empêchent pas que l'on assiste à l'état de délabrement des lieux affectés à ces malades. Son regard sur les politiques de santé le conduisait aussi à anticiper sur des pathologies, telles que la méningite, en menant des recherches à l'Institut Pasteur ou à la faculté de Médecine de Dakar sur les évolutions cliniques de cette maladie.

Dans ce type de recherches d'informations les journalistes peuvent solliciter l'aide des professionnels de la santé et des experts pour obtenir soit des informations complémentaires, soit leurs opinions sur la question traitée.

2. Les rapports Institutions / presse écrite : une collaboration orientée

La collaboration entre Institutions « bailleurs de fonds » et journalistes apparaît « orientée » dès lors que ce sont les premières qui sollicitent la presse écrite et déterminent alors, incidemment, la manière dont elles veulent que leurs programmes de santé préventive en appui au gouvernement soient décrits au public. Compte tenu des personnes visées et de la teneur des messages préventifs, ces structures sont amenées à sélectionner les quotidiens qui ont une large diffusion. De plus, en prenant l'habitude de travailler avec des journalistes qu'elles considèrent comme très avertis sur certaines questions de santé, elles en arrivent à nouer un partenariat privilégié avec quelques uns d'entre eux. Cependant la collaboration ne se limite pas à cela. En effet, des séances de travail destinées à former et à informer les journalistes sont organisées avant le démarrage des programmes : elles constituent alors des remises à niveau.

2.a. La sélection des maisons de presse

Il ressort des différents entretiens effectués en Côte d'Ivoire que certains quotidiens sont plus sollicités que d'autres pour diffuser des informations relatives à la « sensibilisation ». Cette sollicitation est de deux ordres. Elle consiste d'une part à inviter les journalistes de ces maisons de presse aux différentes activités de prévention, et d'autre part à mettre à leur disposition la documentation ou encore des informations afférentes au sujet. A priori, toutes les maisons de presse sans exception sont invitées pour la couverture des événements mais les responsables de communication sont surtout attentifs aux quotidiens à grand tirage et à ceux où travaillent des journalistes qui non seulement ont l'habitude de collaborer avec eux mais s'intéressent de très près aux champs d'intervention de ces organismes. Le critère de l'audience réelle des quotidiens choisis demeure toutefois assez subjectif, si l'on en croit ces propos d'un chargé de communication : « *il y a des journaux que nous sélectionnons pour diffuser les informations car nous sommes convaincus que les cibles pourront les lire de partout* », alors qu'un autre précise, « *ce n'est pas parce qu'il y a 100 journaux que nous allons les solliciter pour couvrir nos actions de sensibilisation, surtout que certains paraissent le temps d'une brève saison* ». Naturellement reste entière la question de savoir si les personnes visées par les campagnes de sensibilisation lisent uniquement les informations de ces journaux sélectionnés.

2.b. Le partenariat privilégié avec certains journalistes

Les responsables de communication ont tendance à s'adresser préférentiellement à certains journalistes pour réaliser la couverture médiatique des événements relatifs à la prévention. Parmi les raisons avancées par les premiers et corroborées par les seconds nous avons la nécessité pour ces institutions d'avoir l'habitude de travailler avec ces journalistes, qu'ils soient connus ou qu'ils manifestent un intérêt pour une pathologie spécifique. Des affinités se créent entre le journaliste et le chargé de communication qui conduisent naturellement l'un à faire appel à l'autre pour aller sur le terrain lorsque s'y déroulent des activités dans le domaine de la prévention. Et indépendamment de ces occasions, le journaliste en question recevra fréquemment des documents relatifs à telle ou telle situation sanitaire, de la part de cette institution ou de ce programme de santé. La conséquence de tels rapports est que le journaliste répond plus volontiers aux sollicitations de cette institution, au détriment d'autres, comme le confirme ce journaliste : « *il y a longtemps que je travaille avec les gens de l'UNICEF et lorsqu'il y a des missions ici comme ailleurs je suis contactée aussitôt, je peux annuler mes rendez-vous de la semaine pourvu que je sois avertie à temps ; c'est une question de confiance et c'est tout* ».

Propos édifiant si l'on admet que le devoir premier du journaliste est a priori d'être le relais de l'information et donc d'être là où se trouvent les informations et qu'en conséquence il ne devrait ni privilégier une institution ni avoir à lui seul l'exclusivité de la couverture des événements de celle-ci. Un responsable de communication, lui, estime qu'il peut rédiger un article lui-même et le faire publier par un « *ami journaliste* » : « *lorsque je constate qu'il y a par exemple un sujet de santé qui peut faire objet de plaidoirie, je rédige moi-même l'article et je l'envoie à ce journaliste de santé ; mais ce n'est pas avec tous les journalistes que je fais cela, c'est seulement avec celui qui travaille avec nous* ».

Des journalistes sont aussi sélectionnés parce qu'ils se sont distingués des autres de par la qualité de leurs écrits. Journalistes de renom, ils sont appréciés pour leur aisance à développer un propos, sur un thème donné, aisance qui permet - estime-t-on - de « sensibiliser » les catégories de population visées. Une de ces journalistes avoue que ce qualificatif est selon elle dû au fait qu'elle n'écrit pas « n'importe quoi » et surtout qu'elle est en phase avec la réalité ; c'est à dire qu'elle s'informe chaque fois sur tout ce qui relève de la santé et plus particulièrement du sida.

Enfin, il est important pour les journalistes en charge des questions de santé de prendre la responsabilité d'aller chercher les informations chaque fois que cela est nécessaire pour porter l'information au public. Ils manifestent alors, notamment aux yeux des institutions internationales comme nationales, leur intérêt pour les questions de santé et se trouvent alors sollicités par leurs responsables pour la couverture médiatique d'activités et reçoivent leur documentation. Voilà ce que dit à ce sujet un journaliste qui s'est progressivement spécialisé sur le paludisme : « *auparavant, je n'étais pas intéressé par ce sujet, mais lorsque j'ai approché le responsable du programme de la lutte contre le paludisme et qu'il m'a donné toutes les informations susceptibles d'informer les cibles, alors j'ai opté pour le paludisme. Aujourd'hui il ne se passe pas une semaine que je ne vais vers lui pour avoir des informations sur ses activités pour ce qui est du paludisme* ». On ne peut s'empêcher ici de se demander ce qui motive un tel intérêt et une telle disponibilité du journaliste pour cette pathologie et ce programme de lutte : incidemment, ces journalistes se donnent-ils la possibilité de porter un regard critique sur la politique préventive menée par le programme en question ? Interrogation qui renvoie à l'autonomie du journaliste, ici vis-à-vis des acteurs de la santé publique, et donc au contenu et aux enjeux affichés de sa formation.

2.c. La pertinence des formations et des informations reçues

Les formations et les informations que les journalistes reçoivent visent deux buts : les familiariser avec les concepts utilisés par les organismes et éviter que le message qu'ils portent à la connaissance de leurs lecteurs soit mal répercuté ou ait une connotation stigmatisante. Compte tenu du fait que les connaissances du journaliste sur certaines questions de santé peuvent ne plus être d'actualité du fait que de nouvelles stratégies de prévention voient le jour, des rencontres sont organisées pour mieux outiller le journaliste. Une agence comme ADEMAS, lors du lancement du programme de santé de la reproduction - notamment pour son volet mère/enfant - a ainsi organisé une journée de mise à niveau autour du concept de santé de la reproduction. Du point de vue de sa chargée de la communication, il était question de « *nous entendre sur les concepts, d'où est parti le concept, quel était son contenu, quels étaient les engagements internationaux pris par l'Etat du Sénégal en la matière* ». Ces séances de travail ont - en retour - permis, selon elle, d'avoir le soutien de la presse pour faire connaître les atouts du programme, notamment en matière de la planification familiale.

Pour ce qui concerne certaines questions de santé jugées sensibles, le risque existe de voir la presse diffuser des informations qui peuvent s'avérer inexactes. De ce fait, des dispositions sont prises comme l'organisation de conférences et d'ateliers, de façon à ce que les journalistes aient le maximum de données sur le thème à traiter : « *nous avons tenu ici au niveau du Sénégal une réunion sur les soins après avortement et sachant que c'était une question très sensible qui pouvait être en tout cas travestie à tort ou à raison, nous avions préféré faire une conférence de presse, donner toute l'information aux journalistes et les objectifs de la rencontre avant le démarrage de la réunion. Ensuite, pendant toute la réunion, nous les avions conviés à participer aux différents travaux et discussions et à sortir des papiers régulièrement pour que le public puisse en tout cas disposer de la bonne information d'un point de vue scientifique* » (OMS, Sénégal).

Précisons que la presse écrite, dans sa diffusion de l'information, a pu porter préjudice à des personnes touchées par une pathologie déterminée, comme dans le cas du sida. Les premiers temps de cette maladie, les journalistes ne savaient pas comment en parler. Etant donné que la façon dont ils traitaient l'information était jugée stigmatisante, une structure comme ACI a organisé un atelier dans le cadre de sa politique qui consiste à amener les professionnels de l'information à davantage et mieux parler de sida, en somme à créer une sorte de mobilisation médiatique dans l'information et la sensibilisation. Au cours de cet atelier, une charte a été élaborée sur cette pathologie : elle indiquait les principes sur lesquels les journalistes doivent s'appuyer pour mieux parler du sida, pour mieux informer les « populations » visées par la prévention, en étant ni stigmatisants, ni « sensationnalistes ».

3. Les difficultés dans la quête et le traitement de l'information

Il arrive que des spécialistes et des experts de la santé que sollicite le journaliste hésitent à mettre à sa disposition les informations et données dont il aurait besoin pour rédiger son article, pour des raisons liées entre autres à une certaine méfiance à leur égard.

3.a. La rétention de l'information par des spécialistes de la santé

En Côte d'Ivoire les journalistes évoquent des problèmes auxquels ils sont confrontés dans la quête de données, en expliquant, d'une part, que nombre d'informations sont conservées pour les institutions sous le sceau du secret professionnel et que, d'autre part, des blocages sont générés par le souci de l'ordre hiérarchique en particulier dans le milieu médical : « *la hiérarchie fait que lorsqu'un médecin connaît un sujet, il ne veut pas vous parler sans l'autorisation de son supérieur hiérarchique qui est par endroit un médecin qui est très occupé et donc l'accès aux sources d'information est difficile* ». Cette attitude des spécialistes à l'endroit des journalistes n'est pas sans inconvénient. Elle les oblige parfois à rédiger leurs articles sans bénéficier de l'avis d'un expert sur la question. C'est le cas du journaliste de « Notre Voie » qui devait rédiger un supplément sur la tuberculose en prélude à la journée mondiale consacrée à cette maladie. Compte tenu du fait qu'il a eu nombre de difficultés pour rencontrer le responsable du programme de lutte contre la tuberculose, il a été obligé de faire son papier sans l'avoir vu. D'aucuns reconnaissent que cette situation a des répercussions négatives sur leurs écrits car les informations reçues ne proviennent pas d'une source sûre et avérée. La conséquence est qu'« *il y a des articles qui sont ratés parce qu'il n'y a pas trop d'informations* ».

3.b. La méfiance à l'encontre des journalistes

La méfiance à l'endroit du journaliste se justifie par le fait qu'il se trouve - nous l'avons dit - dans un univers médical où le secret professionnel est de rigueur et où donc l'accès aux informations est très contrôlé. Etant donné que ces spécialistes de la communication sont vus comme des « *curieux, [des gens] qui aiment la sensation* » (chargée de la communication), certaines informations ne leur sont pas révélées. Ce phénomène était surtout perceptible avec l'avènement du sida. Au début de la pandémie, les journalistes s'intéressaient beaucoup à cette question, mais ils ne savaient comment en parler et ils couvraient les événements d'une manière susceptible de blesser les personnes qui vivaient avec la maladie. Cela a favorisé une certaine réticence de la part des médecins à livrer des informations. Cependant, au fil du temps, des changements ont été notés dans les rapports entre professionnels de la santé et journalistes, ceux-ci comprenant l'importance de communiquer sur les activités qu'ils mènent : ils associent alors mieux les journalistes dans ce qu'ils font. La preuve en est que, selon un chargé de communication, à Dakar, « *il y a une meilleure collaboration entre les spécialistes, les médecins, parce que maintenant c'est plus facile d'aller chez Ibra Ndoye [alors coordonnateur du PNLS] de dire je suis journaliste. Il te reçoit, traite de toutes les questions que tu veux, parce que les gens se sont rendus compte quand même que la presse joue un rôle important* ».

4. La difficile mise en question des systèmes et des politiques de santé

Venons-en maintenant à la question de comprendre si le journaliste réussit à interroger, avec un regard critique, les systèmes et politiques de santé, et, par exemple, à cerner la pertinence ou non des programmes initiés. Mis à part le cas de ce journaliste qui portait un jugement critique sur la politique publique en matière de santé mentale, la tendance qui se dégage généralement de l'analyse des articles dépouillés tout autant que des entretiens avec les journalistes et les chargés de communication est, aussi bien en Côte d'Ivoire qu'au Sénégal, une absence de regard critique sur ces systèmes et politiques pour juger de leur caractère satisfaisant, insuffisant ou limité. Quand bien même on pourrait estimer qu'il s'agit là d'un rôle théoriquement dévolu aux journalistes, on est obligé de constater qu'une telle entreprise s'avérera délicate, dans la mesure où il existe dans l'univers médiatique en question des facteurs qui ne la favorisent pas.

Le recours aux journalistes trouve sa justification dans le fait que, pour un programme comme celui de la vaccination par exemple, la presse écrite constitue « *un bon créneau pour faire passer les messages auprès de [la] cible que sont les mères, et d'être certain d'obtenir les résultats d'une bonne couverture vaccinale* » (chargé de documentation, Dakar). Il est question ainsi pour les structures d' « *inviter la presse pour qu'elle puisse participer à la promotion des programmes appuyés par des organismes internationaux par la mise à la connaissance du public des programmes visités sur le terrain et un compte rendu des situations enregistrées* » (ibid.) Un rôle de relais de l'information est joué ainsi par les journalistes, rôle qui les confine par conséquent dans la logique d'écrire des articles uniquement pour informer les populations. En effet, la perspective de simplement rapporter auprès du public les mesures et actions initiées par des planificateurs de la lutte contre les maladies transmissibles, des responsables de programme de santé ou des représentants des organisations internationales, les incite à relater les faits sans aucune touche personnelle, étant entendu que la préoccupation des acteurs de la prévention est de «*faire en sorte que l'activité qui est menée au profit du gouvernement soit répercutée au niveau des populations à travers la presse nationale* » (responsable de la communication, Abidjan).

Si le recours aux médias demeure incontournable pour une diffusion à grande échelle de leur politique, le caractère sacré des faits amène le journaliste à les restituer tels qu'ils sont pour conserver l'esprit de l'événement. A cet égard, la reprise du vocabulaire des documents des agences internationales édifie sur la manière dont les informations sont relayées. En effet, dans le cadre des comptes rendus d'activités menées sur le terrain, - notamment relatifs aux deux maladies les plus traitées dans la presse, le sida et le paludisme - nous avons relevé des expressions qui nous donnent une idée assez précise de l'entreprise de reproduction pure et simple des messages préventifs qu'effectuent les journalistes : « changement des comportements », « promouvoir les moustiquaires imprégnées », « éviter les comportements à risque et la contamination », « minimiser les risques de paludisme », « se prémunir contre la maladie », « susciter le réflexe vaccinal », « renforcement de la lutte », « action au niveau des communautés de base », « supervision des stratégies », « campagne de sensibilisation », « mise en branle d'un plan de vaccination préventive », « renforcement de la prise de conscience », « identification des stratégies familiales de prévention de la maladie », « information du public », « intensification de la lutte », « campagne de mobilisation sociale », « information des populations », « communication de masse », « campagne de proximité », « amplification de la sensibilisation », « rencontre du public » ; bref, autant de notions qui rendent compte de la volonté des journalistes de ne faire que rapporter les informations et de faire ce pourquoi ils estiment être payés « éduquer, informer les populations » (journaliste, Abidjan) : nulle trace ici d'une possible critique du système et des politiques de santé.

La presse peut aussi être utilisée pour renforcer le « plaidoyer » d'une institution désireuse de faire passer un message à destination des pouvoirs publics. S'agissant par exemple de la mortalité maternelle, un chargé de la documentation à Dakar souligne qu'il faut amener le journaliste à descendre sur le terrain pour constater de visu que les femmes n'ont pas accès aux services de santé à cause de l'éloignement de ces structures. Il revient alors au journaliste de venir rapporter par exemple qu'effectivement les femmes d'une localité donnée au Sénégal sont transportées sur des vélos ou bien sur des charrettes pour aller accoucher. De ce fait, le journaliste fait œuvre de « plaidoyer », de telle sorte qu'un parlementaire constatant à la lecture de son article qu'il y a des problèmes de mortalité maternelle dans cette région par manque d'infrastructures ou d'ambulance, pourrait s'approprier cette question et la soumettre au Parlement.

Différentes hypothèses peuvent être avancées pour interpréter tant le manque d'autonomie des journalistes vis-à-vis des acteurs de la santé, que leur difficile mise en question des politiques de santé. Il s'agit d'abord du rôle joué par les journalistes dans la livraison des informations afférentes à la politique de santé. Il est constaté que certaines structures qui viennent en appui aux gouvernements dans ses différents programmes recourent à la presse pour qu'elle répercute les informations auprès des populations en vue d'une plus grande visibilité de leurs actions. La manière dont la collaboration s'effectue nous pousse à dire que cette dernière n'est sollicitée que pour relayer les informations que les agences et organismes mettent à sa disposition et vérifier la portée d'une situation qui prévaut. L'opportunité de discuter les programmes et de les soumettre à des critiques ne leur est pas offerte. Il n'est en effet nullement admis ici que les journalistes doivent être impliqués par les planificateurs de la lutte contre les maladies transmissibles, les responsables de programme de santé, les représentants des organisations internationales, dans la conception et la discussion des programmes destinés aux populations. Ils ne sont là que pour servir de courroie de transmission. Tel journaliste à Abidjan considère que, lorsqu'il est associé aux activités des organismes et des ONG, il observe, écrit sur ce qu'il a entendu ou vu : « *on fait le compte rendu et maintenant nous-mêmes on décide d'aller plus loin en profondeur et puis faire un dossier de presse sur une maladie donnée* ». Au total le journaliste se propose de faire connaître les réalisations des programmes.

Une autre raison pouvant être évoquée, est l'apprentissage non formel des questions de santé, par les journalistes, en dehors de tout lieu de formation ; ce que nous explique une journaliste à Abidjan : « *Au début, je faisais de l'autodidacte, j'apprenais, j'écoutais la radio. Dans les petites revues, quand je vois les informations sur le sida, je les découpe parce qu'ici c'était très difficile d'avoir des informations. Le corps médical avait séquestré l'information sur le VIH/ sida, c'était une affaire médicale, on n'avait même pas accès, c'était difficile donc, il a fallu beaucoup d'entêtement pour que les gens nous acceptent. Moi on a commencé à m'accepter quand l'Unicef m'a fait participer pour la première fois à ma première conférence sur le sida en 1993 à Marrakech et cela parce que je me débrouillais* ». Aussi, dans quelle mesure ce type d'auto-formation incite-t-il le journaliste à poser un regard critique sur le système de santé ? En effet, face à la sous-information des journalistes, notamment sur une maladie comme le sida, des organismes prennent la charge de les informer, pour ensuite nouer des relations de commanditaire à prestataire d'article : situation qui, de fait, ne facilite pas une prise de distance vis-à-vis des activités menées par ces organismes. Mais il s'agit d'une situation qui ne forme pas non plus à l'expression d'un esprit critique à destination de l'ensemble de la politique de santé nationale : en effet, la « mise à niveau » des journalistes peut fort bien ne concerner que les actions de santé menées par l'organisme « formateur » en question, laissant finalement le journaliste démuni pour exercer un regard critique éclairé, informé, sur d'autres aspects de la santé publique. On en arrive alors à la situation où « *chaque institution, chaque organisation amène maintenant son petit carnet d'adresses de journalistes qu'elle doit impliquer dans telle ou telle activité et bénéficier d'une couverture relativement intéressante* » (consultant) : les intérêts réciproques de l'acteur de la santé et du journaliste sont préservés, sous couvert pour le « sollicitant » de travailler avec quelqu'un « *qui chaque fois va suivre les dossiers pour ne pas perdre le fil* » (chargé de communication, Dakar).

Un autre élément pouvant favoriser non plus uniquement une difficile mise en question des systèmes et des politiques de santé mais plus largement une absence notoire de regard critique, est la démarche qui consiste à rédiger des articles que les journalistes, en l'occurrence les rédacteurs en chef, qualifient de « vendables ». En d'autres termes l'intérêt d'un sujet de santé dépend de ce qu'il peut rapporter financièrement à la maison de presse. Cette réalité pousse les acteurs de la communication à être réservés dans le contenu critique de leurs articles. L'exemple qui illustre le mieux ce fait est donné par cette journaliste qui se voit partagée entre la juste information qu'il faut livrer aux populations et le souci de réalisation d'un bon chiffre d'affaires du journal : « *on veut vendre le journal et donc moi en tant que femme quand j'enlève ma casquette de journaliste, en donnant mon message, je peux utiliser des mots pas trop durs pour ne pas repousser les gens, pour les amener à vouloir lire le journal, à comprendre le message qui est contenu là dedans. Maintenant, quand je mets ma casquette de journaliste, il y a des titres qu'on appelle titres vendables, là il faut insister sur les aspects qui choquent. Mais, quand on finit d'écrire, les chefs en faisant leur réunion de Une, ils choisissent les titres vendables à mettre à la Une (...) ; autant on ne peut pas repousser les populations, on veut les amener à lire nos articles, mais autant on est soumis à notre objectif : la vente* » (journaliste, Abidjan). Dans cette optique, l'interrogation des politiques nationales de santé n'est pas d'actualité car elle risquerait engendrer une rétention des informations de la part des planificateurs de la lutte contre les maladies transmissibles, des responsables de programme de santé ou des représentants des organisations internationales. Acteurs qui ne verraient pas dans ces critiques une volonté des journalistes de les amener à mieux cerner les préoccupations des populations, afin de concevoir des programmes plus adaptés aux réalités de leur milieu, mais bien plutôt une volonté de leur porter préjudice : le journaliste risque alors de se voir « coupé » de ses sources d'informations.

5. Conclusion : questions posées au journalisme et à l'approche journalistique des faits de santé

La mise en place des systèmes et des politiques de santé relève de l'action des gouvernements qui sont appuyés par les organismes nationaux et internationaux. Les programmes élaborés dans ce cadre sont déclinés en actions et soumis aux populations par la voie de divers canaux de communication, dont la presse écrite. Les journalistes utilisent différentes techniques pour recueillir les informations qu'ils mettent à la disposition des personnes potentiellement visées par les campagnes de « sensibilisation ». Or, aussi bien en Côte d'Ivoire qu'au Sénégal, l'analyse d'un corpus de près d'un millier d'articles, associée à des entretiens avec des journalistes et des chargés de communication d'institutions de financement de la santé, révèle une tendance à ne pas discuter la pertinence des politiques de santé, dans leurs impulsions internationales ou leurs déclinaisons locales. Choix des journalistes qui s'explique notamment par le rôle qu'ils jouent et leur position dans le dispositif de diffusion des discours préventifs. Rôle qui est de livrer des informations relevant de l'actualité, d'éclairer soit l'opinion publique sur la portée de telle action soit les responsables des politiques initiées sur le pourquoi des obstacles enregistrés au niveau des populations ou de la réussite de tel processus enclenché. Les rapports de dépendance et de connivence entretenus avec les organismes ne favorisent pas non plus cette mise en question.

La presse écrite se présente *in fine* comme un acteur parmi d'autres du système de santé, un média au sens littéral du terme de « passeur d'informations », qui, pour sa pérennité dans cet espace-là n'a guère d'intérêt à s'autonomiser et donc à développer un propos critique. Constat qui oriente pour conclure la réflexion dans deux directions explicatives : la conception du métier de journaliste et le rapport de la presse aux faits de santé. En effet, même si cela mériterait une étude approfondie en soi, s'agissant du premier point, force est de remarquer qu'aussi bien en Côte d'Ivoire qu'au Sénégal, dans le champ de la politique le discours journalistique sait se faire critique, parfois outrancièrement, avec d'évidentes dérives dans la portée des accusations formulées à l'encontre des hommes politiques : en d'autres termes, le journaliste n'est pas « par essence » dépourvu de capacité à contester et critiquer des actions. Mais, et nous touchons là à la seconde remarque effectuée, lorsqu'il est question de la santé, cette envie, cette possibilité - c'est selon - sont fortement émoussées, pour ne pas dire qu'elles disparaissent. Et là, l'analyse doit convoquer une multiplicité d'explications qui, ajoutées les unes aux autres, fondent la spécificité du rapport non critique de la presse aux questions sanitaires : endosser le rôle de messager d'une bonne parole préventive, pour le « bien des populations » ; se préserver des sources de revenus (individuelles pour le journaliste participant aux formations organisées par les bailleurs de fonds dans le champ de la santé ; collectives pour la maison de presse désireuse de vendre sur des sujets jugés « accrocheurs ») ; mais aussi parler de questions qui peuvent toucher chacun de près (le sida, la mortalité maternelle, le paludisme), et pouvant inhiber l'esprit critique. La santé est peut-être le seul domaine de la vie sociale traité par les journalistes qui condense l'ensemble de ces facteurs - et d'autres encore -, générant de ce fait un discours journalistique par bien des égards spécifique.

DEUXIEME PARTIE

LE QUOTIDIEN DE LA RELATION AU PATIENT

CHAPITRE 3

L'inégale prise en compte de l'autre (exemples de la tuberculose et de la prévention)

par Bla Claire KONAN, Fatoumata HANE,
Karine DELAUNAY, Modestine KADJO,
Marie-Adama NDIOR & Laurent VIDAL

1. La prévention dans la presse : à qui s'adresse-t-elle ?

Si la fonction première du journaliste est certes de transmettre les informations reçues ou de rendre compte des actions concrètes menées sur le terrain, on ne peut que souligner, à la lecture des articles de quotidiens ivoiriens et sénégalais consacrés à la prévention (voir chapitre précédent), la parcimonie des descriptions des « populations » dont il est question. En d'autres termes, les journalistes ne particularisent pas les groupes auxquels les messages s'adressent, ne font pas état de la manière dont ils intègrent ces messages de prévention reçus et ne nous renseignent pas sur la façon dont ils les perçoivent : le lecteur ignore si leur contenu répond à leurs besoins et à leurs contraintes. Les messages restent, au total, fortement abstraits et imprécis, donnant à penser que leur contenu englobant ne permet pas une mise en pratique aisée des recommandations destinées à lutter contre des pathologies telles que le sida ou le paludisme, par exemple.

Dans la plupart des articles dépouillés, divers termes – fort généraux et stéréotypés - sont utilisés pour évoquer les destinataires des messages de prévention ou des informations relatives à la prévention dont le journaliste se fait le relais : les « jeunes », les « femmes rurales », le « public », les « passants », les « prostituées », les « prisonniers », les « élèves », les « automobilistes », les « groupes vulnérables cibles », les « travailleurs », les « groupes à risque », les « femmes en âge de procréer », les « routiers »... la liste pourrait encore s'allonger. La constante qui se dégage de ces « descriptifs » est qu'ils ne définissent pas ces « groupes » (ou plus exactement ces personnes érigées en « groupes ») et en ignorent les spécificités. Or, pour adresser un message de sensibilisation à des personnes, à des groupes visés par les campagnes de prévention cela suppose que l'on ait une idée précise de leurs contours et caractéristiques. Le lecteur de la presse lui aussi doit être en mesure de comprendre précisément de quelles personnes il est question. Par exemple, quand une campagne de lutte contre le sida est lancée pour « les jeunes », dans l'article relatant cet évènement on ne sait pas si le message s'adresse à des filles ou à des garçons, pas plus que l'on ne connaît leur âge ni s'ils sont ou non scolarisés. C'est le cas dans cet article (Ivoir'Soir, 29/11/2001) qui affirme la nécessité de « *mettre dans la tête des jeunes que le port du préservatif est à la mode, actuel, acceptable et responsable* », sans que l'on sache exactement qui sont ces « jeunes ». Qui peut se sentir concerné par ce type d'information ? Le fait de s'estimer jeune, nonobstant les particularités de ses conditions de vie, de son parcours scolaire, de son comportement sexuel..., suffit-il à attirer l'attention de la personne pour cette information qui en devient alors très abstraite ? En d'autres termes, suffit-il d'être de cette catégorie de la population définie uniquement par l'âge - que l'on suppose compris entre 15 et 25 ans - pour que ce message soit intériorisé et que les comportements changent ?

Un problème analogue de non détermination du destinataire de la prévention se pose à la lecture de ce constat d'un journaliste, concernant une deux maladies qui, avec le sida, mobilise le plus grand nombre d'articles sur la prévention : « *la manifestation en cette journée africaine de lutte contre le paludisme vise à sensibiliser les populations et les leaders d'opinion sur l'utilisation de la moustiquaire imprégnée* » (Fraternité-Matin, 26/4/2002). Les groupes visés par cette campagne de « sensibilisation » sont donc les « populations » et les « leaders d'opinion », mais le lecteur ne dispose d'aucune information sur les caractéristiques de ces deux groupes de personnes. De sorte qu'à travers le premier groupe tout le monde peut se sentir concerné, alors que par ailleurs la prévention du paludisme tend à s'adresser prioritairement aux enfants et aux femmes enceintes.

Si les messages préventifs sont relayés par la presse c'est bien, *in fine*, dans l'optique - pour reprendre les termes consacrés par le discours de la prévention - de « sensibiliser », « éduquer » et « informer ». Or on constate d'emblée que leur appréhension extrêmement globale des destinataires souhaités des messages s'interdit de prendre en compte la singularité des conditions de vie, des connaissances tout autant que des croyances de chacun : singularités dont l'exposé dépasserait certes le cadre d'un article mais dont il est remarquable de constater que les journalistes ne font pas même état comme d'un élément devant permettre d'affiner les messages. Et lorsqu'un élément contextuel est évoqué, cela ne débouche pas sur une remise en question des discours sur la prévention, en l'occurrence du flou des catégories qu'ils manipulent. Le constat de ce médecin chef de district au Sénégal selon lequel « *si les campagnes de prévention menées depuis cinq ans, avec notamment les moustiquaires et rideaux imprégnés et le renouvellement des stocks de chloroquine n'ont pas connu de succès, c'est à cause d'un manque de moyens de la part des populations* » (Le Soleil, 9/8/2002) va dans ce sens : la prévention doit se soucier des contraintes financières de ceux censés l'adopter, mais ces derniers restent, non seulement dans le propos de ce médecin mais surtout dans l'article, « des populations », « tout » indistinct dont on imagine chacun des membres soumis aux mêmes contraintes, ici financières. Cet extrait d'article témoigne d'un autre phénomène : le décalage – au niveau du rendu qui en est proposé dans la presse – entre certains constats d'acteurs de la santé et de la prévention, d'une part, et les actions menées, d'autre part. Les propos de ce médecin en donnent une première indication, à savoir que les acteurs, « sur le terrain », connaissent les difficultés des personnes habitant les quartiers ou régions où ils exercent. Connaissance des difficultés qui ne transparaît pas lorsqu'il est fait état des actions de prévention en tant que telles.

Voyons à cet égard l'analyse d'actions de prévention concernant le sida, portant sur plusieurs pays africains, et effectuée par un quotidien sénégalais : elle fait état du « *doute [persistant] chez certains individus quant à l'existence réelle du sida dans leur propre milieu, [de la] confusion concernant les modes reconnus de transmission du sida, [de la] résistance au niveau de certaines couches de la population à la promotion et à l'utilisation des préservatifs pour des raisons religieuses, culturelles ou politiques* », aussi « *le niveau de l'alphabétisation et les revenus économiques très bas des populations constituent également des problèmes pour une bonne politique de sensibilisation, cette situation limite de façon considérable la portée des messages et crée la confusion dans l'esprit des populations* » (Le Soleil, 14/5/2002). Même si cette présentation reprend nombre de catégories (« populations ») et concepts très généraux (« sensibilisation », « promotion du préservatif ») elle a le mérite de souligner l'existence de contraintes sociales dans les comportements préventifs de chacun. Or on constate que, malgré ces tentatives de contextualisation des questions posées par la prévention telle qu'en fait état la presse, les planificateurs et responsables des programmes continuent par le biais des journalistes à transmettre des messages du type « *les autorités médicales préconisent une large campagne de sensibilisation afin d'amener les populations [...] à faire usage de moustiquaires imprégnées...* » ou à estimer qu'« *il faut implicitement un renforcement des connaissances en amenant les gens à prendre leur responsabilité et avoir des comportements sans risque* » (Sud Quotidien, 30/10/2002). On retombe alors dans le degré d'imprécision évoqué précédemment : on ne sait ni ne connaît rien des difficultés de ces « populations » et de ces « gens ».

Dans cette même optique, l'accent porté sur la mise en place de kiosques d'information sur le sida, et de vente de préservatifs, dans des communes d'Abidjan, fait dire à un journaliste que « *la présence des kiosques dans cette commune vise à vulgariser et mettre l'information à la portée du passant (...) pour des conseils sur la prévention et sur les moyens de dépistage* »

(Fraternité-Matin, 20/4/1995). Ici, pour exprimer l'importance de diffuser l'information dans les quartiers, sont utilisées des expressions (vulgarisation, information, conseils, prévention, dépistage) en elles-mêmes très vagues et qui ne peuvent renseigner le lecteur sur les moyens mis en œuvre (pour « informer » ou se « dépister »). Quand, en plus, ces objectifs, dont on ne saura rien de plus, s'adressent au « passant » on suppose que tout le monde est concerné par cette information sans distinction de sexe, de niveau d'instruction et d'âge... Nous retrouvons là, certes, un des arguments centraux de la prévention du sida, que relaie de ce point de vue fort bien cet article de presse, et qui consiste à dire que tout le monde est concerné ou menacé par le sida : slogan préventif qui n'élimine pas le risque que, dans ce degré de généralité, personne ne se sente – en tant qu'individu ayant des attentes et contraintes singulières - directement concerné. Le lecteur ne sait non plus rien des « conseils sur la prévention » délivrés dans ces kiosques ni, surtout, des « moyens de dépistage » pour lesquels il pourrait recevoir - croit-on comprendre - une information dans ces lieux. Dans cet exemple et dans le suivant le journaliste se trouve prisonnier du vocabulaire de la prévention, dont le simple déroulé est supposé précis et compréhensible : « *l'accent doit être mis sur l'information, l'éducation et la communication car tant que certains comportements resteront il ne sera pas possible de réduire la mortalité surtout celle causée par ces deux maladies [paludisme et maladies diarrhéiques]* » (Sud Quotidien, 6/7/2001). Rien n'est dit sur l' « IEC » en question ni sur les « comportements » à modifier.

La description des comportements à adopter fait aussi fréquemment défaut. En témoigne un article, intitulé « *L'option "moustiquaire imprégnée"* » (La Voie, 6/7/1996) qui conseille « *à l'ensemble de la population* » l'usage de la moustiquaire imprégnée, en soulignant les avantages de son utilisation. Le contenu du message pourrait se résumer ainsi : il faut utiliser la moustiquaire imprégnée car elle protège contre les piqûres de moustiques et évite à l'homme d'être malade. Néanmoins, rien n'est dit dans cet article sur la technique d'installation et d'utilisation de la moustiquaire imprégnée : de fait ne sont pas abordés les possibles obstacles que peuvent rencontrer les familles, par exemple s'assurer que l'ensemble des lits ou couchettes soient couverts. Incidemment, c'est donc la capacité des familles à pouvoir acheter autant de moustiquaires que de lits qui est ignorée, confinant l'utilisateur de cet outil de prévention / destinataire du message de prévention dans un tout indistinct.

Lorsque les comportements en question sont précisés dans l'article, les implications sociales et culturelles ne sont pas évoquées, et encore moins explorées. C'est le cas dans la prévention du choléra pour laquelle le ministre de la santé a souhaité que « *les sénégalais évitent au maximum de se serrer les mains pour éviter la propagation de cette "maladie des mains sales"* » (Le Soleil, 24/10/1995). Recommandation incantatoire mais guère réaliste quand on sait que croiser une connaissance sans la saluer ni lui tendre la main sous prétexte que cet acte peut être vecteur de transmission du choléra n'est pas pensable.

Prendre en compte des impératifs sociaux et culturels c'est aussi, pour le journaliste, relayer des opinions religieuses sans les ériger comme recommandations officielles. Dans la prévention du sida, celles-ci ont notamment porté sur la valorisation de l'abstinence et la dévalorisation du préservatif : autant l'une ne s'inscrit pas en porte-à-faux avec le message de santé publique, autant la seconde le contredit profondément. Aussi lorsque sont rapportés les points de vue d'un fidèle de l'Eglise catholique (« *si les spermatozoïdes arrivent à passer cette barrière qui est le préservatif utilisé comme moyen de contraception pourquoi pas le virus du sida qui est infiniment petit ?* ») ou d'un imam (« *il arrive qu'un pneu se crève ce n'est donc pas un préservatif beaucoup plus léger [qui ne le pourra pas...]* » ; Le Jour, 22/6/2001) condamnant tous deux le préservatif, le lecteur attend en vain que le journaliste les mette en perspective au regard de ce qui est scientifiquement acquis en matière de fiabilité du préservatif. Le contenu du message, d'une façon générale mais aussi bien entendu puisqu'il se trouve être relayé tel quel par le journaliste, pose un autre problème : il exclut de fait les personnes sexuellement actives, ayant plusieurs partenaires. Constat banal lorsque l'on se penche sur les messages d'origine religieuse mais intéressant à effectuer dans le cadre de notre propos puisqu'il participe du processus d'occultation d'une frange importante de la réalité sociale : pratique finalement d'exclusion qui n'est pas sans rappeler celle que portent de fait les messages de prévention qui parlent de « jeunes » et de « prostituées » dans une indistinction qui est aussi une exclusion de ceux ne se retrouvant pas dans ces vastes catégories, ou de ceux qui pourraient s'y estimer à tort inclus (on pense en particulier à des jeunes femmes désignées comme « prostituées »).

Au total, la presse relaie des messages sur l'utilisation de la moustiquaire imprégnée qui n'expliquent au public ni comment la fixer ni comment l'imprégner. Elle conseille à la femme enceinte de faire le test de dépistage du VIH pour protéger son bébé sans lui dire comment ce test est fait, et quelles sont ses conséquences. On pourrait aussi citer des exemples de messages, repris par la presse, incitant à l'utilisation du préservatif sans que ne soient indiquées des mesures élémentaires pour un usage correct, sans risque. De ce point de vue, des messages du type « *les personnels de santé, relais, communicateurs traditionnels et notables se sont donné la main pour la promotion de réflexes de prévention, de règles d'hygiènes, l'achat de moustiquaires imprégnées, la vulgarisation de la réhydratation, etc.* » (Sud Quotidien, 6/7/2001) ne nous expliquent en rien comment ces différents intervenants ont effectivement travaillé ensemble ni en quoi a consisté la « promotion « de la prévention.

Finalement, l'imprécision des informations données par la presse concerne essentiellement les particularités des comportements et attentes de chacun, donnant le sentiment que la prévention telle que médiatisée par les journalistes ne voulait ni les voir, ni les prendre en compte : on peut alors émettre l'hypothèse – a minima - qu'il y a là des éléments de complexité qui ne s'accordent ni avec le format de l'article journalistique, ni avec l'image que celui-ci a de son métier ni, enfin, avec le principes de communication et de « marketing » qui gouvernent les slogans des discours préventifs - notamment à destination des « jeunes », catégorie sur laquelle nous allons maintenant plus particulièrement nous arrêter.

2. La santé de la reproduction face aux jeunes : de l'*a priori* à l'écoute ?

Au Sénégal, dans un contexte où près de 60% de la population sont âgés de moins de 20 ans et près de 20% ont entre 15 et 24 ans, un nombre croissant de programmes (financés et coordonnés par des agences internationales, initiés et pilotés par l'Etat et/ou conduits par des organisations non gouvernementales) s'intéresse aux « jeunes ». C'est notamment le cas dans le domaine de la planification familiale (PF) depuis qu'elle a été intégrée, dans les années 1990, au concept plus large de « santé de la reproduction » (SR), désignée d'abord comme « santé sexuelle et reproductive » (Bonnet & Guillaume, 1999). Ainsi le Programme National de Santé de la Reproduction du ministère sénégalais de la Santé a succédé, en 1996, au Programme National de Planification Familiale lancé en 1991 et ce ministère comprend aujourd'hui une division de la santé de la reproduction des jeunes. Le ministère de la Jeunesse avait pour sa part déjà engagé un Programme de Promotion des Jeunes comportant un important volet consacré à « l'éducation à la vie familiale ». Ayant d'abord pris appui sur les structures associatives de jeunesse (du type associations culturelles et sportives), ce volet est maintenant intégré aux actions de différents mouvements et ONG les concernant (type scouts ou éclaireurs par exemple) ; il s'est aussi particulièrement développé en milieu scolaire notamment par le relais d'une organisation non gouvernementale qui, en relation avec le ministère de l'Education, œuvre actuellement à son intégration aux programmes d'enseignement. Dans le même temps, le dépassement de la focalisation sur la seule santé maternelle et infantile a conduit des ONG dont les activités étaient « traditionnellement » centrées sur la promotion de la PF auprès des adultes à identifier une nouvelle « cible », désormais considérée comme prioritaire : les « jeunes ».

Cette identification prend place dans la logique des programmes de SR qui entend intégrer les questions relatives à la régulation de la fécondité dans une problématique liant santé, population et développement. La catégorie nouvelle des « jeunes » y constitue une sorte de pendant à celle, plus anciennement reconnue, des « femmes » : les premiers ont en partage avec les secondes une commune *position* de cadets sociaux dont ces programmes entendent aujourd'hui promouvoir les droits tout en renforçant leurs capacités à les défendre. Pour autant, au-delà de sa valeur de déclaration d'intention à forte teneur socio-politique, un tel argumentaire, lorsqu'il entreprend de caractériser la jeunesse, tend à se focaliser sur les seuls critères d'ordre biophysiologique en relation avec l'âge. Ce faisant, se trouve certes définie *une condition*, celle du passage de l'immaturité à la maturité (corporelle et plus précisément ici reproductive). Mais, au-delà de son caractère englobant, peut être questionnée l'aptitude d'une telle définition à rendre compte, pour y agir, de l'ensemble *des situations* (fortement contraintes tant socialement qu'économiquement) dans lesquelles un tel passage s'effectue (notamment ici au croisement du sexuel et du matrimonial), ceci dans des contextes en rapide évolution.

2.a. L'identification « jeunes » : une logique englobante face à des situations plurielles et instables

Il convient tout d'abord de remarquer que l'identification des cibles des programmes de SR n'est pas dénuée de tout paradoxe. A l'endroit des adultes, les interventions et leurs argumentaires visent aujourd'hui les « hommes » *et* les « femmes » ; plus exactement, elles ont ajouté à la cible féminine « classique » des programmes de PF, la catégorie des hommes (prioritairement comme partenaires des premières) pour ne s'adresser que rarement aux deux ensemble (sinon comme « parents », sous-entendu, précisément, des jeunes). Par contraste, les mêmes objectifs de santé sexuelle et reproductive paraissent régulièrement occulter les catégories de sexe parmi « les jeunes », ainsi conçus d'abord comme un « tout » constitué de pré-adultes en référence à leur classe d'âge (10/15-20/25 ans en général).

Certes, comme le remarque un manuel établi par une ONG internationale, des considérations de coût-efficacité dans la planification d'une campagne IEC incitent à ne pas définir « *trop étroitement les groupes-cibles* ». Mais, bien que ceux-ci soient donc « *souvent définis de manière très globale* […], *l'expérience a montré qu'en général plus le groupe-cible est spécifique, plus la campagne a des chances d'être efficace* » ; d'où l'importance, notamment « *lorsque le but consiste à changer le comportement plutôt qu'à sensibiliser à propos d'un problème* », de « *segmenter le groupe-cible en s'appuyant sur des informations économiques, géographiques et socio-politiques* », en vue de clarifier les « *besoins spécifiques* » du groupe auquel la campagne entend s'adresser (Starrs & Rizzuto, 1998 : 11-12).

C'est ce type d'expérience que semblent faire certaines interventions du type « Centres jeunes ». Ceux-ci ont été créés en référence au fait que le manque général d'infrastructures en santé sexuelle et reproductive est redoublé, dans le cas des jeunes, par la difficulté qu'ils déclarent avoir à fréquenter celles existantes. Des centres ont donc été ouverts à leur intention, ayant pour intérêt de coupler l'offre de conseils, de services et de soins à l'accès à l'information (celle-ci ne se limitant plus ainsi aux seules activités de sensibilisation et d'IEC). Or, non seulement la fréquentation de telles structures n'est pas toujours à la hauteur des prévisions, mais celle-ci paraît surtout féminine. Plus exactement, observe une responsable au sein d'une ONG ayant développé ce type d'intervention, les jeunes filles sont utilisatrices des services et consultations proposés par les centres de cette organisation tandis que les garçons sont surtout présents dans les animations de sensibilisation. En outre, cette même responsable dit avoir été frappée par une expérience d'organisation de *focus-group* au sein de l'une de ces structures : celle-ci n'avait non seulement rassemblé que des filles, certes "jeunes", mais presque exclusivement que des filles mariées. En d'autres termes, bien que « les jeunes » soient pris comme un « tout », ils sont aussi hommes ou femmes, célibataires ou mariés, etc. et ont, précisément, des « comportements » divers de même qu'ils s'affirment ne pas être des « cibles » passives des interventions.

Au-delà de son caractère anecdotique, voire particulier à une expérience donnée, une telle observation semble révélatrice d'un processus plus profond : les actions entreprises au titre de la SR incorporent, en la matière, la mémoire des approches et interventions antérieures (comme aussi les représentations qu'elles ont générées) bien davantage qu'elles ne rompent avec elles : centrées sur la planification familiale, celles-ci concernaient explicitement « les femmes » et plus précisément, selon le vocabulaire démographique, « les femmes en âge de procréer » ; mais elles ont touché essentiellement, parmi elles, celles socialement légitimes à procréer et par là les plus à même à accéder au droit à réguler leur fécondité, c'est-à-dire les femmes en couple, pour l'essentiel mariées et souvent déjà mères. La prise en compte « des jeunes » procède plus d'une extension de cette logique que d'une remise en question ou une reformulation des programmes engagés au sein desquels cette catégorie aurait été véritablement pensée dans sa complexité propre.

Pour comprendre ce processus, sans doute faut-il revenir sur l'un des principaux arguments associés au lancement d'actions visant spécifiquement « les jeunes », à savoir : « les grossesses précoces ». Leur identification comme problème de santé publique paraît en effet indissociable de l'émergence, au sein des préoccupations de santé maternelle et infantile, du thème de la « fécondité des adolescentes ». Aux données concernant les risques liés aux grossesses des filles physiologiquement immatures, les documents émanant d'ONG ou d'agences internationales adjoignent celles fournies par la deuxième

Enquête Démographique et de Santé conduite au Sénégal en 1992/3. Celle-ci montre que le risque de mortalité infantile est accru non seulement lorsque les grossesses sont trop rapprochées mais aussi lorsque la mère a moins de 20 ans. Ce à quoi se combine, parfois, la référence à des données hospitalières sur la fréquence des recours liés aux complications dues à des avortements, notamment parmi les femmes de moins de 25 ans. La notion de « grossesses précoces » est ainsi fondée sur une base statistique la rapportant, explicitement ou indirectement, au registre de la nature et de la biophysiologie des femmes, *via* la question de la maturité physique.

La construction de cette notion en tant que problème donne lieu, quant à elle, aussi bien dans les documents programmatiques qu'au cours des formations des volontaires de prévention, à diverses considérations sur ses conséquences psychologiques et sociales pour les jeunes filles concernées. Par extension, les risques vitaux mis en évidence par les statistiques sanitaires tendent à être lus comme autant de révélateurs de problèmes socio-culturels, partant, comme l'expression, ainsi objectivement fondée, d'un ensemble de dysfonctionnements. Bien que leur énumération soit l'objet d'énoncés d'apparence parfois contradictoire, les facteurs auxquels ils sont attribués relèvent, de manière récurrente, du couple tradition-modernité. Au titre de la tradition, pensée en référence à l'idéal-type villageois du « milieu rural », les « *grossesses précoces* » apparaissent comme le produit des « *mariages précoces* », c'est-à-dire de filles encore immatures (unies souvent à des hommes mûrs et donc pas forcément « jeunes »), présentés comme étant d'autant plus fréquents qu'ils sont culturellement valorisés ; au titre de la modernité, référée pour sa part à l'urbanisation et à la scolarisation comme vecteurs d'affaiblissement des normes traditionnelles, générateur de perte de repères, ces mêmes grossesses sont vues comme la conséquence d'une « *sexualité précoce* », entendue comme hors mariage et pré-maritale et, pour cela, socialement réprouvée (c'est-à-dire sans pour autant qu'elle soit le fait de filles physiologiquement immatures).

De sorte que, comme le souligne T. Locoh (1994), non seulement « *un certain « flou »* » entoure « *le concept même de fécondité des adolescentes* », tout particulièrement dans son acception de « *fécondité précoce* », mais s'y trouvent « *mêlées des préoccupations de santé et des considérations sur les normes concernant l'accès à la sexualité, au mariage et à la maternité* ». De plus, ces normes sont d'autant plus aisément appréhendées sous la forme de règles culturelles (prescriptives ou dissolues) se déclinant en des oppositions binaires que leur approche est largement déconnectée des éléments d'analyse du « contexte ». En effet, celui-ci ne fournit généralement matière qu'à une « introduction obligée » aux documents de base des programmes de SR « ciblant » les jeunes, n'étant donc guère considéré que comme arrière-plan global. En procédant de la sorte, les argumentaires tendent à ignorer l'ensemble des dynamiques du présent, dans le plus concret des situations affrontées, par lesquelles « les jeunes » adviennent effectivement dans les espaces privés et publics, ceci au prix d'une dissociation grandissante entre maturités corporelle et sociale (Comaroff, 2000). Celle-ci se traduit non pas, comme tendrait à le faire croire l'usage extensif de la notion de « précocité », par un avancement de l'entrée en vie sexuelle des filles (dès lors moins exposées au risque de précocité *stricto sensu* des grossesses) que par un retardement de l'âge au mariage des deux sexes. Si de telles évolutions se polarisent entre villes et campagnes, elles ne peuvent être réduites à une simple opposition, notamment dans le cas d'un pays tel que le Sénégal du fait des migrations internes (Adjamagbo & Antoine, 2002). De même, les facteurs liés à l'urbanisation et à la scolarisation ne sauraient être considérés comme univoques ni occulter le poids des contraintes matérielles et économiques que la crise et son approfondissement font peser sur les conditions d'entrée en vie adulte (Antoine et al. 2001), s'avérant alors d'autant plus difficile d'appréhender seulement en référence à des « comportements » que l'on pourrait s'assigner de « changer ». Ceci semble d'ailleurs constituer une autre dimension de l'expérience des Centres jeunes, clients et animateurs bénévoles faisant apparaître la nécessité de prendre en considération les conditions de leur reproduction physique et sociale autant que celles de leur vie génésique. Certains de ces Centres ou Bureaux conseil sont ainsi appelés à développer une plus grande polyvalence et notamment à abriter des activités génératrices de revenus.

Au-delà de ce type de réorientation pratique, l'ambivalence des concepts sur lesquels sont fondées les interventions rend celles-ci potentiellement porteuses de messages contradictoires. En témoigne par exemple les recouvrements de sens véhiculés par la notion « montante » de « grossesses indésirées ». Si celle-ci prend place dans le projet même de la PF d'œuvrer à la dissociation entre fécondité et sexualité par l'offre de contraception, elle s'inscrit aussi dans le contexte que nous venons d'évoquer du développement de formes nouvelles de dissociation entre sexualité et mariage, affectant plus particulièrement les itinéraires juvéniles. Entrant ainsi en résonance avec la construction du problème des « grossesses précoces », la notion, complexe en soi, d'indésir ne concerne dès lors pas uniquement les jeunes (notamment les jeunes filles) dans leurs rapports au « risque de grossesse » et, plus fondamentalement, aux enfants à venir ; cette dimension se combine étroitement, au point de tendre à se confondre, avec les jugements que les familles et la société en général portent, d'une part, sur la maternité, globalement valorisée, et d'autre part, sur les grossesses extra-maritales, vues comme exemplaires des inconduites (sexuelles) des jeunes.

Or de tels jugements, assimilés à « la culture » (locale) appréhendée comme une sorte d'invariant structurel, semblent primer, dans les raisonnements des intervenants, sur la prise en considération des dynamiques affectant l'évolution des statuts sociaux juvéniles (féminins et masculins) qui participent aussi des configurations et des expressions des aspirations et des désirs (Antoine & Nanitelamio, 1989). De sorte que les actions engagées au titre de la Santé de la Reproduction en viennent parfois, sous couvert de promotion d'une « sexualité responsable », à paraître s'assigner comme principal objectif à l'endroit des « jeunes » celui de réintroduire le mariage comme condition d'entrée en vie sexuelle : soit une perspective qui ne semble guère accompagner les évolutions sur lesquelles prend appui la PF et pour le moins contredire le projet « émancipateur » de la SR, contradiction dont il convient aussi de rendre compte.

2.b. Le souci d'évaluer « les besoins » des jeunes aux prises avec la conception d'« une » sexualité dangereuse

Bien que les contraintes socio-économiques participant à façonner les dynamiques sociales tendent à être conçues comme secondes par rapport à des déterminations d'ordre culturel, appréhendées de façon récurrente à travers le seul binôme tradition/modernité, ceci n'exclut pas que les interventions de SR estiment avoir à répondre aux « besoins des jeunes ». Pour évaluer ces besoins, les équipes en charge, que ce soit au sein d'agences internationales ou que ce soit dans le cadre d'ONG, mobilisent diverses statistiques sanitaires et procèdent parfois à une revue des enquêtes et/ou recherches existantes. Mais, en relation avec tel ou tel projet particulier, elles prennent aussi des initiatives d'évaluation propres, dont certaines s'inspirent explicitement du manuel de programmation cité plus haut. Il s'agit généralement d'enquêtes quantitatives par questionnaires, au sein d'échantillons de population de taille variable, couplées à l'organisation de *focus group* et, dans certains cas, à la conduite de quelques entretiens individuels (dits approfondis tout en prenant souvent appui sur des questionnaires pré-établis, et ceci, parfois, pour n'échanger qu'avec les seuls prestataires de service). Bien que de telles enquêtes procèdent effectivement à une « segmentation de la cible », celle-ci, fort peu différente de celle appliquée aux adultes, s'avère souvent basique (sexe, âge, niveau scolaire, état matrimonial, milieu de résidence) ; surtout, elle semble rarement donner lieu à des croisements de variables lors de l'analyse des données collectées et n'être guère mobilisée pour l'élaboration des synthèses conclusives qui reconstruisent ainsi une globalité « jeunes ».

Du point de vue de leur contenu, les enquêtes fondant l'appréciation des « besoins » en matière de SR comportent des questions touchant aux niveaux de connaissances, pour les évaluer, ainsi que des questions visant à fournir des éléments de caractérisation des pratiques dans le souci de considérer, parallèlement, les « comportements » sexuels et reproductifs qu'il s'agira de valoriser ou de changer. Or cette caractérisation combine des questions sur les expériences des jeunes enquêtés à des relevés d'opinions dont la structure révèle combien l'opportunité offerte d'entendre les préoccupations *des* jeunes se trouve parfois enchâssée dans - voire occultée par - l'ensemble des préoccupations courantes *sur* les jeunes que semblent reprendre les concepteurs des enquêtes. Une enquête de 1997 (Ba et al., 1997), dans son volet « sexualité et fécondité », comporte ainsi des questions sur l'entrée en vie sexuelle, les grossesses et avortements. Mais elle comprend aussi des questions d'opinion, formées sur le style indirect, portant notamment sur « la fréquence des rapports sexuels » et « la fréquence des partenaires » ainsi que sur « les raisons relatives aux relations sexuelles précoces et au multipartenariat », ceci alors qu'aucune question directe n'est posée sur ce que recouvrent concrètement les notions ainsi mobilisées. Par exemple, ces opinions ne peuvent être croisées avec aucun élément d'appréciation des relations dans lesquelles sont engagées les enquêtés, les données collectées sur ce point ne relevant que de « l'état matrimonial », limité à la classique déclinaison « célibataire, marié(e), divorcé(e), veuf/veuve, union libre ».

Ce faisant, les expériences et aspirations des jeunes sont d'autant moins abordées et traitées comme telles. Ainsi, les notions de « plaisir », « désir », « curiosité » que laissent néanmoins transparaître les catégories retenues pour l'analyse des réponses tendent à laisser place à la seule référence à la « mauvaise influence des médias » dans les conclusions et plus nettement encore dans les argumentaires des programmes faisant suite à ce type d'enquête. De plus, les grilles de traitement s'avèrent parfois elles-mêmes inadaptées à rendre compte des réponses, alors même que les questionnements centrés sur les opinions se veulent ouverts. Par exemple, si les interviewés, dans l'enquête citée, sont 90% à considérer que les jeunes ont plusieurs partenaires, tout en n'étant que 64% à estimer qu'ils ont des rapports sexuels fréquents, plus de 40% des réponses à la question « selon vous pourquoi les jeunes ont-ils plusieurs partenaires ? » échappent à la liste des raisons retenues dans l'analyse (allant de l'argent à l'accès à la contraception) et moins de 1% font directement référence à l'influence des médias (dont l'importance, selon les auteurs du rapport, serait en fait ressortie au cours des entretiens qualitatifs).

Différents problèmes surgissent ainsi de l'analyse de telles enquêtes. D'une part, pourrait être questionnée l'idée selon laquelle la seule parole des jeunes et plus globalement le recueil d'opinions seraient les plus à même de documenter l'intrication de facteurs pesant sur les pratiques en vue de formuler des interventions efficaces. D'autre part, si cette parole, voire ces opinions, ne sont pas moins importantes à prendre en considération, ceci notamment pour donner du sens aux pratiques sur lesquelles il s'agira d'agir, on conviendra que les enquêtes paraissent construites sur un certain nombre de préconceptions des sens à donner et de représentations des pratiques qui caractériseraient les jeunes. De sorte que, enfin, l'évaluation des « besoins des jeunes » semble davantage susceptible de conforter les axes d'intervention que d'enrichir les réflexions pour éventuellement les infléchir. Ces axes sont marqués du passage de la PF à la SR dont on perçoit à travers les exemples cités qu'elle tend à faire de la fécondité un risque particulier, ceci en relation avec une sexualité qu'il ne s'agit pas tant de rendre « heureuse » que de concevoir et faire advenir comme « dangereuse ».

En effet, si, on l'a dit, les interventions en matière de santé de la reproduction incorporent la mémoire des interventions antérieures de PF, le passage de l'un à l'autre n'est pas seulement marqué de l'identification des jeunes comme cible : il est indissociable du contexte nouveau de développement de la pandémie de sida et de la construction de la problématique de la sexualité que celle-ci a suscitée, notamment en matière de « sexualité des jeunes ». Ce faisant, bien que la SR s'intègre à des conceptions élargies de la santé comme bien-être, ses actions et les représentations sur lesquelles elle prend appui reproduisent un sens bien plus étroit, celui de préservation du risque de mortalité et de morbidité. Parallèlement, le souci de faire apparaître les interventions auprès des jeunes comme étant non seulement légitimes mais aussi convenables combinent aux arguments d'urgence face à la pregnance des risques le recours à des messages de sensibilisation et d'information qui se départissent d'autant plus difficilement des divers pré-supposés culturels et moraux à l'endroit des jeunes. Pour autant, au-delà de ces diverses procédures posant globalement « les jeunes » comme « catégorie cible », l'évolution actuelle des interventions semble s'ouvrir à la prise en considération des individus avec lesquels un échange est nécessaire.

2.3. Au-delà de l'information, la nécessité de l'échange mais comment ?

Au sein du vaste ensemble de l'IEC (Information, Education, Communication), les méthodes d'intervention ont été jusqu'ici pour l'essentiel collectives, depuis les « animations de masse » du type kermesses jusqu'aux « causeries » et « thés-débats ». Les premières tiennent un rôle de « sensibilisation » et de « plaidoyer » tandis que les secondes permettent de délivrer des informations et d'en débattre. Aujourd'hui, en matière de santé sexuelle et reproductive, ce sont les « visites à domicile » qui sont de plus en plus promues, ceci en considérant qu'elles sont plus adaptées à la promotion du changement des comportements, l'échange individuel devant être couplé à la délivrance d'informations. Les jeunes « relais communautaires » recrutés par les ONG pour assurer les actions de prévention dans les quartiers et villages comme au sein de « bureaux conseil » ou « centres jeunes » reçoivent donc des formations en « communication inter-personnelle » et en « conseil », leur rôle de transmetteurs d'informations intégrant plus explicitement un travail d'écoute et de discussion avec les « cibles » des programmes qu'ils mettent en œuvre. Ce souci est également marqué à l'endroit des personnels de santé recrutés dans les structures de ces programmes, comme en témoigne la formation en « communication amicale avec les jeunes » que certains ont reçu préalablement à l'ouverture de centres jeunes.

Bien que l'évaluation des activités apparaisse souvent comme un point faible, fonctionnant parfois davantage comme un outil pour rendre compte aux bailleurs de fonds des actions engagées (par exemple en référence au seul nombre de participants à telle séance ou au nombre de visites effectuées) plutôt que pour apprécier les conditions de leur « efficacité » (que ce soit en terme d'assimilation des informations diffusées ou *a fortiori* de « changement de comportement »), une telle réorientation des stratégies d'intervention manifeste une certaines capacité d'analyse des expériences acquises pour les faire évoluer. Celle-ci peut certes être impulsée au niveau international (par exemple par la publication de brochures ou manuels tels que celui évoqué plus haut) mais elle est aussi le fait des personnels des ONG locales, dont le renouvellement « naturel » ou « provoqué » (suite à une crise interne) peut être l'occasion d'un regard critique sur les actions passées comme aussi être source d'apports tirés d'expériences et formations extérieures. De même, les relais et les personnels des structures gérées par ces ONG portent des capacités de réflexion et de critique des activités tirées du quotidien de leurs pratiques ; s'ils peuvent éprouver des difficultés à les faire valoir dès lors qu'ils ne sont pas toujours intégrés ni même représentés aux instances de programmation, il reste que c'est à eux que revient la lourde tâche de mettre en œuvre les activités et de leur donner leur contenu concret en interaction avec les « cibles » côtoyées.

De ce point de vue, une dimension des activités semble assez régulièrement négligée, ceci dès les formations données aux relais et au personnel : celui de la langue de communication. En effet, les formations reçues et les concepts mobilisés dans le domaine de la SR, tout comme les programmations et les réflexions conduites, sont en français (ou en anglais). Par contre les activités sont réalisées pour l'essentiel en wolof. Soit un partage entre langue d'éducation/administration (scolaire/écrite) et langue de communication (extra-scolaire et orale). Or ni les documents dépouillés ni les formations auxquelles nous avons pu assister (ou dont nous avons parlé avec des participants) ne comportent de réflexion sur la traduction du vocabulaire de la SR en wolof. De sorte que les séances d'information et d'échanges sont généralement structurées en wolof tout en faisant intervenir les mots en français de la SR et de la PF. Une telle situation renvoie certes à la capacité du wolof, en tant que langue véhiculaire (notamment urbaine), d'incorporer des éléments de vocabulaire francophone (quitte à les wolofiser). Mais elle ne va pas sans susciter des questionnements notamment en relevant que celles et ceux perçus comme des cibles privilégiées, parce que fréquentant le moins les services de SR et de PF, sont aussi souvent les moins scolarisés, donc ceux entretenant le moins de familiarité avec le français. A l'inverse, les tentatives de correspondances et traductions du français au wolof auxquelles certains des jeunes relais rencontrés disent s'essayer mériteraient sans doute d'être discutées et évaluées en référence au risque de contresens et de mauvaise compréhension qu'ils cherchent à éviter mais peuvent aussi bien involontairement produire chez ceux qu'il leur revient d'informer.

Le peu de considération pour cette dimension de la communication et du conseil semble révélateur de la valeur éducative assignée aux activités touchant à la prévention en matière de santé (Jaffré, 1991) et à la SR, celle-ci étant marquée par une césure récurrente entre le savoir reconnu aux seuls éducateurs et l'ignorance attribuée à tous ceux qu'il s'agit d'éduquer. Combinée au peu d'attention porté aux situations concrètes affrontées par les jeunes, cette caractéristique renforce le risque que les messages produits en matière de SR demeurent déconnectés des conditions pratiques des changements de comportement prônés. Ce sont là des dimensions que l'on retrouve dans les messages préventifs adressés aux patients tuberculeux, avec cette différence qu'ils s'adressent à des personnes directement confrontées à l'épreuve de la maladie, ceci au sein même des structures de soins et au cours de diverses interactions avec des personnels de santé.

3. Le tuberculeux face au soignant : une existence fluctuante

Diverses études menées en Afrique (Mebtoul, 1999 ; Jaffré & Olivier de Sardan, 2003), et portant sur l'analyse des rapports entre les professionnels de la santé et les malades tendent à montrer que leurs interactions sont souvent marquées par des échanges brefs et impersonnels. Le contexte dans lequel se déroule la consultation ne favorise pas toujours les échanges entre soignants et usagers. Ces derniers sont généralement perçus comme des acteurs passifs devant subir l'action des soignants. Les rapports soignants/soignés sont donc souvent présentés comme drainant des conflits, eux-mêmes faisant suite de façon générale aux différents constats d'un manque de communication, d'une corruption interne (Raimbault et al, 2001) et de rapports - axés sur la délivrance de soins ou de conseils - dont le déroulement est imposé par le praticien, le « meneur de jeu » : les consultations peuvent être interrompues à tout moment pour des raisons diverses, plus ou moins objectives, au rythme qu'il souhaite. Le soignant impose donc son point de vue au patient qui, même s'il n'est pas d'accord, est contraint d'obtempérer, celui-ci n'ayant pas droit à la parole, il ne peut contester le point de vue du praticien « détenteur du savoir ».

Le malade se trouve donc d'après nos observations au Sénégal et en Côte d'Ivoire, dans une position d' « assisté », et cette prédisposition du malade à se mettre dans le rôle du demandeur encourage le médecin à considérer son activité comme un service rendu plutôt qu'un devoir, dans le sens où ce service peut être rendu ou refusé au malade. Le *droit* à la santé semble apparaître ici comme un *service* que l'on rend au malade. De ce point de vue, il y a un dicton populaire assimilable à cette image qui dit que « la main de celui qui demande est toujours au dessous de celle qui reçoit ». Autrement dit, le malade (la main qui demande) doit faire preuve d'humilité, voire de soumission, s'il veut obtenir ses soins.

A cet égard, les informations recueillies sur les facteurs influençant l'observance du traitement de la tuberculose au Sénégal révèlent l'importance de la qualité relationnelle dans l'adhésion ou non du malade au traitement. La tuberculose est une maladie dont le traitement s'inscrit dans la durée, ce qui suppose des interactions fréquentes entre malade et soignant. Nous le verrons[49], les malades essaient alors de créer et de développer des liens de proximité avec le soignant pour sortir de l'anonymat dans lequel ils se trouvent souvent placés.

3. a. Accueil du patient et diagnostic

Les interactions soignants-soignés se repèrent au niveau de chaque service, depuis la prise de contact du patient avec le soignant (service des consultations) jusqu'à l'unité de traitement en passant par le laboratoire[50]. En outre, que ce soit en Côte d'Ivoire ou au Sénégal, les services de radiologie sont surtout intégrés aux centres spécialisés dans la lutte contre la tuberculose en Côte d'Ivoire, dans les CHU et dans presque tous les centres de santé au Sénégal. Ajoutons la bactériologie qui intègre le processus de diagnostic de la tuberculose dont elle est l'élément diagnostic fondamental.

Dans le service de consultation

Ce service constitue le passage obligé vers les autres services, c'est la première étape de l'itinéraire du malade dans une structure publique de santé.

---

[49] Du point de vue méthodologique, notre démarche est essentiellement empirique et intègre les descriptions relevant de nos observations. Pour une question de fiabilité, des séances de consultation ont été choisies plutôt que d'autres sur la base d'un certain naturel dégagé par les deux protagonistes : lorsque nous sentions une influence de notre présence sur le comportement du soignant (trop calculé, trop courtois, etc.) la séance était abandonnée au profit de la suivante.
[50] Le service de radiologie n'est pas pris en compte ici : pour son fonctionnement, voir le Chapitre 9.

Qu'elle prenne place dans un service spécialisé ou non, la consultation, à quelques différences près (affluence des malades surtout), se déroule de la même manière d'une structure à l'autre. Seuls les éléments clés concernant les signes cliniques de la tuberculose sont recherchés par le soignant, et dès que ces éléments sont identifiés, qu'ils soient ou non énoncés (à la fin du récit du patient qu'il ne prend pas toujours la peine d'écouter), la consultation peut se poursuivre.

Les interactions entre soignants et soignés dans la plupart de ces services sont marquées ainsi par une certaine indifférence. On parle très peu au malade, on l'écoute vaguement ou presque pas. La relation thérapeutique est en général expéditive, peu marquée par une forte empathie du soignant pour le patient et les échanges sont réduits à leur strict minimum. Or la construction des diagnostics repose certes sur la formation du professionnel de santé mais aussi sur les représentations du patient. C'est en effet le patient qui décrit ses symptômes ; pour ce faire, il se fonde sur ses savoirs, sur la douleur ressentie, et sur ses hypothèses de « diagnostic » qu'il émet lorsqu'il se trouve dans une structure spécialisée comme un CAT ou dans le service de pneumophtisiologie d'un CHU. Et, précisément, la description des symptômes sera plus ou moins précise selon la nature de la relation qu'il noue avec le professionnel : suivant que le soignant donne aux malades des précisions, réponde à ses interrogations, s'intéresse à ses conditions de vie ou tout simplement, lui pose des questions précises et répétées sur ses symptômes, ses douleurs.

Considérons l'expérience de Sidi, un patient qui a des douleurs à la poitrine depuis des années. Sur le conseil de ses amis, il est allé consulter de son propre chef, dans un centre spécialisé « *afin qu'on regarde dans sa poitrine ce qui ne va pas* ». Après la radio, il passe donc en consultation. L'entretien se passe entre un infirmier de CAT, à Abidjan, et le malade :

- Soignant *: va t'asseoir. Ton problème, c'est lequel ?*
- Sidi *: j'ai le cœur qui me fait mal, il y a longtemps je suis tombé sur un bois, et maintenant la douleur revient, ça...*
- *En quelle année ?*
- *Il y a longtemps, ça fait deux ou trois ans, on construisait...*
- *Parlons du mal récent ! (Sidi ne comprend pas, il regarde l'anthropologue, hésite puis parle)*
- *Je suis fatigué et je tousse un peu.*
- *Tu arrives à cracher ?*
- *Oui mais c'est lourd*
- *Ton corps chauffe ?*
- *Oui mais c'est arrêté maintenant*
- *Ton corps chauffe depuis quand et c'est arrêté depuis quand ?*
- *23 jours. C'était comme palu, mon corps chauffe dedans, vers 16 heures, je suis fatigué, j'ai mal partout. Maintenant, mon palu est fini*

- *Comment tu sais que c'est fini ? Le palu, c'est tout un ensemble de signes ! Tu n'es pas fatigué ? Tu n'as pas mal partout ?*
- *Si, je suis très fatigué même*
- *Tu ne tousses pas beaucoup ? Ton crachat n'est pas lourd ?*
- *Non, c'est mon cœur qui bat vite. Depuis que je suis tombé là, mon côté me fait très mal et c'est depuis 3 ans,...*
- *Laisse ça. Si ça devait te tuer, y a longtemps que tu serais mort ! Tu as compris. Quand tu marches un peu, tu es essoufflé ? (Sans écouter la réponse, il saisit la radio, la place sur le négatoscope et observe)*
- *Ce n'est pas la tuberculose, tu as compris !*
- *Oui (le major rédige une ordonnance qu'il remet à Sidi)*
- *Y a rien*
- *Rien ?*
- *Rien !*
- *Si je prends, mes douleurs vont cesser*
- *Oui*
- *Si ça finit, de revenir ?*
- *Si ça finit et que ça ne va pas, tu peux revenir.*

On remarquera les coupures brusques des explications de Sidi sur l'intensité de sa douleur, l'origine de son mal, etc. Les questions brèves sont à mettre au compte de la méthode expéditive du soignant. La question « *tu arrives à cracher ?* », par exemple, ne précise pas clairement le sens que le malade doit lui accorder. S'agit-il de l'endroit où il doit cracher ou de la manière dont se fait l'expectoration ? La réponse donnée par le malade - « *oui, mais c'est lourd* » - semble avoir satisfait l'infirmier.

Ce type d'échange (rapide, émaillé de coupures) suscite un étonnement de la part du malade et une certaine réserve dans ses explications, qu'on pourrait assimiler à de la peur et à de la résignation. Finalement, il se sent isolé (le soignant qui d'abord n'écoute pas ses explications, les banalise et qui ensuite, décide de réorienter l'entretien sur des sujets que le malade ne maîtrise pas du tout : crachat, toux, essoufflement...), et du coup insatisfait de l'issue de la consultation. Il n'a rien, alors pourquoi souffre-t-il autant ? Sidi n'a pas osé poser la question. Afin de rejoindre le registre médical, le patient tentera même de décrire ses symptômes à partir d'éléments relevant de physiologie populaire.

La non prise en compte de la personne du malade dans les spécificités de son parcours et de ses attentes se justifie pour les soignants par un ensemble de facteurs dont les principaux sont, d'une part, le manque de temps, conséquence du nombre pléthorique de malades et surtout du faible nombre de soignants qualifiés et, d'autre part, l'incompréhension de la langue de communication par les malades : « *nous avons des problèmes de communication avec les malades qui ne comprennent pas ce qu'on leur dit* » nous dit ainsi une infirmière au

Sénégal. Les patients craignent la réponse que pourrait leur donner le praticien dans le cas où ils désireraient en savoir plus : être rabroués donc humiliés devant les autres (malades, agents de santé). Ce type de situation débouche sur diverses attitudes que nous présenterons dans les pages suivantes. Par ailleurs, l'intervention d'une tierce personne chargée, par exemple, de la traduction ne facilite pas la mise en avant des préoccupations et caractéristiques singulières du malade, quand bien même la présence d'un traducteur rend moins sensible pour le malade le ton employé par le soignant. Suivons cet échange entre un médecin de CAT en Côte d'Ivoire et son malade dans lequel intervient un traducteur, par ailleurs gardien devenu garçon de salle.

Le médecin sort de la salle de consultation et interpelle un malade qui met du temps à venir :
- *Mais tu étais où depuis et c'est maintenant que tu arrives ? Silence ! Ah ! J'oubliais. Elle ne comprend pas le français !* S'exclame le médecin qui appelle le garçon de salle. Ce dernier arrive en courant
- le médecin : *Viens m'aider. Demande-lui, elle a quel problème !*
- le garçon de salle à la malade : *Pourquoi tu es là ce matin ?*
- La malade : *Depuis le lundi* (l'échange a lieu vendredi), *je n'arrive pas à manger, je ne vais plus au champ, j'ai très mal à la poitrine quand je tousse, et lorsque je crache, il y a du sang dedans. Mon frère est allé au village et je lui ai expliqué, c'est lui qui m'a demandé de venir ici, pour voir ce qui ne va pas. Si ce sont les médicaments ou bien autre chose qui provoque ça.*
- le garçon de salle : *elle dit que depuis le début de la semaine, quand elle tousse, elle voit du sang dedans et qu'elle pense que c'est la tuberculose qui est revenue* (notons que le malade a dit « maladie » et non « tuberculose »). *Elle ajoute qu'elle a beaucoup mal à la poitrine*
- Le médecin : *Est-ce qu'il y a beaucoup de sang quand elle crache ?*
- La malade : *non, quelques tâches*
- Le garçon de salle : *Elle dit non. Juste un peu.*
Le médecin rédige une ordonnance qu'il lui remet
- le médecin : *Il faut qu'elle prenne un comprimé matin et soir, dis-lui de ne pas trop se promener, d'éviter les travaux difficiles, et que ses poumons ne sont pas encore prêts à supporter tous ces coups,*
- le garçon de salle : *le docteur dit de te reposer, de ne rien faire, sinon tu vas continuer à cracher du sang et on risque de te garder ici, parce que tu es trop faible. Attends un peu qu'on te dise de travailler avant que tu ne travailles, tu as compris !* (Il omet la posologie des comprimés). La malade acquiesce, et ressort. Cette consultation aura duré cinq minutes.

Dans le couloir, le malade maugrée : « *mais comment veulent-ils que je mange si je ne travaille pas. Mange bien, mange équilibré, ce sont les singes qui viendront me nourrir ou quoi !* ». La malade essaye ici d'interpréter les prescriptions du soignant : à sa première visite, il lui était demandé de bien manger, à la seconde visite, on lui demande de ne pas travailler parce qu'elle doit se reposer. Au cours des différentes étapes de leurs itinéraires thérapeutiques, les malades font naturellement le lien entre les différents conseils reçus. Un trait particulier (généralement le caractère difficile du malade, une connaissance, etc.) retient l'attention du praticien. Dans le cas contraire, comme dans cet exemple, le soignant fait difficilement le lien entre ses différentes interventions. Il revient alors au malade de faire la synthèse des différentes prescriptions et de faire un choix. Ici, il est évident que la malade ne se reposera pas, puisqu'elle a besoin de travailler à ses champs afin de pouvoir subvenir à ses besoins élémentaires, notamment l'alimentation que le praticien lui conseille variée.

La consultation, parce que brève, laisse au malade un sentiment d'inachevé. Elle n'a pas le temps d'expliquer que ce serait difficile pour elle de ne pas travailler, elle garde sa colère par devers elle et se met à bougonner sitôt sortie. On peut alors s'interroger sur la capacité de la malade à intégrer les consignes données par les praticiens d'autant plus que celles-ci ne tiennent pas compte de ses difficultés personnelles. Ceci dans un contexte où l'interprète extrapole aussi bien les propos du médecin (« on risque de te garder ici, parce que tu es trop faible », ce qui n'a pas été dit) que ceux de la malade (elle parle de « toux » et lui de « tuberculose »).

Dans le laboratoire

En Côte d'Ivoire, la bascilloscopie se faisait uniquement dans les CAT, mais depuis la décentralisation, elle constitue une activité supplémentaire intégrée aux laboratoires des FSU. Au Sénégal, par contre, il en est ainsi dans les centres de santé depuis la mise en place du Laboratoire national de référence (LNR), en 1984. Celui-ci a contribué notamment à l'équipement des laboratoires au niveau national et à la formation des techniciens.

Pour les examens, le praticien demande trois crachats dont le premier est fait sur place, le second le matin au réveil et le troisième, quelques instants plus tard. Ces recueils de crachat sont essentiels puisque la fiabilité du résultat dépend de la qualité du crachat émis. Et pour cela, il faut que le malade comprenne les conditions de recueil du crachat, expliquées par le technicien de laboratoire. Il faut souligner que nous sommes dans un laboratoire, où la majorité des actes sont faits par des techniciens surchargés d'activités diverses (les registres à remplir, les prélèvements à faire, des résultats à distribuer, etc.), et monopoliser leur attention pendant ne serait-ce que cinq minutes afin de donner des consignes strictes aux patients quant à la qualité des sécrétions, demeure très difficile. Par conséquent, on a affaire à des bribes de phrases de la part du technicien s'adressant au malade : « *Prends cette boîte. Va cracher, et tu reviens me donner tout de suite* », ou « *Tu prends ces deux boîtes, une pour le crachat du matin, et l'autre, pour après* ».

Le malade n'a pas le temps de poser des questions que déjà le soignant vaque à d'autres occupations. Par ailleurs, le technicien de laboratoire bien que ne connaissant pas les résultats du patient l'évite, compte tenu uniquement du type d'examens demandés. Une distance est instaurée, et la scène se déroule à un rythme accéléré, suspendant du coup toutes les interrogations du malade. A cet égard, un technicien de laboratoire au Sénégal notait : « *Je n'ai pas de rapports particuliers avec les malades, nos rapports se limitent aux échanges de pots, ils me donnent les produits (crachats) sur lesquels je travaille et je leur remets les résultats* ».

Plus tard, cet échange bref est sanctionné par les malades qui accusent les techniciens de laboratoire d'avoir mal fait leur travail, justement parce que ces techniciens ne leur auraient pas donné les informations nécessaires à un bon recueil de crachat. Ainsi, après une longue errance d'un centre de santé à un autre, on « découvre » la tuberculose dans une autre structure, faisant passer cette dernière comme étant plus performante que les autres. Tel est le cas d'un malade qui est surpris de constater qu'on n'a pas pu découvrir son mal dans la capitale censée détenir tout le matériel nécessaire alors que cela est possible dans une ville moyenne : « *Vous vous rendez compte, je vais à Abidjan, dans un grand centre, et on ne trouve pas de quoi je souffre, j'arrive ici, et on découvre la faille ; j'étais vraiment surpris* ».

Au Sénégal, il apparaît qu'aucun dispositif d'accompagnement n'est mis en place pour permettre au patient de bien cracher. Pour le recueil des crachats, le malade va cracher sans assistance dans le premier pot à l'arrière du bâtiment qui fait office de laboratoire. On lui dit vaguement comment cracher : « *va tousser dehors et crache dans le pot* » sans lui recommander précisément de tousser et d'expectorer, d'aller « chercher » l'expectoration dans les poumons. On lui remet un pot et il revient au bout de quelques minutes avec son prélèvement. La vendeuse de ticket lui donne un deuxième pot pour qu'il fasse le second prélèvement chez lui. Quand il revient on lui en donne un troisième qu'il va remplir toujours à l'arrière du bâtiment. Cependant, s'il arrive après la réalisation de l'étalement, on lui demande d'aller cracher chez lui.

Dans l'unité de suivi et de traitement

Le diagnostic de la tuberculose impose des contraintes significatives au malade et modifie par conséquent ses habitudes de vie, dans un contexte où les conseils de prévention (dans le sens d'éviter de contaminer l'autre) font tous référence à des interdits et promeuvent l'isolement, au moins pendant les deux premiers mois du traitement. Le soignant autour duquel se construit l'image idéale du garant du recouvrement de notre santé, s'impose au patient comme première source rassurante d'acceptation de son mal, qui l'a déstabilisé. Ce dernier « se sent impuissant et a le désir de confier sa destinée à une personne compétente ayant les connaissances techniques et l'expérience suffisante pour prendre en charge le problème qui le préoccupe » (Dujardin, 2002). De ce fait, si le malade atteint l'unité de traitement, c'est parce qu'il a reçu la confirmation de son mal. Il y arrive donc en éprouvant deux sentiments : d'abord en découvrant d'autres malades, il est rassuré parce qu'il n'est pas le seul dans ce cas, mais en même temps, ces autres malades instaurent une crainte, comme si cette proximité pouvait aggraver son mal. On a ainsi observé des malades arrêtés dans les salles d'attente alors qu'il y avait de la place sur les bancs ou, s'ils sont assis évitant de se faire face, préférant offrir leur profil au voisin.

Dans la plupart des centres de santé au Sénégal, les malades qui fréquentent ces services sont désignés par le vocable « PNT » : « *c'est un malade PNT* » dit-on. Parfois ils sont identifiés par le nom du responsable d'unité : « *maladu B. la ou maladu Mme D. la* (litt : c'est le malade de B. ou c'est le malade de Mme D.). Le premier contact - ainsi que ceux qui suivent - instaure une attitude de gêne chez le malade qui se manifeste par le fait qu'il se met à parler à voix basse malgré les interpellations du soignant : « *Tu dis quoi ? Je n'entends rien* ». Il faut préciser que ces situations ont surtout été observées dans les séances de groupe lorsque le soignant s'exprime à toute l'assemblée, et ceci concerne principalement les conseils de suivi du traitement. Après cela, les réponses aux rares questions des malades s'effectuent plus sous un mode ironique (« *donc, toi, tout ce que j'ai dit là, tu n'as pas compris ?* » Répond le soignant de façon invariable à tout patient curieux d'en savoir plus) ou sont tout simplement ignorées par le praticien. Ces rapports créent un malaise certain chez le patient qui préfère ne rien dire et garder ses incompréhensions pour lui. C'est le cas d'une patiente désireuse de poser des questions à l'infirmier, mais qui par peur d'être ridiculisée ou ignorée a préféré s'en remettre plus tard à un agent de santé qui la suit à domicile[51] :

- Patiente : *ça tombe bien, je voulais te dire que depuis que je prends les médicaments, j'ai des douleurs aux pieds, ça me fait très mal, et je me sens mal à l'aise. (Elle montre son pied à l'agent) Tu vois, quand on appuie, ça rentre dedans.*
- Agent de santé : *tu aurais dû dire ça à l'infirmier tout à l'heure pendant qu'il parlait !*

---

[51] Cf. Chapitre 1 sur l'organisation de la prise en charge de la tuberculose en Côte d'Ivoire et ses spécificités et, dans le chapitre 8 consacré aux rapports aux normes, la partie sur les modalités de traitement.

- Patiente : *Hum ! Tu poses les questions et on ne t'écoute même pas, je préfère ne rien dire. Tout à l'heure, il a honni un monsieur, et c'est moi qui vais aller lui poser des questions ? Je ne peux pas !*

C'est cet agent qui a expliqué à la patiente que ces malaises disparaîtront au fur et à mesure de son traitement, et qu'elle n'a pas à s'inquiéter. La présence de cet agent de santé a donc permis de rassurer cette patiente qui estime que le praticien, lui, ne fait rien d'autre que crier, inhibant par là même les interrogations des malades.

De son côté, le soignant pense, d'une façon générale, faire d'importants efforts pour le malade, en prenant le temps de tout lui expliquer. Pour cet infirmier du CAT, ces malades font exprès de ne rien comprendre uniquement pour les « embêter ». « *Il y a des malades qui sont en traitement sans qu'ils sachent pourquoi, alors qu'on prend tout le temps pour leur expliquer, quand tu finis, il dit, 'tu dis quoi ?'* ».

Cependant, au Sénégal, nous avons pu constater que dans les unités de traitement, au fil des rendez-vous, les rapports entre soignants et soignés étaient assez différents de ceux établis lors du premier contact. Au fil des interactions régulières qu'implique le traitement de la tuberculose, les malades tentent de créer des rapports personnalisés avec les agents de santé et ce sont ces rapports qui déterminent la suite du traitement dans la mesure où ils permettent au malade de bénéficier de certaines faveurs : par exemple, une dotation plus importante en médicaments ou une consultation dans d'autres services sur recommandation du responsable du traitement. L'attitude des malades évoluait positivement dès lors qu'ils se trouvaient dans une relation de proximité : « *quand les malades arrivent, ils sont désespérés et pendant les deux premiers mois tu sens qu'ils reprennent confiance, vers la fin ils sont rassurés, il savent qu'ils vont guérir, j'ai des rapports familiers avec certains. Il y en a d'autres qui sont insupportables c'est-à-dire qu'ils ne respectent pas leur traitement mais en regardant le comportement des autres, ils se calment. Des fois ce sont les autres qui les rappellent à l'ordre. Le comportement des malades change en fonction de leur état de santé. Quand ils arrivent pour la première fois, ils sont affolés, ils pleurent mais au bout de dix jours, c'est-à-dire dès qu'ils commencent à se sentir mieux, ils commencent à sourire, à discuter et ça évolue comme ça jusqu'à la fin du traitement* ». Ces propos d'un des responsables du traitement au Sénégal, illustrent l'évolution de la conduite des malades face à la tuberculose. En Côte d'Ivoire également certains soignants à l'image de cet infirmier d'un CAT reconnaissent cette évolution positive du comportement des malades en rapport avec le stade de traitement. En effet, selon cet infirmier, « *le nouveau malade est fatigué, hagard, tandis que celui en cours de traitement est très vif, monte et redescend l'escalier en moins de deux* ». Par ailleurs, il continue en affirmant qu' « *il existe des malades reconnaissants qui reviennent après leur guérison dire merci, et dans ces cas, nous profitons de ces moments pour leur parler encore des mesures d'hygiène à adopter afin d'éviter des rechutes* ».

La tuberculose est certes une maladie qui fait peur mais l'efficacité reconnue aux antituberculeux majeurs fait que les patients se sentent mieux après quinze jours de traitement. Cette amélioration de leur état physique suscite un certain réconfort qui influence leur comportement et leur position : ils sortent de l'anonymat de la première visite pour occuper une place particulière selon leur degré de connexion c'est-à-dire leur capacité de développer des liens forts avec les agents de santé. Ils peuvent alors entretenir des relations de complicité avec l'agent qui devient un confident. Ce type de relation motive le comportement des agents de santé, à l'instar de ce responsable de traitement qui avait convoqué le mari d'une de ses patientes pour le faire revenir sur sa décision de la répudier, parce qu'elle avait la tuberculose. Autres exemples, les malades essaieront d'aider l'agent de santé dans son travail en recherchant les perdus de vue, ou en animant des petites causeries dans les salles d'attentes. Une patiente rencontrée dans un des centres de santé visités au Sénégal raconte : « *au début c'est vrai que j'étais fatiguée, je n'arrivais même pas à marcher, ce sont mes frères qui me soutenaient pour que je puisse accéder à la salle de traitement pour prendre mes comprimés. Au fil du temps je commençais à me sentir mieux, je venais seule et puis la responsable de traitement était toujours souriante, gentille avec moi. Quand j'attendais mon tour sur le banc, j'en profitais pour rassurer les nouveaux malades en leur relatant ma propre expérience. Je leur conseillais de bien manger, d'être propre. Chaque matin j'animais les discussions et ça aidait les malades à démystifier la maladie* ».

Comme nous aurons l'occasion de le montrer par la suite (Chapitre 8), la multiplicité des échanges entre les différents acteurs en interaction – malades et responsables de traitement – met en lumière des principes de négociation. Dans cet ordre d'idées, R. Bourque et C. Thuderoz ont démontré que « *des échanges répétés produisent du lien social, en réduisant l'incertitude face aux comportements d'autrui, et en augmentant l'attraction interpersonnelle* » (2002 : 68). La fréquence des contacts favorise le développement de liens affectifs qui facilitent la négociation de faveurs et influencent l'observance du traitement. Si le malade arrive à développer des liens de proximité, le suivi des prescriptions thérapeutiques déborde le registre médical et repose davantage sur des valeurs sociales comme la « *kersa* » (déférence) ou le « *ruus* » (honte), au Sénégal. A cet effet un malade disait : « *j'ai honte de rester un jour sans prendre mes comprimés parce que cette dame (la responsable de traitement) est très gentille* ».

Au-delà de échanges proprement dits, dans les unités de traitement, les rapports entre malades et professionnels de santé sont marqués par la diffusion de messages qui conditionnent souvent les conduites des patients d'où la nécessité d'en analyser le contenu de ces messages et la manière dont ils s'intègrent à la pratique de ces patients.

3.b. Les messages : de monologues en dialogues

Dès que le diagnostic est confirmé et que le malade arrive dans l'unité de traitement, un ensemble de conseils lui sont donnés afin de prévenir les risques de contagion de l'entourage. Ces messages sont différents d'une structure à une autre.

Au Sénégal, il n'y a pas de message standard élaboré par le programme national. La conception des messages est laissée aux soins du responsable de traitement. De ce point de vue, le contenu des messages varie d'un centre à l'autre. Ils peuvent être aussi bien lapidaires que complexes, voire même confus. C'est le cas de ce message, délivré dans un service hospitalier de Dakar : « *tu vois ces comprimés là (en fait ce sont des cornets que l'on montre au malade), ils vont te guérir. Tu les prendras pendant 8 mois* ». Si, au Sénégal, il n'y a pas de message standard mis à la disposition des soignants par le PNT, en Côte d'Ivoire, les messages diffusés sont élaborés par le programme national, de manière à être - théoriquement - uniformes au sein de toutes les structures. Mais comme cela sera expliqué dans les chapitres 7 et 8 consacrés à la question des rapports aux normes, ces messages sont naturellement modelés par le soignant en tenant compte de la routine, de la charge de travail, voire même de l'inspiration du moment. Ainsi, si certains messages sont de véritables monologues, d'autres par contre, laissent la liberté à un dialogue ouvert entre les protagonistes. Nous allons évoquer successivement ces deux types de messages.

La forme monologique caractérise la délivrance de conseils suivante, observée dans un centre de santé de Dakar : « *Ecoute-moi bien et attends que je termine tout ce que j'ai à dire avant de poser des questions. Si tu m'interromps tu risques de me perturber et je vais perdre le fil de mes idées. La maladie que tu as, c'est la tuberculose, elle est très contagieuse. C'est en parlant avec les gens ou en toussant ou en crachant que tu peux contaminer les gens. C'est une maladie qui peut s'attraper partout, dans les cars, dans les bus, les télés centres. C'est le destin, donc il faut l'accepter. L'accepter c'est accepter de se faire soigner. C'est une maladie qui se soigne pendant 8 mois avec deux phases : une première phase qui est dure parce qu'il y a beaucoup de comprimés à prendre et une deuxième phase où on va diminuer les comprimés. Une fois que tu commences à te traiter, tu ne dois pas rester un seul jour sans prendre de comprimés, parce que le fait de prendre les comprimés aujourd'hui et de ne pas en reprendre le lendemain, ça peut créer des résistances et là ton cas va s'aggraver. Si tu entends dire que la tuberculose tue c'est que le traitement n'a pas été correctement suivi, mais si tu te soignes correctement, il n'y a aucun problème, tu vas guérir. Si tu dois voyager, il faut venir nous le dire et on te donnera des comprimés pour le nombre de jours que tu vas t'absenter. Il y a aussi certaines mesures d'hygiène à respecter. Il faut chercher un mouchoir en tissu que tu vas mettre devant ta bouche quand tu tousses, ce mouchoir devra être lavé avec de l'eau de javel et être séché au soleil. Donc la première mesure pour éviter de transmettre la maladie c'est d'avoir toujours un mouchoir, la deuxième c'est d'avoir des ustensiles personnels, la troisième c'est d'éviter le contact direct avec les gens quand tu parles parce que la chaleur qui se dégage de ta bouche est contagieuse et la dernière c'est de suivre correctement ton traitement. C'est vrai que la tuberculose est une maladie difficile à traiter dans la mesure où il n'était pas dans tes habitudes de te présenter chaque jour dans un centre de santé et de prendre autant de comprimés mais ça passe très vite. Les comprimés rouges peuvent colorer les urines mais ça ce n'est pas grave, ça passe ».*

Le malade écoute, ne prend pas la parole et est censé entendre et appliquer un ensemble, certes complet, mais extrêmement disparate d'informations. D'une unité de traitement à une autre, les conseils ne se présentent pas de la sorte et des échanges peuvent parfois s'instaurer. Dans un premier cas de figure, l'échange reste fort embryonnaire - de sorte qu'il est difficile de parler de véritable dialogue – et les informations délivrées demeurent incomplètes.

Prenons le cas de cette femme, nouvelle malade, arrivée dans un CAT à Abidjan. Après les renseignements sur sa famille, son âge, son lieu d'habitation, on en arrive aux conseils d'usage donnés en « dioula ». Cette femme est originaire du Burkina Faso. Le médecin d'un CAT : « *Ce que tu as, on appelle cela, la toux blanche, sôkô sôkô gbê. Il faut éviter de tousser devant les autres, tousse dans un mouchoir ou le visage ailleurs, ne crache pas n'importe comment. Achète une boîte si tu as de l'argent, mets-y de l'eau de javel et craches-y. Si tu n'as pas d'argent, mets du sable dans la boîte, crache et verse dans les toilettes s'il s'agit d'un trou servant aux besoins ou alors creuse un trou et verses-y le sable. Dors seule, achète tes cuvettes. Au fait, tu vis avec qui ?* » Elle répond qu'elle vit avec son père, et que c'est justement pour se soigner qu'elle est venue en Côte d'Ivoire, elle a donc sa chambre à elle. « *Je te demande ça parce que si tu as un mari, tu pouvais dormir avec lui, en évitant de tousser sur son visage. Je vais te remettre des comprimés que tu iras remettre à un infirmier qui est près de chez toi. Il est au dispensaire qui se trouve dans ton quartier. Tu iras prendre ça avec lui tous les matins, prends-les ! On va vérifier ! Ces médicaments sont chers, c'est pourquoi n'y en a pas ailleurs, ni en pharmacie. C'est gratuit ! La seule chose à payer ce sont les timbres, 5000 francs, tu as compris ?* ».

Ici, la posologie et le moment de la prise ne sont pas mentionnés, la responsabilité semble revenir à l'unité de traitement, le médecin ne fait cas ni des interdits alimentaires (gras, excitants...), ni des efforts à bannir (voyages, efforts physiques intenses, etc.). Les notions qui s'ajoutent ou se soustraient aux constantes se résument au lait de vache frais vendu dans la rue à ne pas consommer à cause de son hygiène douteuse (« *il faut aussi qu'elle évite le lait de vache frais que les femmes vendent dans la rue là ! C'est pas trop hygiénique* ») ; au fait que l'on peut dormir dans le même lit que son partenaire, en évitant de tousser ou d'éternuer dans son visage (« *si tu as un mari, tu pouvais dormir avec lui, en évitant de tousser sur son visage* »).

Finalement, ces messages ne font pas « exister » réellement le malade dans la mesure où le soignant développe un discours qui ne tient pas - ou fort peu - compte de sa présence. Que le malade ait compris ou non les consignes relatives au suivi du traitement, peu importe. Des études antérieures ont révélé que les messages donnés à profusion aux malades n'étaient pas retenus par ces derniers : ils en viennent à perdre le fil du message et se désintéressent des propos du soignant (Konan, 2003).

Dans un troisième cas de figure, un ensemble, même minimal, de consignes sont délivrées et un dialogue tend à s'installer. C'est le cas de cette malade accompagnée par son frère. Elle reste debout à la porte et son frère prend place. C'est un infirmier qui les reçoit. Ils viennent d'une structure spécialisée, où leur ont été remis les dossiers pour la structure décentralisée la plus proche de leur lieu d'habitation.

- Infirmier : *on lui a dit de quoi elle souffre ?*
- Accompagnant : *oui, on dit qu'elle a la tuberculose.*
- I : *qu'est-ce que vous devez faire pour ça ?*
- A : *on doit l'isoler pendant deux mois, elle ne doit pas travailler, elle ne doit pas faire la cuisine, elle doit avoir son matelas, ses cuillères, s'il y a quelqu'un d'autre qui tousse, on doit l'envoyer au centre antituberculeux.*
- I : *c'est tout ?*
- A : *Elle doit éviter la cigarette, mais comme elle ne fume pas..., le thé aussi et le café. Elle peut remplacer le café par le nescao (poudre de chocolat), ou bien autre chose. Il faut qu'elle évite le café.*
- I : *elle doit éviter ce qui est trop gras, ce n'est pas un totem pour les médicaments, mais c'est parce que ça peut favoriser la toux. Il faut aussi qu'elle évite le lait de vache frais que les femmes vendent dans la rue là. C'est pas trop hygiénique. Est-ce qu'elle a des médicaments ?*
- A : *au centre antituberculeux, on nous a donné des médicaments pour aujourd'hui et demain.*
- I : *on va lui donner des médicaments pour deux semaines. Elle doit les prendre comment ?*
- A : *tous les matins*

- I : *c'est ça. Elle doit les prendre tous les matins à jeun et 30 minutes après, elle peut manger*
- A : *quand elle va prendre les médicaments, la toux va s'arrêter quand à peu près ?*
- I : *ce qui est sûr, après deux mois, elle va bien se sentir. Elle va faire un contrôle, et si elle prend bien les médicaments, ça va aller.*
- A : *c'est elle-même qui doit venir prendre les médicaments ?*
- I : *non, mais chaque fois vous venez avec la carte. Mais si elle voit qu'il y a un problème, elle peut venir signaler, il faut qu'elle soit là pour les contrôles aussi, là c'est tous les deux mois.*

Ce type de délivrance d'un message retient l'attention précisément parce qu'il est un dialogue. Néanmoins, quelques informations manquent sur la posologie des médicaments, le conseil d'éviter de tousser en public en se protégeant la bouche ou la nécessité d'avoir une boîte contenant de l'eau de javel et dont elle devra verser le contenu dans un lieu inaccessible (toilette, trou à refermer immédiatement avec du sable). On voit dans cet échange que les questions posées par l'accompagnant obligent le soignant à approfondir les données concernant le suivi du traitement. Cela se traduit alors par des explications plus longues du soignant. Par ailleurs, la consultation est menée sur un ton égal, qui *a priori* ne détermine pas une relation thérapeutique asymétrique, c'est-à-dire inégale dans la diffusion de l'information.

Dans le même registre d'un dialogue qui commence à s'établir, malgré quelques hésitations du malade à s'exprimer et quelques lacunes dans les information délivrées, nous avons celui qui s'établit avec un membre d'une des ONG qui, à Abidjan, suivent les malades à domicile. Le lieu de cet échange est essentiel, et participe d'une ambiance beaucoup plus détendue : il offre l'occasion à la personne de l'ONG de détailler davantage les conseils reçus par le patient au sein du centre.

Malgré notre présence (il est probable qu'elle conduit le membre de l'ONG à mettre tout en œuvre pour que nous ayons une vue positive de son action), il convient de préciser que cet exemple est assez spécifique car il ne concerne pas un soignant, mais un membre d'association chargé du suivi des malades à domicile. De plus, à la différence du précédent exemple centré sur un premier contact et qui suscite des questions de la part de l'accompagnant, cet exemple-ci s'inscrit dans un registre de suivi : des visites antérieures ont été réalisées, et il s'agit là d'une visite de contrôle :

- Membre ONG : *qu'est-ce que tu as remarqué depuis que tu prends tes médicaments ? Est-ce que tes pieds enflent par exemple ?*
- Le malade : *au début, mes pieds enflaient, mais ça a disparu. Quand je me réveille le matin, ou bien quand je reste assis longtemps, mes genoux me font mal. La semaine passée, j'avais du sang dans mon crachat, mais c'est fini maintenant.*

- *Comment tu prends tes médicaments ?*
- *Je prends 3 comprimés par jour, à 5 heures ou à 6 heures, et je mange à 8 heures ou à 9 heures.*
- *C'est bien. Il faut conserver deux heures d'intervalle entre les médicaments et la nourriture. Maintenant, je vais te parler d'autre chose. Je t'avais parlé de ça au centre. Etant donné que tu es un nouveau cas, il faut rester à au moins 3 mètres de la personne.*
- *Oui je sais, c'est ce que je fais, en tout cas, je reste loin. Je ne rends pas visite et à cause de ma maladie, je suis toujours dans la chambre. C'est à cause de vous que je suis sorti aujourd'hui, sinon tu peux demander, même quand quelqu'un vient me voir, je dis de dire que je ne suis pas là*
- *Bon, pour les boîtes à crachat, tu as ta boîte ?*
- *Oui.*
- *Tu as de l'eau de javel et tes kleenex ?*
- *Oui (le malade sort son paquet de kleenex).*
- *C'est sur ce point que je vais te parler. Il ne faut plus utiliser les kleenex, d'abord parce que ça revient cher, 100 francs le paquet de 10, un par jour, en un mois, ça te fait 3000 francs, c'est pas donné ! Ensuite, il y a un risque. Imagine ! Tu tousses et tu craches dans ton kleenex, tu jettes dans la rue. Il y a quelqu'un qui passe et comme sa chaussure est un peu sale, il ramasse le kleenex, essuie sa chaussure, et un peu devant, achète une banane braisée ou un fruit qu'il mange, tac, il a pris la maladie. Enfin, le nouveau comportement que tu dois avoir, c'est de laisser tomber les kleenex et d'avoir des mouchoirs, deux c'est suffisant. Un mouchoir coûte 100 francs et tu en as pour jusqu'à la fin de ton traitement. C'est personnel parce que tu es sûr que c'est toi seul qui peux l'utiliser. Tous les soirs, le mouchoir que tu as utilisé, tu le trempes dans de l'eau de javel que tu laves ensuite. L'autre tu l'utilises pendant ce temps. C'est ta maladie et personne ne risque de l'attraper si tu te comportes de cette manière. Ça va ?*
- *Oui*
- *Bon qu'est-ce qu'on te demande d'autre ?*
- *On dit de ne pas manger la sauce graine, la sauce arachide, tout ce qui est huileux, le piment, la cigarette, les boissons même les sucreries.*
- *Est-ce qu'il y a des enfants de 0 à 5 ans ici ?*
- *Oui, il y a en 3*
- *Il faudra les conduire la prochaine fois que tu iras prendre tes médicaments. Et comme c'est les lundis, ça tombe bien là comme ça je vais t'accompagner. C'est pour savoir s'ils n'ont pas pris les microbes là aussi, c'est 500 francs par enfant. Te concernant, il faut faire un effort pour ne pas sauter de jour, en plus tu n'es pas obligé d'aller chercher les médicaments toi-même, tu peux envoyer quelqu'un.*

Arrêtons-nous sur le contenu de ce message. On assiste ici à un éventail de questions posées par le membre de l'ONG et à des réponses plus ou moins brèves du patient. N'eut été sa longueur et sa minutie, sous-tendue par une patience qui à son tour induit des rapports de proximité voire de personnalisation, cette conversation possède des caractéristiques qui pourraient aider les soignants dans leur pratique quotidienne. Ainsi, mettre le malade au courant des dernières dispositions en matière du suivi du traitement est essentiel dans la relation soignant-soigné (l'atteste ici la remarque sur l'utilisation des mouchoirs jetables par exemple).

Ce second dialogue possède néanmoins quelques limites. Le membre de l'ONG ne « rebondit » pas réellement sur les réponses du malade. A cet égard, le patient, en faisant la remarque des effets secondaires de son traitement se matérialisant notamment par une présence de sang dans ses crachats, par des douleurs et enflures au niveau des pieds, désire connaître les causes de ses malaises, mais il n'interroge pas pour autant le membre de l'ONG. La seconde remarque que nous voudrions effectuer concerne la distance que le malade doit observer avec les autres. Il est demandé au malade de rester à au « moins 3 mètres » des personnes « saines », autrement dit non tuberculeuses. Ce à quoi le malade répond *« je reste loin. Je ne rends pas visite et à cause de ma maladie, je suis toujours dans la chambre. C'est à cause de vous que je suis sorti aujourd'hui, sinon tu peux demander, même quand quelqu'un vient me voir, je dis de dire que je ne suis pas là »*. La mise en pratique de cette disposition ne semble pas aisée pour le malade qui l'extrapole en s'auto-isolant, en attendant de n'être plus contagieux pour s'insérer à la fois dans les activités courantes, c'est-à-dire les activités de groupe qui impliquent l'usage commun des ustensiles par exemple, et reprendre ses activités professionnelles. Comme s'il s'attendait à une sanction, le malade désigne des témoins potentiels que l'agent peut interroger.

Est délivrée dans cet échange une somme d'informations par le membre de l'ONG qui demande régulièrement au malade s'il a compris, ce à quoi ce dernier répond invariablement par l'affirmative. Indépendamment du fait de savoir si le malade a compris le sens des informations données, tout se passe comme si le membre de l'ONG ne s'attend pas à être questionné, répondant « c'est bien » au malade et passant immédiatement à autre chose.

Au total, les conseils intègrent des interdits alimentaires (ni gras, ni excitants, ni alcool), sociaux (en rapport avec un contact avec autrui, lors de voyages ou de l'utilisation de couverts communs) et professionnels (arrêter d'aller travailler pendant au moins les deux premiers mois du traitement, etc.). La promotion d'un certaine hygiène est également valorisée : se couvrir la bouche avant de tousser devant les autres, ne pas cracher par terre, manger varié, etc. Au delà de ces interdits qu'exige de lui le traitement, la visite de ces agents aux malades contribue à améliorer l'observance du traitement antituberculeux en imposant un rythme coercitif au malade dans la mesure où ce dernier se sent surveillé, contrôlé à la fois par les agents de santé et par la communauté dans laquelle il vit. Par ailleurs, un grand nombre de professionnels rencontrés en Côte d'Ivoire (toutes catégories confondues) admettent que c'est parce que le traitement est gratuit que les malades banalisent la prise des médicaments. Autrement dit, lorsque les patients sont obligés de débourser des sommes considérables pour leur traitement, ils en viennent à suivre scrupuleusement leur traitement. Et cela par crainte d'une rechute, donc de dépenses importantes. Ce responsable de structure pense alors qu'on devrait suivre la procédure malgache, même s'il reconnaît que ce ne serait pas facile en Côte d'Ivoire, vu que cette manière n'a pas été inculquée à la population : « *Pour la DOT à Madagascar par exemple, tu sais, là bas ils ont un taux de résistance de 0%. Dès qu'un malade est dépisté tuberculeux, on le prend, il dépose une caution de 25.000 francs et il se trouve une maison dans les environs du centre. Et tous les matins, il vient prendre son médicament devant le soignant. Quand le soignant arrive, ils sont en file indienne, et chacun avec son gobelet ou avec la main va prendre son médicament à la pompe. Celui qu'on ne voit pas, vite, on dépêche quelqu'un avec sa moto pour le localiser et voir ce qui ne va pas. Si tu peux te déplacer, on te trimbale au centre et tu vas prendre ton médicament, dans le cas contraire, tu prends ton médicament sur place soit devant le parent ou l'agent de santé. Et ça marche. Tu sais pourquoi ? L'homme est attaché à l'argent, le malade a dû aller prendre un crédit et on lui dit à la fin du traitement, après guérison, on te rembourse tes 25 000 francs, et tu es tenu de suivre ton traitement et de guérir, sinon pas de remboursement* ». Cette contrainte, presque militaire dans la prise de médicaments antituberculeux semble la mieux indiquée pour les soignants. L'infantilisation du malade et la brutalité dans les gestes (« *on te trimbale au centre de santé* ») qui accompagnent ces pratiques dénotent néanmoins d'une absence de prise en considération du malade dans ses difficultés et attentes.

Au Sénégal, par contre, il apparaît que les professionnels de santé reconnaissent de plus en plus la nécessité de recourir à une démarche négociée - qui passe du reste par le développement de rapports personnalisés - pour fidéliser et convaincre le malade de l'utilité de suivre correctement son traitement. L'approche par la contrainte comporte des aspects infantilisants que les malades ne veulent ni ne peuvent assumer. L'un des avantages reconnus au TDO est justement que le malade sort de l'anonymat : à force de se présenter quotidiennement dans la structure de santé, il commence à être connu, on l'appelle par son prénom, on s'inquiète quand il ne vient pas prendre ses médicaments, on utilise le téléphone du service pour l'appeler. Dans certains cas, on a pu voir des malades qui recevaient leur traitement à domicile pendant un certain temps. Les soignants se rendaient chez eux avec des dotations de trois jours pour éviter les ruptures particulièrement quand le malade n'allait pas bien ou commençait à se décourager.

3.c. Dire, entendre, mettre en pratique

Les malades ont toujours été décrits par les professionnels de la santé comme des gens « têtus », qui n'écoutent jamais ce « qu'on leur dit », au risque de les traiter d' « anormaux ». Des exemples de ce type foisonnent dont celui que nous avons recensé dans un centre de santé de Dakar sur l'appréciation qu'un soignant a portée sur un malade. Ce soignant s'occupait d'un autre patient mais dès qu'il a entendu tousser, il s'est mis devant la porte et appelle le tousseur. Ce dernier entre, il lui est demandé de s'asseoir et le praticien lui dit « *mais toi où est ton mouchoir ?* » Le patient lui montre qu'il est dans sa poche. Il lui dit alors « *mais tu n'as pas compris ce que je t'ai dit ? J'ai parlé des heures pour rien. Pourquoi tu n'utilises pas le mouchoir ?* ». Il se tourne et dit à son collègue : « *il n'a pas l'air normal ce gars là, il faut toujours lui répéter les mêmes choses !* ». Pour d'autres soignants, c'est avec indifférence qu'on observe le malade, il peut tousser, cracher partout dans la salle d'attente mais on ne lui dira rien. Quand on interpelle le soignant sur la question, il répond : « *moi, je ne me fatigue pas, les malades font ce qu'ils veulent, ça ne sert à rien de leur donner des conseils. Ils ne vont pas les respecter* ».

D'emblée nous pouvons noter que les termes désignant les malades qui ne suivent pas leur traitement ou qui ont un comportement plus ou moins mitigé comportent une forte charge négative. En effet, on parlera de « récalcitrants » ou de « défaillants » ; les agents de santé rencontrés lors de l'enquête de terrain utilisent généralement les vocables de malades « difficiles » ou « indisciplinés ». Un agent de santé au Sénégal témoigne : « *souvent on rencontre des malades difficiles, le malade difficile c'est le malade qui est nerveux, ils ont tendance à être nerveux, ils disent souvent qu'ils sont négligés, qu'ils sont évités, les gens pensent qu'ils vont les contaminer dès qu'ils s'approchent. Tous ces problèmes sont emmagasinés et font qu'ils sont nerveux. Ils n'ont tendance qu'à voir ce qui est négatif au niveau du personnel et même à la maison ils ont tendance à avoir ce comportement. Dès fois on les comprend, quand on est malade on est diminué physiquement, mentalement c'est ça la difficulté dans la tuberculose* ».

Ces images des malades véhiculées par les soignants précisées, ces derniers peuvent être amenés à demander aux patients d'adopter des comportements, difficiles à mettre en pratique par le malade compte tenu de ses conditions de vie. En effet, le soignant qui ne se donne pas les moyens d'être au fait de ses conditions de vie (les informations recueillies au niveau du dossier de chaque malade et relatives à son statut socio-professionnel situent peu sur le vécu réel du patient) délivre des recommandations de suivi de traitement non adaptées. Les malades modèlent alors le message en fonction des contraintes propres à leur environnement socio-familial. Les deux exemples ci-dessous indiquent les choix difficiles des patients concernant le suivi du traitement antituberculeux.

Citons tout d'abord le cas d'un tuberculeux vivant dans sa famille. Il s'agit d'un malade auquel nous avons rendu une visite à son domicile, à Abidjan. Au sein de cette famille, qui vit dans un appartement de deux pièces, quatre personnes ont la tuberculose. La mère remarquait que son fils, suivi par le membre de l'ONG, se portait nettement mieux, et qu'elle ne voyait pas de raisons valables de l'éviter, « *quand on le sert et qu'il ne finit pas, on mange. En tout cas, ça va bien, y a pas de problèmes, toi-même tu vois, nous tous on va bien* ». Nous avons donc une situation où à la fois la mère a compris les conseils donnés (que les malades aient leurs couvets et mangent dans leurs plats) mais qui ne peut empêcher, néanmoins, que les enfants de la famille non atteints finissent les assiettes de ceux sous traitement.

Nous avons aussi l'exemple de cette mère d'un enfant de trois ans qui effectue un petit commerce. Etant mère et chef de ménage, elle se faisait sermonner par un infirmier de CAT parce qu'elle aurait contaminé son enfant. Après son départ, l'infirmier explique : « *tu vois cette femme, le jour elle est arrivée ici, on lui a expliqué distinctement qu'elle ne devait plus vendre, qu'elle devait manger seule. En tout cas, tout ce qu'il faut. Mais elle a infecté son enfant de 3 ans. Elle vend avec lui, donc quand elle mange, elle lui donne, elle achète un sachet d'eau, c'est elle qui va le percer avant de le remettre à l'enfant. Comment, dans ce cas, arrêter la chaîne de transmission ?* ».

Ces deux exemples sont peut-être extrêmes, mais ils sont révélateurs des dilemmes des malades tuberculeux concernant leur suivi thérapeutique. Vivre dans la promiscuité n'est pas un choix et le malade se trouve alors dans la situation de devoir enfreindre les consignes médicales. Ainsi, dormir dans le même local que l'entourage, mais à l'écart (au lieu de la couchette commune, il utilise la natte par exemple) ne réduit pas le risque de contamination puisque à la moindre toux, ce sont des milliers de BK qui sont libérés dans cet endroit fermé de nuit. Ajoutons qu'on demande aux malades d'aérer les locaux dans lesquels ils vivent, mais ces exigences ne prennent pas en compte les conditions atmosphériques encore moins celles liées à sa sécurité, autant de contraintes que le malade est néanmoins obligé de prendre en compte.

L'échec ou la réussite du traitement incombe en définitive au malade si l'on se place du point de vue des praticiens qui ne comprennent pas que le simple fait de demander à un malade de prendre des comprimés pour sa guérison puisse poser autant de problèmes. Un acteur ivoirien ironisait à cet effet en disant « *je ne sais pas si ce sont les effets nocifs des médicaments qui agissent sur le métabolisme des malades mais je n'arrive jamais à comprendre pourquoi ils ne prennent pas leurs médicaments. C'est vrai qu'il y a beaucoup de médicaments à prendre et que le traitement est long, mais ces deux raisons n'expliquent pas grand chose en fait ».* Comme nous venons de le voir, il faut tenir compte d'autres paramètres qui régissent l'environnement du malade tuberculeux, supposé vivre dans la promiscuité.

Il peut arriver aussi que le soignant, pourtant rompu à la délivrance de messages de prévention, en vienne à omettre certains aspects. Ces messages flous sont acceptés comme tels par les malades qui ne posent pas de questions pour en relever les ambiguïtés : le malade se dit que le soignant est un savant (ce que ce dernier a toujours confirmé d'ailleurs à travers ses attitudes), il ne peut donc se tromper. Et même en cas de doute du patient à ce sujet, il n'osera pas le signifier au soignant. C'est le cas de ce malade dans une FSU d'Abidjan qui s'est mis à consommer uniquement des sauces à l'arachide et à la graine de palme alors que ce sont précisément les recettes à bannir dans l'alimentation du malade tuberculeux. Lorsqu'il se rend au centre de santé, il évoque cet aspect contraignant parce que très limitatif et gênant à la fois (puisque sa toux continue de plus belle) et le soignant, surpris, de répondre *« mais c'est tout le contraire ! Ce sont ces deux sauces que tu ne dois pas consommer ! »*. Le patient qui a passé tout le temps à s'excuser auprès du soignant et à reconnaître son tort n'en reste pas moins convaincu qu'il n'a fait qu'appliquer exactement ce que le praticien lui a dit. De nos observations, il est ressorti plusieurs cas où le soignant s'est toujours mépris sur le sens réel de ses propos, mais il lui est difficile de le reconnaître : il accuse le malade de ne pas faire ce qu'on lui dit. C'est généralement dans ces instants que les récriminations sont souvent lancées au malade qui, cloîtré dans sa peur de ne plus recevoir de soins, accepte tout ce qu'on lui dit, demande la clémence du soignant au risque de faire intervenir un membre de la structure pour défendre sa cause. Tel est le cas de ce malade qui pense que l'échec de son traitement est lié aux prescriptions d'un médecin de CAT à Abidjan. Accompagné par son père, il s'est rendu au sein du centre où le médecin malgré les preuves (notamment l'ordonnance signée par ledit médecin), n'a pas voulu reconnaître son tort, encore moins lui remettre son dossier médical. Il a fallu l'intervention de deux membres du personnel soignant et administratif pour venir à bout de cet imbroglio : *« On est allé voir la secrétaire, qui à son tour a vu un médecin qui est venu parler, et c'est après qu'il nous a remis le dossier, il a jeté ça sur nous d'ailleurs, sous prétexte qu'on est allé gâter son nom ».*

Ainsi, rares sont les patients qui reconnaissent que le soignant a bien agi, et inversement. C'est en somme une relation qui engage diverses attitudes : l'indifférence, le conflit, la convivialité, la négociation. Mais le traitement antituberculeux se déroulant sur un temps long (6 mois pour la Côte d'Ivoire et 8 pour le Sénégal), les échanges entre les deux protagonistes peuvent s'améliorer au fil du temps. Tout dépend en grande partie du malade, puisqu'il lui revient de retenir l'attention du praticien, que ce soit de façon positive ou non par son comportement : marques d'humilité, plaisanteries, petits cadeaux adressés au praticien, sont des gestes qui rendent positifs les rapports soignants/soignés allant souvent jusqu'à les personnaliser (Konan, 2003). Quant au soignant, son amabilité et la qualité de ses soins restent déterminantes dans la fréquentation de la structure, et par conséquent dans l'aboutissement du traitement du malade. En effet, les soignants et les malades sont amenés à se côtoyer pendant de longs mois, et il est certain qu'au fil des jours et des rendez-vous, des liens plus subtils viennent à être créés. L'amitié, la reconnaissance des visages familiers, avec lesquels on aimerait être en contact… guident le choix des patients et les comportements des praticiens. Ainsi, dans une structure intégrée l'assistante sociale confiait le dossier d'un malade considéré comme irrespectueux à l'aide-soignante, chaque fois que ce malade venait pour son rendez-vous hebdomadaire de dotation en médicaments. Ce patient l'ayant remarqué, évitait l'assistante sociale pour s'adresser directement à l'aide-soignante qui n'était pourtant pas chargée de cette tâche. A l'inverse, certains malades approchent des soignants sans lien direct avec le laboratoire afin de faciliter leurs examens, sous le prétexte que les techniciens mettent un temps excessif à délivrer les résultats. Il y a aussi les petits cadeaux offerts aux soignants (généralement des draps, de la nourriture) afin de s'attirer leur grâce. Toutes choses qui entrent en compte dans la procédure de personnalisation des rapports.

Conclusion : Malade, client, destinataire des messages : une difficile prise en compte de l'individu

La rencontre entre soignant et malade ne va jamais réellement « de soi », fondée qu'elle est sur des stratégies d'évitement élaborées de soignant à patient et entre patients eux-mêmes. Si le premier contact s'établit parfois difficilement, les malades, par l'assiduité manifestée à fréquenter la structure finissent par se familiariser avec l'environnement sanitaire, personnel de santé y compris. Autrement dit, la prise en charge du malade suit une courbe évolutive en fonction des instants de traitement (début, cours ou fin de traitement), des cas présents (nouveau malade ou rechute), des compatibilités entre soignant et patient.

Ainsi on peut passer d'une négation de l'histoire personnelle du malade en début de traitement à une prise en compte plus marquée par la suite. Cette première attitude du soignant est guidée par le désir de consulter les nombreux malades qui attendent. Cinq minutes de consultation qui permettent difficilement de fixer l'image du malade dans l'esprit du soignant, encore moins de donner les consignes nécessaires au bon déroulement de la prise en charge, constituent un handicap certain dans la relation praticien/patient. Or, de cette relation, découle souvent l'échec ou la réussite du traitement anti-tuberculeux.

En effet, le malade est souvent renfermé dans un ensemble compact, indistinct, auquel le soignant a affaire tout au long de ses activités. Cela fait partie de la « routine », au point où il en vient à oublier la capacité de réaction de ses malades. C'est donc la réaction vive du malade tuberculeux qui permet au soignant de « savoir » qu'il est devant un interlocuteur – au sens premier du terme - même si cette confrontation doit déboucher sur un conflit. Et c'est là qu'intervient la particularité de la tuberculose en ce sens que les rapports continus qu'elle induit entre le soignant et le malade finissent par s'intégrer dans une forme d'habitude. On entend ainsi des praticiens parler d'un malade en disant « *celui là, c'est son comportement, chaque fois qu'il arrive ici, il fait des histoires. C'est toujours lui qui a quelque chose à dire...* ». Quant aux patients, ayant remarqué les attitudes des soignants, ils finissent par choisir celui avec lequel ils « s'entendent » le mieux afin d'être pris en charge. Seule l'assiduité dans ces structures permet aux malades de définir vers qui aller pour se voir bien traiter, comment s'orienter dans la structure, et plus tard, devenir des « personnes-conseil » au sein des structures comme c'est le cas dans des centres de Dakar.

Chapitre 4

L'appréhension des risques face à la tuberculose

par Fatoumata HANE,
Abdou Salam FALL,
& Bla Claire KONAN

Introduction

Différents travaux en sociologie du travail mettent en relief, d'une part, ce qu'on peut nommer par une tentative de techniciser le risque pour pouvoir l'endiguer et, d'autre part, la résorption des risques par sa gestion. Les structures de santé n'échappent pas à ces approches. En leur sein, on observe le passage du processus de canalisation à une volonté de rationalisation qui intervient cependant dans un environnement sanitaire ouest-africain marqué, entre autres, par la dégradation des conditions d'exercice des professions médicales dont le principal corollaire réside dans la globalisation des menaces et des risques. En effet, dans les structures de santé, les normes professionnelles sont conçues pour centraliser les risques, lesquelles demeurent relayées par des dispositifs organisationnels permettant de les gérer. Ces dispositifs aussi bien professionnels qu'organisationnels visent à circonscrire la menace et le risque, alors que l'environnement sanitaire s'est complexifié et s'est laissé exposer à une généralisation des menaces.

Une telle situation favorise l'informalité dans les procédés ainsi que l'expression de perceptions qui sont susceptibles de concurrencer la résorption des risques par la gestion ou la canalisation via la technicité. Or, le nouveau dispositif de l'OMS par le traitement directement observé (TDO) invite à plus d'interactions, de communication et de présence du malade dans le centre de santé. On est donc face à un contraste dans la mesure où l'environnement sanitaire actuel favorise l'effritement des normes alors que le TDO exige plus de professionnalisme, de communication sociale, de rapports interpersonnels entre soignants et patients. Notre propos dans ce chapitre est donc de décrire les comportements des soignants face au risque et la manière dont ils le perçoivent, voire le gèrent, au quotidien. Notre intuition est que le passage des savoirs à la pratique dans une dynamique de gestion du risque lié à la prise en charge de la tuberculose est largement déterminé par le ressenti des personnels de santé qui demeure le reflet de leurs perceptions et représentations. Pour fonder ce postulat, la démonstration s'appuie sur le cadre d'analyse systématisé dans le schéma présenté ci-dessous.

1. Cadre d'analyse de la gestion des risques liés à la tuberculose

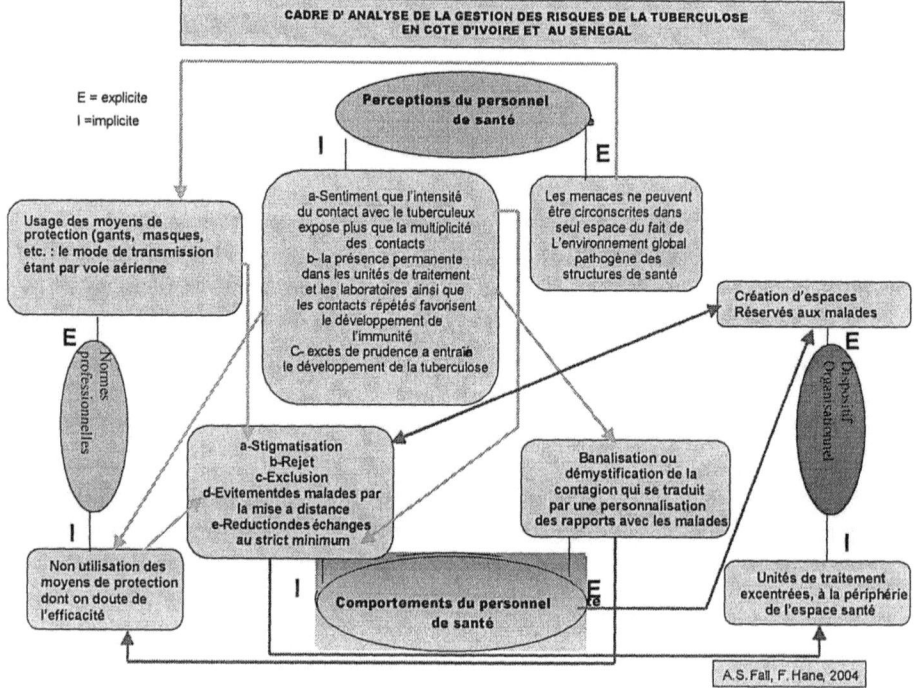

Dans la gestion des risques au quotidien, on peut identifier quatre pôles englobants constitués par les perceptions du personnel, les normes professionnelles, les comportements des personnels et le dispositif organisationnel (voir graphique ci-dessus). Chacun de ces pôles génère un ensemble de conduites qui découlent, comme nous le verrons, davantage du système de représentations des acteurs que des savoirs biomédicaux.

Nous y distinguons deux types de stratégies des professionnels de santé, les unes implicites, les autres explicites. Les stratégies implicites désignent un ensemble de pratiques des professionnels de santé mais non assumées par eux car étant en décalage avec les normes déontologiques. Ce sont des pratiques courantes, des stratégies utilisées mais non reconnues d'un point de vue institutionnel mais dont ils pensent qu'elles sont plus efficaces que les normes professionnelles. Ces stratégies implicites fondées sur une conception populaire selon laquelle « *loo ragal da lay gaagn* » (« craindre, c'est s'exposer ») prévalent sur le dispositif organisationnel basé sur la création d'espaces réservés aux malades ou l'implantation d'unités de traitement à la périphérie des centres de santé. A l'intérieur de ces espaces, des moyens de précaution tels que les gants et les bavettes sont mis à la disposition des personnels de santé. Ils constituent les normes professionnelles de protection élaborées et mises en œuvre dans le cadre des programmes sanitaires et devant guider le comportement des personnels de santé. Les normes professionnelles fondent les stratégies explicites qui sont les pratiques des professionnels acceptées ou pouvant être revendiquées par eux.

Lorsque le schéma explicatif a été soumis à une soixantaine d'entre eux impliqués directement dans le traitement de la tuberculose dans les différentes régions du Sénégal, les personnels de santé ont établi des connexions entre leurs attitudes réelles et leur degré de compréhension des risques inhérents à la gestion au quotidien de la tuberculose. Notre intuition s'est révélée être juste d'autant plus que les normes professionnelles ou le dispositif organisationnel infléchissent très peu les attitudes des soignants qui sont plutôt la résultante des perceptions et représentations qu'ils ont des menaces, des dangers, bref du risque de contamination.

Ceci nous conduit à poser une question centrale dans notre schéma explicatif : comment se comportent les personnels de santé devant un malade jugé contagieux, un patient souffrant de tuberculose ? Pour répondre à cette préoccupation, notre réflexion s'articulera essentiellement autour de deux axes : l'analyse du comportement des personnels de santé au quotidien et l'influence des perceptions de la tuberculose sur les conduites des soignants.

L'analyse des conduites des différents acteurs de la santé rejoint la théorie de D. Duclos selon laquelle, « *le risque se propose comme un acte de parole performatif plutôt que comme un fait brut. C'est un style d'être au monde, un filtre herméneutique des actes....* » (1996 : 310). Le risque étant inhérent à la pratique quotidienne de la médecine, il est donc nécessaire d'interroger cette pratique pour identifier les modes de gestion ou de rationalisation de la peur de la contamination.

2. Les comportements des personnels de santé au quotidien : entre mise à distance des malades et banalisation du risque

Les comportements des acteurs sont tributaires de leur niveau de connaissance des menaces et la segmentation professionnelle donne lieu à des appréciations et une hiérarchisation différentes du risque selon les groupes. Dans l'échelle de valeur de la perception des risques liée aux pathologies contagieuses par les personnels de santé, la tuberculose se situe dans le « peloton de tête ».

S'agissant de la gestion du risque dans le secteur de la santé, le « principe de précaution » est considéré comme un dispositif de représentations des risques stochastiques de type résiduel ou reporté. Il permet ainsi de cerner et de qualifier des formes particulières d'incertitude et de controverse. La précaution conduit à la mise en place de dispositifs socio-techniques de définition et de gestion collective de l'acceptabilité des risques.

Le « principe de précaution » se retrouve donc dans les stratégies aussi bien explicites qu'implicites des soignants. Elles se déclinent dans la gestion quotidienne du risque chez les professionnels dès lors que des contacts sont établis avec des patients ou qu'ils manipulent des produits jugés dangereux.

Une des stratégies adoptée par les personnels de santé consiste en l'évitement de tout malade jugé contagieux. Ce comportement relève de la stigmatisation et dans sa définition des éléments structurant le stigmate, E. Goffman écrit : « *lorsqu'un inconnu se présente à nous, ses premières apparitions ont toutes pour but de nous mettre en mesure de prévoir la catégorie à laquelle il appartient et les attributs qu'il possède, son identité sociale* » (1973 : 7). Dans la pratique, les personnels évitent ou réduisent tout contact direct avec les malades potentiellement contagieux parce qu'appartenant à la catégorie des « tuberculeux » ou en fonction de l'examen paraclinique demandé (BAAR). En effet, certains d'entre eux refusent systématiquement de s'occuper de la prise en charge de la tuberculose ou de la bascilloscopie. D'autres par contre usent de subterfuges, ils choisissent de se tenir derrière le malade pour l'ausculter, à l'instar de cet agent qui dit « *je ne me laisse pas surplomber par un malade, c'est plutôt moi qui le domine par ma position debout. Autrement, parce que les malades se mettent au dessus de toi et te crachent dessus, ils t'envoient leurs bacilles* ».

La mise à distance du malade est une autre stratégie qui s'ajoute à la panoplie des comportements. De l'avis des soignants, celle-ci paraît plus efficace que les moyens de protection à leur disposition. Cette mise à distance implique un comportement spécifique de la part des agents de santé à travers la réduction de l'interaction à sa plus simple expression : on s'adresse très peu aux malades ou encore on fait intervenir un tiers (soit un aide, soit son accompagnant) dans la relation thérapeutique. Cette tierce personne se pose dès lors comme un médiateur entre le malade et l'agent de santé.

Dans certains centres de santé, le soignant tente de justifier cette mise à distance en disant au malade que le fait de parler constitue un effort qui le fatigue, et qu'il doit donc éviter de trop parler et, inversement, les responsables des unités de traitement demandent souvent au personnel chargé des soins tels que les injections (pour les cas de retraitement) de limiter le dialogue avec les malades. Selon les soignants, c'est une tactique dont le but est de réduire la présence de bacilles dans l'air. Moins le malade parle, moins il est susceptible de disséminer des germes.

Toujours dans le registre des comportements, que ce soit en Côte d'Ivoire ou au Sénégal, à l'intérieur des unités de traitement et dans les structures spécialisées, des formes de banalisation du risque peuvent être notées. Il s'agit des structures de référence où la tuberculose apparaît comme un moindre mal par rapport aux autres affections (sida, méningite, etc.) qui y sont traitées. Dans les centres où le TDO est appliqué, le rapport au risque peut également être géré différemment : on y note une personnalisation des rapports entre patients et responsable de traitement. Les responsables de traitement « connaissent » les malades. De ce fait, les logiques d'évitement y sont moins marquées, plus subtiles. En Côte d'Ivoire, dans les lieux où se fait le TDO, ce n'est pas au malade de se rendre dans la formation sanitaire urbaine de sa localité pour recevoir son traitement : des agents de santé, membres d'une ONG, le lui apportent à domicile.

Comme nous le verrons plus tard, la banalisation du risque s'accompagne souvent du sentiment d'avoir développé une immunité du fait des contacts répétés avec les patients. Dans les laboratoires, cette banalisation ou plutôt la démystification du risque peut engendrer la réalisation de la bascilloscopie ou de la culture dans des conditions dangereuses.

Du point de vue de la mise en œuvre effective des normes professionnelles dans les unités de traitement, les personnels de santé remettent en doute les procédés de protection mis à leur disposition par les autorités sanitaires et adoptent des stratégies d'évitement et de mise à distance jugées plus efficientes dans la gestion au quotidien du risque de contamination. Cette situation favorise la non utilisation des principes de protection et du contournement des normes professionnelles.

Au niveau du dispositif organisationnel, des tentatives de gestion du risque sont élaborées. Elles consistent en un aménagement de l'espace sanitaire avec la distinction entre les lieux « à risque » et les autres espaces. Cette circonscription du risque dans les lieux bien déterminés comme les laboratoires ou les unités de traitement justifie tant la création d'espaces réservés aux tuberculeux et dont on interdit l'usage aux malades venus pour d'autres consultations, que la situation géographique de ces unités qui se trouvent à la périphérie des structures de santé.

Ce dispositif organisationnel s'accompagne de la mise en œuvre de normes professionnelles constituées de moyens de protection notamment l'usage de gants et de bavettes pour réduire les risques. Or, selon les personnels de santé, ces normes professionnelles ne sont pas toujours adaptées : en milieu rural sénégalais, ce sont les conditions climatiques qui sont mises en cause « *la chaleur altère les gants, ils se déchirent quand on les enfile* » témoigne un technicien de laboratoire. En Côte d'Ivoire, cette réaction est beaucoup plus énergique concernant le port de bavettes. On peut penser qu'en plus d'être inadaptés du fait des mécanismes de contagion de la tuberculose, ces instruments ne semblent pas être très confortables pour ceux qui les utilisent. Par conséquent, malgré la conscience et le sentiment d'être fortement exposés au risque de contamination d'une maladie, ces personnels de santé n'usent pas toujours des moyens mis à leur disposition pour minimiser ce risque. Les agents de santé remettent en cause, de manière certes implicite, les normes professionnelles édictées par les gestionnaires de programmes.

D'un autre point de vue, la non utilisation des moyens de protection s'intègre dans la culture de service des différentes unités, particulièrement les laboratoires. « *On n'a pas l'habitude de mettre des gants* », disent des agents de santé. Pour se conformer aux normes de service ou par crainte d'être marginalisés par leurs collègues, ces personnels de santé n'hésitent pas à prendre des risques et à s'exposer. Quelques fois, la pénurie de matériel participe de l'ancrage de certaines habitudes. Même si certains soignants ont le désir de se protéger du risque, cela leur est impossible puisqu'ils n'ont pas accès aux ressources. Dans ce cas, dans un contexte différent de disponibilité de ressources de protection, comme les gants par exemple, ces habitudes continuent à infléchir l'attitude des personnels de santé.

De manière générale, les personnels de santé doutent de l'efficacité des mesures existantes pour réduire les risques de contagion. Par conséquent, ils utilisent d'autres procédés jugés plus efficients comme, par exemple, dans les laboratoires, le fait de se rincer les mains à l'eau de javel avant la manipulation, jugée plus efficace que de porter des gants, selon certains techniciens. L'efficacité des protections minimales qu'offrent les matériels disponibles est mise en doute, la culture de service des unités de traitements et des laboratoires ne favorise pas leur usage, par conséquent certains agents de santé adoptent la solution extrême qui consiste à travailler à mains nues.

Plus que de véritables stratégies élaborées pour gérer le risque - qui seraient enseignées dans les formations et reproduites à l'identique d'une structure et d'un soignant à l'autre - donc résultant de normes professionnelles, les pratiques des soignants s'apparentent à des mécanismes individuels de réduction du risque relevant de l'expérience, de la routine ou de la banalisation selon la position que l'on occupe dans l'établissement de santé. Ceci est d'autant plus vrai que certains soignants n'utilisent pas les moyens, précaires du reste, mis à leur disposition par la structure.

En conclusion à cette première partie, il apparaît que l'analyse des interactions entre professionnels de santé et patients permet de comprendre les logiques qui guident les comportements des premiers relativement au risque auquel les expose l'exercice de leur profession. Les personnels de santé élaborent ainsi des stratégies qui visent à réduire la contagion dans un contexte où la pénurie de matériels et la routine ne favorisent pas l'adoption et l'application de pratiques de protection efficientes.

Nos observations révèlent que dans la plupart des unités de traitement, les interactions soignants- soignés sont marquées par une mise à distance des malades, une restriction dans les contacts qui sont réduits à leur plus simple expression. Au niveau des laboratoires, certains techniciens essaient de se protéger en utilisant de l'eau de javel avant de procéder à la bacilloscopie ou pour désinfecter le milieu ou en aérant le milieu par exemple. Ces mesures leur paraissent plus efficaces que les moyens mis à leur disposition par les structures de santé. En effet, pour eux, l'eau de javel pure est plus efficace pour lutter contre les microbes que l'usage de gants.

Dans les représentations de certains personnels de santé, les conceptions populaires et les savoirs médicaux sur les maladies s'intègrent et façonnent leurs attitudes face au risque. De ce point de vue, il est important d'analyser les relations entre comportements et perceptions.

3. Perceptions des soignants et gestion des risques

Pour répondre à la question relative aux perceptions de la tuberculose, un bref rappel historique permet de voir que la gestion de la maladie, de l'époque coloniale jusqu'à la création du Programme National de lutte contre la Tuberculose (PNT), a participé au développement de stigmates. Ces perceptions subsistent et prennent le dessus sur la mise en œuvre de normes professionnelles élaborées par les gestionnaires de programmes ainsi que sur le dispositif organisationnel.

Les premières formes de lutte contre la tuberculose (isolement, création de sanatorium) ont contribué à la construction de sa stigmatisation. Au Sénégal par exemple, pendant la colonisation, le médecin général Mercier vers 1920 avait envisagé la création d'un centre d'isolement, véritable village pour tuberculeux situé aux environs de Dakar. Cette idée fut reprise et se matérialisera par la construction d'un dispensaire antituberculeux situé aux abords de la Médina et de la clinique de pneumo-phtisiologie où étaient hospitalisés les patients pendant toute la durée du traitement. Ce dernier service était logé à la périphérie du CHU de Fann avec un baobab à l'entrée qui lui donna son appellation péjorative « gouye gui » (le baobab). Dans la perception populaire et jusqu'à l'apparition du sida, être hospitalisé au « gouy ga » (au baobab) signifiait qu'on était atteint de tuberculose, de maladie grave, de maladie dont il ne fallait pas s'approcher.

Au niveau des centres de santé, dans la perception de la plupart des personnels de santé, les lieux de prise en charge de la tuberculose sont des espaces « à risque ». Ils évitent, tant qu'ils le peuvent, de fréquenter les unités de traitement et les laboratoires. De telles attitudes sont souvent guidées par une connaissance ou plutôt une perception du risque de contamination par le Bacille de Koch comme un réel danger. M. Douglas, écrivait dans un autre domaine, celui de la politique notamment, que « *l'idée de risque peut être traduite de manière très simple comme un danger inacceptable* » (1996 : 39).

En même temps que l'isolement géographique des unités de traitement conforte la stigmatisation, les attitudes de rejet face à la tuberculose peuvent être justifiées par l'information sur les modes de transmission et sur les précautions nécessaires. Que ce soit dans le cadre de connaissances acquises lors de leur formation ou de messages de prévention, il est ainsi enseigné aux professionnels de santé que la tuberculose se transmet par voie aérienne et par contact direct avec un tuberculeux excréteur de bacilles. De plus, le soignant sait que, lorsque le dépistage se confirme chez un malade, la première chose à faire c'est de lui donner des conseils d'hygiène pour éviter la contamination de son entourage.

Nous savons que seules les personnes atteintes d'une forme pulmonaire peuvent transmettre des bacilles qu'elles projettent dans l'air quand elles toussent, éternuent, parlent ou crachent. Or, au niveau des unités de traitement, les attitudes des soignants vis-à-vis des patients sont les mêmes, quelle que soit la forme et la localisation, y compris pour les formes non contagieuses (extra pulmonaire : osseuse, Mal de Pott, ganglionnaire, cutanée, etc.). En étudiant la perception comme une forme de contact et de communication, E.Goffman (1973) met l'accent sur « *les restrictions apportées au contact* » et « *le maintien de la distance sociale* ». Ces deux facteurs autant qu'ils modulent les perceptions entre l'acteur et son public, se retrouvent de la même manière dans les rapports entre professionnels de santé et malades. Dans les laboratoires, certains techniciens, bien que formés par le PNT, peuvent refuser de réaliser les examens de crachats pour ne pas être « contaminés ».

Avec l'expérience, la perception du risque évolue, les professionnels de santé demeurent conscients d'être exposés mais arrivent à le minimiser ou plutôt à le transcender. De plus, selon la conception populaire, plus tu « fuis » une maladie, plus tu es susceptible de la contracter ; et cette perception est ancrée dans les croyances des personnels de santé qui sont convaincus que l'excès de prudence peut favoriser le développement de la maladie.

En étudiant les attitudes des malades du sida, S. Fainzang parlait de « rupture de cohérence » (1997 : 6) pour étudier les logiques contradictoires des patients. Elle définit les « stratégies paradoxales » des malades comme « *soit des conduites adoptées à des fins thérapeutiques mais qui génèrent des conditions pathologiques susceptibles de renforcer le mal contre lequel le sujet cherche à lutter, soit des conduites identifiables à des recours thérapeutiques mais dont la finalité est de répondre à d'autres enjeux et à d'autres buts que ceux de guérison* » (p.6). Ces logiques paradoxales ou contradictoires se retrouvent dans les conduites des agents de santé. Ils sont convaincus que le milieu professionnel procure une certaine immunité même s'il leur faut prendre un minimum de précautions.

Ces logiques contradictoires trouvent leur justification dans la croyance des soignants selon laquelle le fait d'être en contact en permanence avec les malades ou de travailler dans des milieux « infectés » permet de développer une immunité face à la tuberculose. Cette perception de l'espace de soins comme garant du développement d'un système immunitaire, jugé plus efficace que toutes les mesures mises à la disposition des soignants, participe de la banalisation de l'infection dans les unités de traitement. La gestion du risque passe alors, selon les soignants, par leur capacité à développer une certaine immunité notamment à travers les contacts avec les malades. Suivant cette logique, travailler dans un laboratoire de bactériologie ne constitue pas vraiment un danger pour les techniciens. Cette situation crée une ambivalence dans le comportement des soignants : autant certains personnels de santé mettent en place des stratégies de réduction de risque par l'évitement du malade, autant d'autres acceptent le « face à face » qui permet, selon leur perception, d'acquérir l'immunité face à la maladie.

La réduction des échanges entre soignants et soignés à un strict minimum découle de la perception selon laquelle l'intensité du contact avec le tuberculeux expose davantage que la multiplicité des contacts. Cette crainte de la contamination est souvent renforcée par le fait que les personnels de santé ont, pour certains, des expériences de la maladie. Plusieurs cas de tuberculose chez les soignants nous ont en effet été rapportés par leurs collègues. Dans cette perspective, le principe de précaution est souvent mis en cause d'autant plus que, dans les structures sanitaires, les menaces ne peuvent être circonscrites aux seuls espaces que sont les laboratoires et les unités de traitement.

Avec la globalisation des risques dans l'espace sanitaire et cette forme d'incertitude constante qui sous-tend l'exercice de la médecine, les comportements des professionnels de santé semblent résulter de la manière dont ils perçoivent les normes professionnelles. Certains auteurs comme A. Desclaux ont étudié la gestion du risque à partir des mécanismes de distanciation et de stigmatisation des malades. Elle affirme que « *l'histoire des maladies [...] n'est pas qu'une histoire de diffusion microbienne et de combat médical : c'est aussi une histoire de méfiance envers les malades, d'évitements, de mise à l'écart, et simultanément, sur un mode moins immédiatement perceptible, une histoire de compassion et de solidarités* » (2003 : 1).

En définitive, ce que l'on peut retenir des rapports entre les perceptions et la gestion des risques c'est que les espaces de soins que sont les unités de traitement et les laboratoires sont perçus de manière variable selon qu'on y est affecté, qu'on y travaille ou que l'on intervienne dans les autres services qui composent la structure de santé. Les personnels de santé évaluent le risque différemment selon leur statut, leur rôle et leur lieu de prestation. Le risque pouvant être sur ou sous évalué, les attitudes sont ambivalentes selon que l'on est à l'intérieur ou à l'extérieur de ces lieux de soins. A cet égard, les perceptions et représentations de la tuberculose laissent apparaître que cette maladie continue à générer de la peur chez les personnels de santé et influence leurs comportements face au malade potentiellement contagieux.

Dans les structures publiques de santé, particulièrement avec la décentralisation du traitement de la tuberculose au niveau des postes de santé, un processus de délégation des activités de traitement et de suivi des malades aux agents moins qualifiés s'est instauré. Cette situation a eu comme corollaire la responsabilisation d'agents de santé communautaire (ASC) peu formés et donc ne disposant pas de compétences pour répondre aux sollicitations des malades et aux exigences des programmes nationaux. L'implication des ces agents de santé dans la gestion effective de la tuberculose est à la base de l'effritement des normes professionnelles et pose les jalons d'une déprofessionnalisation qui se traduit par une méconnaissance ou plutôt une banalisation des risques liés à la réalisation des actes médicaux.

Conclusion : La banalisation des risques s'assimile t-elle à de la déprofessionnalisation ?

Les observations relatives à la gestion des risques liés à la tuberculose reflètent un environnement sanitaire fait de constellation de facteurs de vulnérabilité et nous conduisent à formuler l'hypothèse de l'amorce d'une déprofessionnalisation qui se décline brièvement par des logiques de profanation de l'espace de santé et d'effritement des règles bio médicales. En effet, ce processus est activé par l'irruption de nombreux personnels d'aide appelés « bénévoles » qui ne doivent leur présence dans les structures de santé qu'en raison des mesures de « recrutement zéro » de professionnels de la santé issues des plans d'ajustements structurels appliqués par les Etats depuis le début des années 80. Le personnel dit bénévole qui s'est substitué dans une large proportion à ces professionnels a, dans le meilleur des cas, reçu une formation sommaire sur le tas. La faiblesse de leur niveau d'instruction et leur culture non scolaire dominante sont suffisantes pour induire des rapports au risque totalement différents des normes construites par les professions médicales.

Leur présence dans les structures de santé a contribué à déprotéger les espaces réservés à différentes catégories de professionnels de santé car leur disponibilité agit comme un aimant dans l'attribution des tâches afférentes à la prise en charge des malades. Le personnel qualifié est plus porté aux activités de formation, aux tâches administratives et aux autres occupations qui les éloignent des malades pendant que les bénévoles posent des actes médicaux en permanence. Tout le monde finit par s'habituer à les voir agir ainsi. Présents pour aider, ils finissent par aller au-delà et à contribuer à la généralisation du non respect des règles déontologiques.

Face au nombre de plus en plus élevé de malades et à la multiplication des urgences, les professionnels de santé utilisent des astuces, empruntent la voie des raccourcis et se laissent prendre par une prépondérance des stratégies implicites. Les professions médicales se construisent en conjuguant avec les perceptions des acteurs plus qu'avec la rationalité attendue des approches biomédicales. A cet effet, il faut remarquer que les paradigmes qui structurent les pratiques des professionnels et du personnel dans les structures de santé deviennent hybrides, car influencées à la fois par les normes professionnelles, par un savoir profane et par des perceptions largement diffuses. Les rapports au risque sont de fait inversés par un faisceau de facteurs d'influence qui viennent se greffer au fait que, comme l'énonce M. Douglas : « *toute médecine comporte un risque qu'il serait malhonnête de cacher, et que les connaissances et les compétences médicales sont toujours insuffisantes* » (1999 : 27).

Au-delà de ces dispositifs, ce qui intervient ensuite, ce sont les perceptions et les représentations des acteurs des menaces, des dangers et des incertitudes. Ce contexte favorise le développement de perceptions et donc de pratiques qui ne sont pas la conséquence d'une maîtrise professionnelle. Il y a de plus en plus une restriction de l'espace des connaissances au profit d'actes qui résultent de la manière dont on perçoit les choses. Les normes ne sont pas nécessairement ce qui guide l'action, ce sont plutôt les perceptions qui trouvent un terrain favorable à la fois dans les groupes de pairs mais aussi dans l'informalité des procédés de gestion au sein des structures de santé. Pourtant, la recherche épidémiologique a établi que dans la phase initiale relative à la tuberculose pulmonaire et dans les cas de tuberculose résistante (reprise de traitement après abandon ou contamination par un patient résistant), tout face à face est susceptible de créer une primo infection qui est un terrain favorable au développement de la maladie. Evidemment, dans le cas de primo infection, l'absence de défense immunitaire peut favoriser le développement de la maladie.

Certains professionnels de santé ont tendance à oublier que le stade de contagion du malade s'arrête au bout de 21 jours de traitement tandis que ce dernier doit durer 8 mois au Sénégal et 6 en Côte d'Ivoire. De même, la mise en quarantaine du malade appliquée par les professionnels de santé ne s'avère pas nécessaire en raison du fait que la période de contagion se situe avant la confirmation du diagnostic, après la réalisation de la bascilloscopie (la recherche de BAAR dans les crachats). Une fois mis sous traitement, le seuil de contagion diminue pour se négativer au bout de 21 jours.

Les perceptions des personnels de santé révèlent un déficit d'information sur les normes et un rapport aux risques qui a tendance à contourner la rigueur - assimilée à de la rigidité - des précautions habituellement recommandées. La rigueur est une contrainte qui se glisse entre le professionnel et ses instruments ou objet de travail. Le rapport direct qu'il veut établir avec cet objet passe par le ressenti, par le toucher, par le discours qui se durcit au contact des pairs, par la force de l'habitude qui l'amène à utiliser bien des raccourcis.

Par ailleurs, dans les unités de traitement et les laboratoires, les professionnels de santé banalisent la contagion en développant des liens de proximité avec les malades (cf. « Cadre d'analyse »). Ils partent de l'appréhension que la présence permanente dans des espaces « à risque » ainsi que les contacts répétés avec les malades favorisent le développement de l'immunité, ceci pour ne pas utiliser les moyens de protection dont ils doutent de l'efficacité. La tuberculose se transmettant par voie aérienne, certains agents se posent la question de l'utilité de précautions telles que les gants ou les masques quand on sait que les menaces ne peuvent être circonscrites à un seul espace du fait de leur généralisation dans les structures de santé.

C'est à croire que l'influence des espaces de sociabilité dans les structures de santé supplante le discours technique servi dans les cadres biomédicaux au point de les confiner dans une fonction de faire-valoir. Un tel changement d'échelle annonce une pluralité d'espaces d'action mettant en relief l'accroissement de l'intérêt pour les lieux de sociabilité comme des lieux de pouvoir dans le processus de construction d'une nouvelle vision de la gestion des risques.

Troisième partie

Parcours et contours du métier de soignant

Chapitre 5

Objectifs et réalités des formations des soignants en Côte d'Ivoire

par Assani ADJAGBE
& Bla Claire KONAN

Comprendre et appréhender les pratiques des professionnels de la santé conduit nécessairement à se pencher sur la construction de leurs savoirs, considérés ici comme l'ensemble des connaissances acquises pour l'exercice de la pratique médicale. Dans cette optique, nous nous sommes intéressés aux formations des soignants prenant en charge la tuberculose et le paludisme en Côte d'Ivoire : formations aussi bien académiques que continues. Nous avons cherché à connaître le cursus scolaire des soignants interrogés dans le cadre de cette étude, c'est-à-dire dans quelles institutions les professionnels de la santé ont acquis leurs savoirs et selon quelles modalités. Notre propos n'est ni de présenter le contenu des formations reçues, ni de les évaluer : nous nous sommes attachés à présenter ce que les soignants pensent de la formation qu'ils ont reçue, après s'être confrontés à la réalité pratique ; ce qu'ils espéraient trouver sur le « terrain », à travers l'image qu'ils en développaient lors de leur formation et, enfin, ce qu'ils attendent réellement de leur profession en matière de formation.

1. La formation initiale

Au sein des structures de santé, les diverses catégories de personnels qui se côtoient n'ont pas la même formation initiale et dépendent encore moins des mêmes ministères de tutelle. Les assistants sociaux sont rattachés au ministère des affaires sociales et des handicapés ; les médecins, infirmiers et techniciens de laboratoire, quant à eux, sont sous la tutelle du ministère de la santé ; enfin, les membres d'ONG sont sous la direction du ministère de l'intérieur.

1.a. Les structures formelles

Les facultés de médecine et de pharmacie

Tous les médecins interrogés dans le cadre de cette étude, qu'ils prennent en charge le paludisme ou la tuberculose, ont été formés pour la grande majorité à la faculté de médecine[52] de l'Université d'Abidjan, et dans une moindre mesure, dans les facultés des pays de la sous-région (Sénégal dans la plupart du temps) et de l'Europe (particulièrement la France). Il est en de même pour les pharmaciens. Ces derniers sont chargés de gérer les dépôts de pharmacie installés dans les structures référence comme les CHU, les CHR et les CAT. Ces dépôts sont en réalité des émanations de la Pharmacie de Santé publique.

L'attribution du diplôme de docteur en médecine ou de pharmacie suit la procédure suivante : après l'obtention du baccalauréat de série scientifique et l'orientation en faculté de médecine ou de pharmacie, commence l'itinéraire de formation. En ce qui concerne les médecins, à l'issue de la formation théorique et pratique qui dure au moins sept ans[53], l'étudiant doit produire une thèse sur un sujet qu'il soutiendra devant un jury. Cette soutenance lui confère par conséquent le titre de docteur en médecine et la qualité pour exercer en tant que tel. Les titulaires d'un doctorat en médecine peuvent opter pour une spécialisation en vue de préparer un certificat d'études supérieures (CES), d'une durée de trois ans, dans un domaine de leur choix. Ainsi, à la différence des médecins généralistes qui peuvent prendre en charge le paludisme sans forcément avoir une spécialisation, les médecins désireux de se former sur la tuberculose peuvent préparer un C.E.S de pneumo-phtisiologie. La troisième année est sanctionnée par la soutenance d'un mémoire qui, s'il est accepté, oriente le futur spécialiste généralement dans les CAT ou les services de Pneumologie des CHU. La fonction publique ivoirienne n'offrant plus la possibilité d'un recrutement automatique, les jeunes médecins[54] sont obligés d'offrir leurs services - ne serait-ce que temporairement - aux structures privées, ou dans les projets de développement, en attendant que la voie du concours de recrutement leur offre l'occasion d'intégrer la fonction publique.

---

[52] C'est en 1958 que fut créé le premier embryon d'Université à Abidjan sous l'appellation de Centre d'études supérieures d'Abidjan. Des professeurs de l'Université de Dakar venaient assurer les cours à Abidjan. En 1963 ce centre est transformé en une Université qui sera inaugurée en 1965.
[53] Cette durée concerne les étudiants en médecine qui font un parcours sans faute.
[54] Sur un total de 17 médecins interrogés dans les 12 structures sanitaires, 15 d'entre eux ont exercé moins de dix ans.

Les écoles de formation

Il s'agit essentiellement de l'Institut National de Formation des Agents de Santé (INFAS[55], au sein duquel se recrutent les infirmiers et infirmières, les sages-femmes, les gestionnaires de pharmacie, etc) et de l'Institut National de Formation Sociale (INFS). Trois grandes villes abritent ces instituts : Abidjan, Bouaké et Korhogo. La formation des étudiants dure trois ans dont deux années de cours théoriques ponctuées de stages, et la dernière année réservée uniquement à un stage dans une structure sanitaire. C'est à l'issue d'un concours que les candidats sont retenus pour suivre leur formation dans cet institut. Tout comme les médecins, les infirmiers, les sages-femmes et les techniciens de laboratoire ne sont plus automatiquement recrutés par la fonction publique. Ils passent un concours de recrutement qui leur ouvre cette voie. L'hôpital protestant de Dabou (ville située à 50 km d'Abidjan) était aussi un cadre de formation des infirmières[56].

Les techniciens de laboratoire suivent les enseignements au sein de l'INFAS en tant que techniciens supérieurs de laboratoire, ingénieurs des techniques ou biologistes. Cette formation se faisait jusqu'en 1993 au sein de l'Ecole nationale des techniciens de laboratoire. La formation qui dure trois ans est sanctionnée par un rapport de fin de cycle.

L'appellation d'« aides-soignants » fait suite à un réaménagement au sein du ministère de la santé afin de changer l'expression péjorative de « garçon » ou « fille de salle », alors que ces derniers apportaient une aide considérable aux soignants. La formation qualifiante qu'ils suivent leur permet d'exercer des actes infirmiers tels que les pansements, les injections, etc. Ces dénominations constituent en somme une promotion pour les garçons de salle devenus aides-soignants. Tel est le cas de cet aide-soignant hospitalier : « *aide-soignant, c'est maintenant qu'on nous appelle comme cela, sinon, on est des garçons de salle. C'est comme ça parce que le ministère a mis ça sous concours, c'est tout.* » Autrement dit, pour cet aide-soignant, pratiquement, les actes ne changent pas. Cela est compréhensible dans la mesure où bien avant l'instauration de ce statut formel, les garçons de salle exerçaient des actes infirmiers. Le changement de nom légalise donc la pratique actuelle de ces ex « garçons » et « filles de salle ». Ces dernières préparent leur carrière dans les centres d'enseignement technique féminins. Les premiers ont été ouverts à Abidjan, Bouaké et Agboville[57]. Elles sortent titulaires d'un certificat d'aptitude professionnelle

---

[55] L'INFAS est l'appellation actuelle de l'Ecole nationale des infirmiers, infirmières et sages-femmes diplômées d'Etat. Il a été créé en octobre 1991.
[56] Un de nos enquêtés a fait partie de la dernière promotion d'infirmiers sortis de cet hôpital.
[57] P. Deslamand (1983) évoque la création de ces établissements dont les meilleurs élèves de préparaient un CAP sanitaire et social.

avec option « sanitaire et social », après trois ans de formation dans ces centres. Sur les trois années de formation, deux sont consacrées à la théorie et la troisième est réservée au stage pratique dans des structures sanitaires.

Quant aux gestionnaires et préparateurs en pharmacie, avant qu'ils ne reçoivent leur formation actuellement à l'INFAS, c'est dans des établissements privés - notamment des écoles supérieures d'enseignement formant au Brevet de Technicien Supérieur - que ces professionnels étaient formés. Leur formation dure deux ans, complétée par un stage pratique, soit dans une pharmacie soit dans un laboratoire pharmaceutique, pour apprendre la nomenclature des médicaments et la pratique de la vente. Leur rôle dans les structures sanitaires est de gérer le stock des médicaments fournis par la Pharmacie de la santé publique et d'en assurer la vente. Les assistants sociaux sont eux issus de l'INFS et le niveau scolaire requis pour intégrer cet institut est le baccalauréat. La formation dure également trois ans, dont deux années théoriques et une année de stage pratique, sanctionnée par un mémoire de stage.

Il est important de préciser que tous ceux qui exercent dans les formations sanitaires n'ont pas suivi de formation classique. Il existe une frange de ces « professionnels » qui a réussi à se forger une identité au contact de la pratique médicale et en saisissant des occasions de formation.

Une identité construite à l'épreuve du temps

Intéressons-nous maintenant aux personnels formés sur le tas, sur le lieu même de travail, et généralement pas pour ce à quoi ils étaient destinés au départ. Le désir d'apprendre et l'espérance d'une ascension professionnelle semblent être la motivation première de ces soignants. Il s'agit, de façon générale, des gardiens, des filles et garçons de salle, qui finissent par se retrouver vendeurs en pharmacie, techniciens de laboratoire, secrétaires, etc. Tel est le cas de ce jeune homme recruté comme gardien de CAT et qui intervient dans différents services, y compris les plus délicats comme la radiologie: *« c'est un plaisir pour moi d'apprendre tout ça ! Quand mon patron m'a demandé de venir être gardien, j'ai dit si c'est pour garder quelqu'un, je ne veux pas, et quand je suis arrivé ici, j'étais content. Ça (le perfectionnement des techniques) vient avec le temps, et puis avec ce que je fais, ils peuvent m'aider à évoluer un jour. »* Une autre, engagée comme secrétaire sans aucun diplôme, mais plutôt par affinité avec le responsable de la structure, fait des actes infirmiers comme l'intradermo réaction (IDR) aux nouveaux-nés. Même si sa maîtrise de cette technique est reconnue par les autres professionnels, elle n'en demeure pas moins toujours considérée comme secrétaire ; ceci étant, dit-elle : *« ça me plaît de travailler ici. Il y a des trucs que je ne connaissais pas, ça m'a formé et je suis contente. En plus quand les gens me voient, ils me félicitent et ça me rend heureuse ».*

C'est aussi grâce aux conseils des aînés et aux stages organisés à leur intention, et même aux formations ou séminaires auxquels ils ont pris part, que ces agents, avec un niveau scolaire compris entre le primaire et le secondaire (général ou technique), ont acquis et intériorisé leurs pratiques. Il est donc fréquent de voir dans certaines formations sanitaires, les petits personnels et « bénévoles » accéder à des tâches infirmières ou même médicales. Nous avons là un « *mécanisme de glissement illégitime vers le haut par les tâches* » caractéristique de cette catégorie d'agents, dont le rôle n'est pas à négliger dans les formations sanitaires. (Jaffré & Olivier de Sardan, 2003 : 87) Les propos d'un de nos enquêtés sont à cet égard plutôt révélateurs. Il explique comment s'est fait son recrutement et son reclassement: « *Je suis dans cette formation sanitaire depuis décembre 1995 avec le niveau Terminale ; je suis entré ici en tant que garçon de salle aux cotés des infirmiers, des sages-femmes et des médecins. Il n'y avait pas de fonction réservée aux aides-soignantes J'étais chargé, avec un autre collègue, de veiller à la propreté du matériel médical et d'aider les infirmiers à donner les soins aux malades. Cinq ans après, les responsables de la formation ont décidé de nous envoyer en formation compte tenu de notre ancienneté. Et c'est après cette formation que j'ai été titularisé dans la fonction d'aide-soignant en même temps que d'autres collègues. La formation que j'ai faite a été assurée par un infirmier. La formation qui a duré trois mois devait nous permettre de compléter nos connaissances acquises durant les années passées dans le centre d'origine. La formation a consisté à placer les perfusions, à faire les injections, à donner les premiers soins et à faire des prescriptions sous la supervision du major. A l'origine, il n'y avait pas d'aides-soignants dans notre centre, alors que les aides-soignants sont intermédiaires entre les infirmiers et les médecins. Au retour du stage et depuis environ un an deux mois, j'exerce en qualité d'aide-soignant. En réalité, j'effectue presque toutes les tâches infirmières ».*

Au total, la formation de ces auxiliaires se fait donc au contact du personnel qualifié. C'est au fil des ans que ces agents arrivent à se forger des compétences. Par ailleurs, les rares opportunités de formations et de séminaires auxquels ils participent leur permettent d'apprendre davantage et de consolider leurs acquis. Le parcours suivi par notre interlocuteur est, à des degrés divers, semblable au cheminement de nombreux autres agents de santé qui n'ont pas suivi de formations classiques. Au regard de ce qui précède, nous ne sommes pas loin de ce que G. Dussault appelle une déprofessionnalisation (1985) de la pratique médicale avec l'irruption dans le champ médical d'agents a priori sans qualification : peut-il en être autrement quand on sait que la plupart des structures sanitaires se caractérisent par une insuffisance criante des professionnels « en titre » ?

1.b. Les appréciations des professionnels sur leur formation initiale

La construction des écoles et autres instituts de formation répond au souci de doter les structures sanitaires de personnels qualifiés, capables d'offrir des soins de qualité aux patients. La formation qui y est donnée comprend deux volets : un premier est constitué de cours théoriques à partir desquels l'étudiant acquiert des connaissances livresques dans son domaine et un second permet d'acquérir les notions pratiques. C'est la combinaison de l'aspect théorique et pratique qui fait de l'apprenant un spécialiste dans son domaine. Comment les intéressés eux-mêmes appréhendent-ils ce type de formation ?

De prime abord, il faut dire que les soignants dans leur ensemble reconnaissent la complémentarité entre la formation théorique et la formation pratique. Néanmoins, ils admettent tenir leurs lacunes actuelles du fonctionnement d'un système qui engage la responsabilité des enseignants : ils n'actualisent pas le contenu des cours théoriques. Un enseignement immuable est donc offert aux étudiants et élèves qui à leur tour ont du mal à se mettre au niveau de la pratique. En d'autres termes la science évolue, sans que cela se ressente dans les cours. Comme le souligne ce médecin hospitalier en pneumo phtisiologie, *« en matière de formation, avec nos réalités ça va. Nos réalités, c'est tout ce que tu vois [absence de matériel de travail]. Les enseignants ne s'informent pas assez, ils nous livrent ce qu'ils ont toujours donné ».*

Comme le souligne aussi ce soignant, l'aspect théorique de la formation que vient compléter la phase pratique ou le stage, fournit à l'étudiant le bagage nécessaire pour exercer son métier, dans le contexte sanitaire qu'il vit. C'est ce que semble résumer cet infirmier : *« il faut dire qu'en Côte d'Ivoire, les infirmiers sont formés comme de petits médecins ; ce qu'ils font en profondeur, les infirmiers le font de façon superficielle. Et je pense que nous sommes bien formés... C'est la formation que j'ai faite qui me permet d'assumer cette tâche de consultation, qui n'est réservée qu'aux médecins ».* Les observations de ce dernier sont corroborées par les dires d'un médecin qui insiste justement sur cette complémentarité évoquée plus haut. Ce qui garantit à l'étudiant non seulement une bonne formation mais également une bonne carrière médicale : *« Pour revenir à la formation à la faculté de médecine, je pense qu'elle est bonne dans la mesure où déjà en deuxième année d'études médicales, l'étudiant est en contact avec les malades ; donc en même temps qu'il est formé sur les connaissances académiques, il apprend la pratique médicale ».*

Pour comprendre cette position de nos interlocuteurs, nous sommes allés plus loin pour savoir comment l'enseignement sur le paludisme est dispensé à la faculté de médecine d'Abidjan. Voici ce que nous dit à ce propos un enseignant du département des maladies infectieuses de cette institution :

« Au niveau de la faculté de médecine, c'est notre département qui assure la formation plus précisément sur le paludisme. Celui-ci constitue pour nous un enseignement important. Nous mettons un accent particulier sur cette maladie ; dans les 50 heures qui nous sont accordées pour l'enseignement de la pathologie infectieuse, au niveau de l'année B2 [58]*, nous utilisons quatre heures pour l'enseignement du paludisme. Ce qui est exceptionnel ! Si nous accordons cinq heures à l'infection à VIH, on accorde quatre heures au paludisme. Pour le cours de pathologie infectieuse et thérapeutique, le cours c'est à partir de B2, c'est-à-dire, la quatrième année de médecine. Eh bien avant, ce cours est annoncé au niveau des laboratoires de parasitologie où déjà l'étudiant commence à faire des enseignements pratiques, des manipulations au cours desquelles il fait des tests de reconnaissance de la maladie par ses vecteurs (anophèles), la transmission de la maladie, le gîte de la mère. Tout ceci est déjà étudié par le département de parasitologie qui donne des éléments de base qui sont très importants pour le diagnostic et pour comprendre la maladie plus tard. Ce cours préliminaire de la reconnaissance vectorielle de la maladie parasitaire se fait avant que commence le cours de pathologie et de thérapeutique. Ce qui permet à l'étudiant d'être préparé à la pathologie et au traitement. Dans notre département, notre module est axé essentiellement sur la physiopathologie de la maladie. C'est-à-dire, expliquer à l'étudiant comment apparaissent les manifestations cliniques et biologiques de la maladie, expliquer le mécanisme par lequel survient l'anémie dans le paludisme, la fièvre et toutes les complications mortelles qu'on observe au cours du paludisme. Ceci permet de mieux comprendre les implications thérapeutiques du traitement. Autre module, nous enseignons les tableaux cliniques, c'est-à-dire, les manifestations cliniques de la maladie ; outre les manifestations classiques qu'on décrit, il y a d'autres aspects cliniques que le futur médecin doit connaître ; ce qu'on appelle les formes atypiques, les formes qui ne sont pas classiques sous lesquelles se présente très souvent le paludisme et sur lesquelles nous insistons beaucoup dans la formation des étudiants. Enfin, nous avons un autre module qui est axé sur la thérapeutique et la prévention ; les stratégies thérapeutiques, les schémas thérapeutiques sont enseignés aux étudiants avec leurs indications particulières, en fonction, non seulement des types de malades qu'on doit prendre en charge, mais aussi du tableau clinique qui se présente au médecin et bien sûr la prévention ; tout en tenant compte des schémas thérapeutiques, des schémas prophylactiques qui sont recommandés au niveau national. C'est pourquoi nous restons très collés au Programme national de lutte contre le paludisme qui propose des directives que nous dispensons aux étudiants ».*

---

[58] La B2 correspond à la quatrième année d'études médicales

Cet enseignement ne diffère pas véritablement de celui de la tuberculose qui est également enseigné à partir de la quatrième année et qui concerne la primo infection et la maladie tuberculose. Tout est fait pour que le soignant dispose d'un minimum de connaissances théoriques sur les manifes-tations cliniques des affections. Le volet pratique vient donc parachever la formation reçue précédemment. Toutefois, en ce qui concerne la tuberculose, et de par l'organisation de sa prise en charge, celle-ci s'est révélée être une affection « à part » ; de telle sorte que même si cela était davantage le cas avant la décentralisation que maintenant, nombreux sont les soignants qui, n'étant pas dans ces structures spécialisées, en viennent à omettre les signes avant coureurs de cette maladie, lorsqu'ils sont confrontés à un tuberculeux. Ce qu'explique ce technicien de laboratoire d'un CAT : *« La tuberculose est connue des seules personnes qui traitent cette maladie ! Dans nos CHU, dans nos cliniques, dans les infirmeries, ils voient un malade qui se plaint de maux de tête, il tousse, il fait une fièvre, on lui prescrit quoi ? Quelques antibiotiques et des antipaludiques et c'est tout. Plus tard le malade qui a vu ce traitement, dès qu'il récidive, va en pharmacie et achète les mêmes médicaments jusqu'à ce que le mal s'aggrave. Quand tu les vois ici, ils te disent, j'ai un ami qui dit qu'il était malade et que c'est ici qu'on l'a guéri. Il ne dit même pas que c'est pour la toux encore moins pour la tuberculose ! Tu prends leur carnet de santé, tu vois palu, palu, palu et y en a qui traînent ce palu pendant des mois entiers ; Ce qui fait que quand tu regardes des carnets, entre la première consultation et la première visite au CAT, il peut s'écouler 6 mois. C'est lamentable. Les gens ne connaissent pas la tuberculose, il faut le dire ! »*.

D'ailleurs, le responsable du programme partage ce point de vue au point de mettre en œuvre toute une stratégie de formation de ces personnels-là : *« au niveau des agents de santé, on avait au départ, un programme vertical qui ne prenait en compte que les structures de santé, c'est-à-dire les CAT. Maintenant, c'est un programme horizontal, intégré qui modifie la vision de départ. Nous avons donc initié des formations continues et des séances de recyclage au niveau de ces agents, y compris les médecins, puisque c'est eux qui encadrent les infirmiers ; il y a la voie des bulletins (simplifiés et accessibles à l'infirmier), ils sont mensuels, trimestriels. L'objectif est ici de faire en sorte que devant des signes annonciateurs de tuberculose, un infirmier même dans la brousse soit capable de détecter un cas de tuberculose dès qu'il en aperçoit un avant de le référer. Il faut reconnaître que c'est une lacune au niveau même du corps soignant, qui prend sa source au niveau initial, beaucoup trop technique. Maintenant comment de façon opérationnelle dire à l'agent de santé ce qu'il doit faire, c'est ce que je viens de dire. Sur un autre plan, nous sommes en train de nous atteler à introduire les objectifs du programme dans les cours de la faculté de médecine. Il y a, pour finir, la supervision qui est un processus de formation continue de l'agent sur son site de travail ».*

En définitive, les insuffisances de la formation théorique au niveau de la tuberculose sont en grande partie compensées par la pratique de terrain qui permet, de façon générale, d'affirmer la compétence du praticien dans un domaine précis. Tel est l'avis de ce médecin d'une structure décentralisée qui estime, comme nombre de ses collègues, que la pratique lui a ouvert les yeux sur certains aspects que la théorie n'a pas traités : *« au niveau de la pratique aussi, il y a un fait. Il y a plusieurs formes de tuberculose. Un malade se présente, il se plaint de douleurs au ventre, on lui fait une échographie, entre-temps on découvre qu'il a des ganglions, on fait une exploration plus poussée, et on découvre une tuberculose abdominale. Ça c'est la pratique qui permet cela, parce qu'en théorie, y en a pas. Au niveau de la pratique, la notion de toux chronique n'est pas toujours présente, alors que l'amaigrissement, si ».*

S'agissant du paludisme, bien que les soignants jugent la théorie et la pratique complémentaires, certains d'entre eux se plaignent du fait que l'aspect théorique de la formation prenne le pas sur la phase pratique, à telle enseigne que l'étudiant qui sort de la faculté de médecine éprouve parfois quelques difficultés d'intégration. Si ces derniers n'ont pas explicitement affirmé que leur formation est défaillante, il n'en demeure pas moins que leur position indique que des changements doivent être apportés dans le contenu et la conduite des enseignements. Les affirmations de cette sage-femme sont à cet égard révélatrices : *«je pense qu'il y a une différence entre ce que j'ai appris à l'école et la pratique que je fais, parce que l'école était trop théorique. Même avec le stage, il y avait trop de différences avec les cours ».* Avec d'autres professionnels (médecins, infirmiers), elle met en avant l'effort qu'ils doivent fournir, à la sortie de leur école, pour exprimer leurs compétences. Certains évoquent plus précisément l'inadéquation entre les matériels de travail utilisés pendant la formation et ceux des centres où ils sont appelés à exercer et qui peut expliquer ce décalage.

De façon plus spécifique, les soignants prenant en charge la tuberculose se considèrent comme les plus lésés, car, sitôt confrontés à leurs activités quotidiennes, ils n'arrivent plus à retrouver ce pour quoi ils ont été formés. Pour cet infirmier de CAT, l'absence d'hospitalisation lui fait perdre ses notions en matière de soins infirmiers. *« Comme il n'y a pas d'hospitalisation ici, je ne pose pas les actes, les soins infirmiers, je ne les pratique pas totalement ».* Le même constat vaut pour ce radiologue qui, malgré la frustration de départ, a fini par accepter son sort : *« tout ce que j'avais appris à l'école n'était pas appliqué. Au CAT, c'est uniquement les radios pulmonaires, il n'y a pas d'examen de viscères pour lequel j'ai eu ma spécialisation ».*

Notons par ailleurs que les plus anciens ont un a priori négatif sur la qualité de la formation des jeunes praticiens qu'ils accueillent - pour des stages ou même en tant que collègues. Ils disent avoir été mieux formés que les « jeunes » qui sortent aujourd'hui des écoles de formation des agents de santé[59] : « *j'ai constaté que les jeunes médecins sont carents. J'ai un neveu qui a soutenu sa thèse de médecine que j'ai fait venir dans le centre ; mais, il était incapable de faire un diagnostic ; c'est dire que nos jeunes médecins d'aujourd'hui ne sont pas bien formés* ».

La complexité de la situation émerge dans les confidences faites par un autre formateur sur la conduite des enseignements et principalement des stages ; interrogé à ce sujet, ce dernier a, au contraire, situé les responsabilités aussi bien au niveau des apprenants qu'à celui des « maîtres », donc des professeurs. Pour ce soignant, par ailleurs enseignant, les carences observées chez nombre d'étudiants seraient liées à deux facteurs essentiels : le manque de volonté des étudiants et la légèreté des formateurs dans la conduite des enseignements et surtout pendant l'année de stage qui est une année capitale de son point de vue : « *cette année constitue pour les étudiants une année de révision, parce que pendant les autres années de formation, ils ont reçu les enseignements nécessaires relativement à la pratique médicale. En un mot, ils ont le bagage nécessaire pour faire face au travail qu'on attend d'eux. Mais, malheureusement, en 7ème année, on se rend compte que nombreux sont les étudiants qui sont incapables de conduire une démarche diagnostique ; ils peuvent examiner, mais ils n'arrivent pas à faire des analyses, c'est-à-dire à utiliser les informations qu'ils ont pour faire des hypothèses et se tirer d'affaire. Les raisons d'une telle situation sont les suivantes : d'abord, on constate une absence répétée de certains étudiants au cours des stages bien que ces absences soient sanctionnées ; ils s'absentent quand ils veulent et comme ils veulent ; autre chose, je constate aussi qu'il n'y a pas beaucoup d'étudiants volontaires, qu'il n'y a pas d'étudiants qui s'intéressent vraiment à la chose. Il est rare de voir les étudiants suivre les visites jusqu'au bout ; quand l'heure de partir arrive, ils disparaissent sans attendre ; or, parfois, il y a des séances réservées aux cas de malades qui posent problème. Ensuite, au niveau des encadreurs, l'expérience a montré que nombreux sont ceux qui ne font pas le gendarme, c'est-à-dire suivre les étudiants de près. Il y a un peu de laxisme, je crois, si bien que quand certains d'entre nous essaient d'être durs, on donne l'impression de sortir de l'ordinaire. Toutefois, au fil des ans, les responsables ont essayé d'améliorer la formation pratique en fixant des objectifs précis ; parce qu'avant, les cliniciens (étudiants de 7ème année) pouvaient ne pas valider leur stage et passer en 8ème année ; mais depuis quelque temps c'est le contraire. Par ailleurs, le faible nombre d'enseignants*

---

[59] F. Ouattara (2001) fait cas d'une confrontation de générations entre anciens et jeunes soignants. Parlant de leur formation, les anciens remettent en cause celle de leurs cadets. Pour eux, ces derniers n'ont pas été bien formés.

explique aussi les carences observées chez les étudiants car l'enseignant est partagé entre ses activités médicales, ses activités d'enseignement donc d'encadrement, et de recherche. Ces trois domaines sont ajoutés aux activités extrahospitalières. En un mot, l'enseignant ne dispose pas suffisamment de temps pour suivre de près les étudiants stagiaires qui, en fin de compte, sont des laissés pour compte ».

Les appréciations que les soignants ont sur leur formation théorique nous semblent finalement mitigées. Ainsi en est il de ce sentiment d'exercer dans un cadre auquel on ne s'attendait pas du tout, comme dans les CAT par exemple, qui s'amplifie positivement ou négativement selon que l'on retire une satisfaction autre que celle liée à la guérison du malade. Dès lors, les stages de formation font partie des éléments positifs, valorisant, dont s'enorgueillit le praticien. L'envoyer en stage, c'est lui reconnaître des mérites qu'il doit développer, c'est en quelque sorte une récompense qu'on lui offre. Il n'est pas donc pas rare de recueillir des plaintes au sein des structures au sujet des bénéficiaires de ces formations.

2. Les formations continues

2.a. Des formations variées

Les formations continues organisées à l'intention des professionnels de santé se présentent sous forme de séminaires, d'ateliers, de congrès, d'enseignements post-universitaires et parfois de stages. Les propositions de formation émanent principalement du Ministère de la santé par le canal des directions centrales, de la mission de coopération française et de plus en plus maintenant de laboratoires pharmaceutiques[60], dont l'objectif au-delà de former les praticiens, est d'assurer la promotion de leurs médicaments. Les formations organisées pour les professionnels de la santé touchent divers domaines, prioritairement les maladies infectieuses (paludisme, sida), l'allaitement maternel, les infections sexuellement transmissibles, l'hygiène en milieu hospitalier, la planification familiale. D'autres thèmes font leur apparition : la pratique managériale, la gestion du personnel, ou encore la gestion d'un centre de santé.

Il est important de rappeler ici que la science médicale elle-même n'est pas une science figée ; elle est en perpétuelle évolution et donc sujette à nombre de changements. Ainsi, par les différentes formations organisées à leur intention, les soignants parviennent à mettre à jour leurs connaissances. De

---

[60] La plupart des enseignements post-universitaires dont les enquêtés ont fait cas ont été suscités ou organisés par les laboratoires ou firmes pharmaceutiques.

plus, les formations continues constituent pour les personnels auxiliaires[61] une occasion d'apprendre réellement les pratiques dont ils n'ont pas bénéficié pendant leur formation académique. Pour ces agents, les formations sont des occasions inestimables pour légitimer leur intégration dans la hiérarchie, mais bien plus pour se valoriser devant les professionnels que sont les médecins, infirmiers, sages-femmes et techniciens de laboratoire. De là découle l'intérêt de la plupart des auxiliaires pour les séminaires, les ateliers dont ils souhaitent l'organisation régulière et auxquels ils veulent participer : « *Les formations m'ont beaucoup apporté : elles m'ont permis de savoir bien prendre en charge les malades. Depuis lors, je fais les premiers traitements avant de les référer au médecin* » (Personnel auxiliaire d'une FSUCOM).

Pour les professionnels ayant fait les écoles de formation et prenant en charge le paludisme, en plus de l'avis qu'ils partagent avec les auxiliaires, ils mettent en avant le fait que ces formations représentent pour eux des occasions pour non seulement compléter les notions apprises au cours de leurs cursus, mais bien plus leur assurer une remise à niveau que jamais les années d'expérience ne peuvent permettre. Mieux encore, les nouveaux schémas de traitement, les nouvelles molécules, la pratique managériale sont autant de sujets que les soignants évoquent pour marquer leur satisfaction vis-à-vis des formations destinées à leur endroit. C'est l'avis de cet infirmier : « *depuis le début de ma carrière, je me rappelle avoir fait une formation sur le paludisme grave en 1998 ; au cours de ce séminaire, j'ai été instruit sur la prise en charge du paludisme grave, en fait, il s'agissait de nous apprendre comment il faut désormais traiter le paludisme grave. Cela nous a fait prendre conscience de notre responsabilité de soignants dans le traitement de cette affection particulière, de mesurer les risques de cette forme et de la nécessité de la traiter différemment* ».

Un autre soignant résume à lui seul les avantages qu'il a tirés des différentes formations auxquelles il a pris part : « *Je retiens de tous ces enseignements deux apports majeurs : d'abord au niveau clinique, j'ai approfondi mes connaissances, j'ai échangé avec les autres collègues sur bien des questions relatives à l'aspect clinique des pathologies ; ensuite au plan de la gestion du personnel, j'ai acquis des connaissances sur la pratique managériale : la conduite des hommes, les relations avec le personnel* ». Ces formations constituent aussi pour le personnel médical une occasion pour bénéficier de voyages, de frais de missions et de bourses de stages.

---

[61] N.R.E. Fenndal considère les auxiliaires comme une vaste catégorie de travailleurs dans bien des spécialités, dont la compétence est nettement inférieure à celle des professionnels ou de personnel paramédical et qui occupent des postes subalternes. Ce sont des personnes qui ont achevé leurs études supérieures à la fin du premier cycle ou avant et dont la formation technique est limitée dans sa portée, sa profondeur et sa durée (1979 : 9).

Pour d'autres professionnels, notamment ceux rencontrés dans les enquêtes du volet tuberculose, l'utilité de ces stages de formation n'est pas reconnue comme une source importante de connaissances. Ainsi, cet infirmier d'un CAT affirme : « *Je ne sais pas à quoi servent les stages de formation. Ce n'est pas la peine de gaspiller son temps pour aller écouter des choses qui se trouvent déjà dans les bouquins. Tu vois ce document ? (Il s'agit d'un guide pratique de la composante tuberculose mis en circulation par le comité) ; je l'ai depuis que je suis arrivé ici. Il y a tout dedans, tout ce qu'on doit savoir sur la maladie. C'est mieux d'avoir plus de séminaires sur les dernières découvertes ; quant aux formations, c'est du gaspillage d'argent, il n'y a pas de nécessité* ». En effet, tout stage de formation draine de l'argent et se déroule souvent en dehors du pays (ou du moins en dehors des locaux habituels de soins) : autant d'avantages qui ne sont pas à la portée de tous. Aussi, leur accessibilité à tous les soignants sans distinction suscite une vive polémique et reste problématique.

2.b. Les controverses sur l'accès aux formations continues

Nombre de stages par catégorie de soignants prenant en charge la tuberculose

Prof	Spécialiste	Généraliste	Infir.	Techn.	Assist. Soc.	Aide-soi.
+ de 15	+ de 15	1	2	2	1	1

Les griefs de certains soignants lèvent un coin de voile sur un aspect des relations souvent conflictuelles entre les professionnels de la santé. Ainsi, pendant que certains se plaignent explicitement de ne pas avoir accès aux formations continues, d'autres insistent plutôt sur leur rareté. Les infirmiers, sages-femmes et aides-soignants qui se considèrent comme des laissés pour compte dans cette situation, estiment que les formations sont l'apanage des seuls médecins qui accapareraient toutes les occasions de formation : « *C'est rare qu'on nous fasse profiter de séminaires, de formations, de recyclages ; si vous-même, vous ne formez pas parallèlement à votre fonction, c'est rare qu'on vienne vous demander d'aller participer à une quelconque formation. Dans le cycle de formation des infirmiers, c'est des opportunités qui ne s'offrent pas. Il y a des infirmiers qui ont participé à des formations sur le sida et autres, mais je dis que c'est rare* » (Infirmier, CHU).

Un autre agent, abondant dans le même sens, dénonce la priorité accordée aux médecins surtout dans les grands hôpitaux où le personnel paramédical (infirmiers et sages-femmes) est marginalisé voire sous-estimé : « *Depuis que je suis au CHU, je n'ai pas encore fait de formation ; pour moi les opportunités de formation sont rares. J'explique cela par le fait qu'il y a un nombre important de praticiens dans le CHU. C'est une hiérarchie au sein de laquelle les médecins sont prioritaires pour ce qui est de la participation aux séminaires et autres formations ; donc quand il y a des formations, on s'adresse à eux d'abord ; alors qu'à l'intérieur du pays, vous êtes pratiquement seul dans votre service, par conséquent, il est plus facile de bénéficier de ces formations* ». Cette sélection conduit souvent à de vives tensions au sein des structures de santé, comme le précise ce technicien de laboratoire de CAT parlant de son supérieur : « *il est formateur de tous les techniciens de CAT de Côte d'Ivoire ; ils viennent ici un mois ou deux, ou alors il se déplace. Il est de toutes les formations, pour les supervisions, c'est toujours lui. C'est pour cela que l'un des médecins a fait des histoires ici. Il dit que si les formations doivent profiter à une seule personne, lui il ne participe plus. Mais ça continue !* ».

Partant de cette situation qui est leur préjudiciable, des soignants ne s'embarrassent pas pour affirmer simplement que les opportunités de formation sont presque inexistantes : « *Je peux dire que les opportunités de formation n'existent pas ; même quand il arrive que des formations ou séminaires soient organisés, c'est la chasse gardée de certaines personnes. Alors que le CHU est une structure de troisième catégorie ; et à ce titre, nous devons être à la hauteur pour soigner les malades, mais bien plus pour assurer la formation de nos cadets qui arrivent de l'école pour leur stage. Je souhaite que les séminaires et formations soient organisés le plus souvent de sorte que l'infirmier soit à la hauteur de la tâche qui l'attend et que nos connaissances soient remises à niveau* ».

Quant aux médecins, ils accusent leurs supérieurs, c'est-à-dire les professeurs, de ne pas penser à eux quand les propositions de formations leur sont faites : « *J'ai l'impression que les chefs ne se préoccupent pas de notre formation ; je ne sais pas s'ils agissent par excès de confiance, mais je dis qu'ils ont tort. Parce qu'il faut se battre seul pour pouvoir se former ou pour arriver à quelque chose, vraiment c'est difficile. En général, c'est comme cela ; rares sont aujourd'hui les chefs qui iront chercher des stages pour leurs assistants. A ce sujet, même s'ils n'ont pas le temps de gérer tout cela, ils doivent quand même nous faire des ouvertures ; par exemple nous mettre en contact avec des collègues ou des connaissances à eux, pour que nous puissions introduire nos demandes. Je pense sincèrement qu'il n'y a pas de volonté de leur part ou alors c'est l'hyper activisme qui fait qu'ils ne peuvent pas se consacrer à nous* » (médecin, CHU).

Précisons ici que les formations proposées sont de deux ordres : celles destinées à une catégorie de praticiens dûment choisis par les organisateurs, comme c'est le cas du séminaire de formation sur la tuberculose organisé par l'UICTMR tous les ans au Bénin, et auquel participe un médecin financé par l'Union et un autre financé par le comité ; et celles sollicitées par les intéressés eux-mêmes à partir de réseaux de connaissances et des amitiés nouées au sein de la hiérarchie sanitaire.

Notons enfin que certains soignants expliquent leur exclusion ou tout au moins leur non participation aux formations continues en raison des perdiems distribués aux participants. En effet, il est de notoriété dans le monde médical ivoirien que la participation à certaines formations représente pour une catégorie de professionnels un moyen de s'enrichir. A l'échelle nationale ou internationale, les professionnels qui participent aux formations organisées par des organismes comme l'OMS, ou qui bénéficient de stages, reçoivent quotidiennement, mensuellement et sous forme de frais de missions d'importantes sommes. Il est dès lors évident que dans ces circonstances, ce soient toujours les mêmes personnes qui sont proposées ou qui se proposent d'y prendre part. Ce faisant, elles ne favorisent pas la diffusion du savoir aux autres soignants qui en tirent un réel ressentiment.

2.c. Les autres moyens de formation

En plus des formations continues, l'existence des revues médicales et les activités des visiteurs médicaux sont d'un grand apport pour les soignants. Autrement dit, l'acquisition du savoir, via l'information médicale, est véhiculée par les nombreuses revues et par les visiteurs médicaux qui promeuvent leurs produits. Si les revues peuvent pallier l'absence des formations continues, il convient de souligner que le coût de ces documents constitue un frein que nombre de soignants ne sont pas près de lever. En clair, l'insuffisance des salaires est donnée comme argument par nombre d'entre eux pour justifier leur refus de se documenter. Pour contourner cet obstacle, des soignants ont affirmé bénéficier des largesses des délégués médicaux qui leur livrent parfois des documents. Le rôle que ces derniers jouent mérite que l'on s'y attarde un peu. Ils participent pour une grande part à la formation des agents de santé avec en contrepartie le souhait que leurs produits soient les plus prescrits dans les structures de santé. Tel est le cas de ce grand laboratoire pharmaceutique qui a organisé et financé une conférence à plusieurs thématiques (environnement, sociologie, etc.) lors d'une des activités du Programme de lutte contre le paludisme. S'il est vrai que leur présence dans les centres de santé ou auprès du programme se justifie par des raisons essentiellement commerciales, il n'en demeure pas moins vrai que les informations qu'ils livrent au personnel médical viennent combler le vide créé par la non participation aux formations continues dont l'objectif premier est d'apporter aux soignants les principales innovations et combler ainsi les lacunes les plus importantes.

3. Les attentes des soignants

Des souhaits ont été formulés par les enquêtés pour apporter des solutions aux nombreux problèmes qui ont été évoqués et qui touchent à leurs formations.

3.a. La formation de base

Nous pouvons ici retenir que, dans l'ensemble, les professionnels souhaitent une plus grande spécialisation de la formation. Le constat fait est que l'agent en formation apprend beaucoup plus de choses qu'il n'en a besoin dans la pratique. A défaut de tendre vers une spécialisation, une adaptation des cours aux pratiques effectives et actuelles des agents est partout réclamée, comme le soulignent ces propos d'un agent : «*J'ai constaté que le contenu du cours des enseignants permanents est dépassé ; les cours sont vieux et ont besoin d'être renouvelés. Ces enseignants ont besoin de se recycler afin que la formation soit actualisée*». Un autre agent abonde dans le même en ces termes : « *Je souhaiterais également que l'accent soit mis davantage sur les pathologies que nous devons rencontrer dans la pratique* » (sage-femme, CHR).

Par ailleurs, pour la majorité des professionnels rencontrés, il est impérieux que la dimension pratique de la formation retrouve la place qui est la sienne dans les enseignements. Les soignants estiment qu'il est inutile d'accorder plus de temps aux cours théoriques car la médecine trouve son essence dans la pratique, dans les actes quotidiens. Dès lors, les stages doivent être multipliés pendant la formation afin que l'étudiant qui les suit n'ait pas de difficultés. L'on pense aussi que l'encadrement des stagiaires doit être plus rigoureux afin de fournir des agents prêts pour le service. D'ailleurs, un de nos interlocuteurs souligne justement l'absence des monitrices sur le terrain pour s'enquérir de leurs performances : « *Mon souhait est que les étudiants soient plus encadrés sur les lieux de stage. Il faut que les monitrices suivent correctement leurs stagiaires ; malheureusement, ce n'est pas le cas* ».

Au total, il faut retenir que beaucoup reste à faire afin que la formation initiale des soignants réponde aux attentes des patients. C'est le sens des reformes prévues dans le plan national de développement sanitaire qui envisage « *une mise à plat des formations initiales afin de le doter de personnels jeunes parfaitement adaptés aux missions assignées* », par une évaluation aussi bien « *du contenu des programmes que des méthodes pédagogiques* » (République de CI, 1996).

3.b. Les formations continues

Tout comme pour la formation initiale, les professionnels interrogés ont exposé leurs souhaits pour une plus grande efficacité des formations continues. Parallèlement aux différents griefs soulevés à l'encontre de la hiérarchie ou de leur supérieurs, des propositions ont été faites dans le but de vulgariser et de rentabiliser ces formations. Ainsi, le personnel soignant souhaite que les formations se multiplient, qu'elles soient ouvertes à toutes les catégories de professionnels sans exception, tout en étant diversifiées (informatique, pratique managériale) et orientées vers des gestes pratiques au lieu que ce soit une copie conforme des cours d'amphithéâtre. En outre, la pratique continue d'être une activité qui contraint les soignants à se retrouver dans une sorte de carcan qui ne leur offre plus la latitude d'apprendre, encore moins de prétendre à une promotion. C'est ce que résume ce radiologue de CAT : « *J'aimerai avoir des stages au niveau des examens spécialisés. Ce sont des examens qui se font dans les hôpitaux, tels que les CHU, il y a longtemps que j'ai quitté l'école et ça me manque, je parie même que le jour où je devrais faire ça, je vais retourner à mes cahiers encore ! J'aimerais aussi avoir des formations en matière d'échographie. Quand j'étais à l'école, la première promotion avait bénéficié d'une bourse pour aller se perfectionner en France. L'échographie parce que c'est le profil de carrière, c'est le poste le plus performant. Ce serait vraiment bien de suivre une formation post-universitaire, un recyclage... Quand ils m'ont affecté ici, j'ai été tellement déçu ! Je me disais que j'ai fait cette formation pour me retrouver dans un centre antituberculeux ? J'ai accepté mon sort, mais ce qui m'avait le plus démoralisé dès ma prise de fonction, c'est que tout ce que j'avais appris à l'école n'était pas appliqué. Au CAT, c'est uniquement les radios pulmonaires, il n'y a pas d'examen de viscères pour lequel j'ai eu ma spécialisation. Mais bon, au fil du temps, je me suis ressaisi, j'ai fait avec, comme on le dit. Ici, je fais des examens des os, du crâne, sauf les examens spécialisés* ».

Par ailleurs, l'acquisition de l'information médicale constitue pour nombre d'entre eux une vue de l'esprit compte tenu de son coût. De plus, la plupart des ouvrages spécialisés arrivent tardivement dans les structures. Ensuite, il y a le fait que pour les lire, il faut se rendre généralement au sein de la structure de référence, et enfin, comme le dit ce responsable de service, « *Il y a des revues mais en anglais, alors que ça (elle fait une moue significative pour dire que ce n'est pas à la portée de tous)* ». Il ne faut pas non plus oublier le coût des revues et en l'absence de centres de documentation médicale ou de bibliothèques, certains proposent que des facilités de paiement leur soient accordées pour l'achat desdits documents et, mieux, que des bibliothèques soient installées au sein des structures sanitaires.

Avoir accès aux formations continues devrait permettre d'affûter non seulement ses propres connaissances mais également, selon ce soignant, de prendre moins de risque de perdre les malades tuberculeux dans le suivi du traitement. Il faut donc, selon lui, « *intensifier les stages de formation, car au rythme où va la maladie, on a de plus en plus de mal à maîtriser les résultats des labo ; et malgré les traitements certains malades n'arrivent pas à être guéris ; on est obligé de toujours les référer au CHU de Cocody ; dès lors, on prend des risques énormes de les perdre de vue. Ce serait bien d'avoir des formations régulières sur la culture des mycobactéries pour maîtriser les résultats et s'occuper ainsi des malades sur place ; sur place on ferait ces examens moins chers ; ailleurs ça coûte 35000 francs et ce n'est pas à la portée de tout le monde* » (technicien de laboratoire, CAT).

4. Conclusion : Vers un éclatement des lieux, des moments et des enjeux de formation

La notion de formation recouvre, dans ce chapitre, différentes situations. Et comme nous venons de le voir, il s'agit aussi bien des formations académiques ou théoriques, des acquis pratiques que des stages de recyclage ou de formation. Ainsi, la formation théorique a été décrite par tous comme insuffisamment documentée pour ces deux pathologies, mais bien plus encore au niveau de la tuberculose comme l'ont fait remarquer certains soignants. Les préoccupations évoquées par les soignants concernent, entre autres, le contenu des enseignements, la relation entre la théorie et la pratique, ou encore l'opportunité des formations continues.

En effet, même si le paludisme et la tuberculose sont enseignés en 4ème année de médecine et tout au long du cursus infirmier, il convient de dire que le paludisme, de par ses caractéristiques géographiques et culturelles, est relativement plus connu des populations et des soignants que ne l'est la tuberculose. Paradoxalement, nous avons constaté que les demandes des soignants en matière de formation de remise à niveau ne suivent pas cette logique de combler des lacunes. On a pu ainsi noter que les attentes des soignants de façon générale, que ce soit au niveau de la tuberculose ou du paludisme, tournent autour de besoins éloignés de l'activité exercée. Ainsi cet infirmier hospitalier aimerait avoir des stages de formation en commerce, marketing : « *étant toujours en action, il faut avoir des stages en vue d'étendre son champ. Le CHU fonctionne comme un établissement à caractère commercial, ce serait bien d'avoir des notions en commerce, marketing pour rentabiliser les comptes »*. Par ailleurs, les stages de formation représentent pour une grande majorité des soignants des occasions de toucher des perdiems, de s'évader des lieux de travail (de préférence en allant dans d'autres pays). Et comme l'affirme cet autre infirmier, *« j'aimerai avoir des stages de formation mais en dehors du pays. C'est toujours les responsables qui sortent du pays, et nous ? »*.

A travers les exemples de la tuberculose et du paludisme se posent alors les questions suivantes : la formation initiale telle qu'elle est dispensée répond-elle aux préoccupations des apprenants ? Les soignants en activité ont-ils réellement besoin des formations afin d'avancer dans leurs connaissances ou, au contraire, celles-ci ne constituent-elles que des occasions d'affirmation d'identités professionnelles, dès lors que ce sont les supérieurs hiérarchiques (professeurs et médecins spécialistes) qui, de façon générale, ont droit à ces formations ? Bénéficier de formations pour ces professionnels-là constitue un défi au niveau de la reconnaissance professionnelle.

Enfin, il ne faut pas passer sous silence l'entrée en scène dans le domaine de la santé d'autres acteurs, notamment les laboratoires pharmaceutiques qui, pour s'attirer la sympathie des programmes nationaux de la santé et des soignants dans les centres de santé, n'hésitent pas à financer des conférences, à remettre des brochures, des ouvrages, des gadgets aux soignants afin de faire écouler leurs produits. Mais cette « intrusion » ne détourne-t-elle pas les soignants de leurs objectifs, à savoir soulager les patients à des coûts acceptables ?

CHAPITRE 6

Des tâches aux identités des soignants
(Exemples sénégalais)

par Tidiane NDOYE,
Fatoumata HANE
& Karine DELAUNAY

Introduction

Les structures de santé au Sénégal regroupent un personnel aux objectifs divers – complémentaires, antagoniques, concurrents – devant assurer la gestion de tâches très diversifiées qui demandent des compétences elles-mêmes diverses. Entre le technicien de surface et le médecin, il existe plusieurs catégories intermédiaires dont les positions hiérarchiques sont en principe fixées par l'organigramme de la structure : infirmiers, aides-soignants, agents de santé communautaires (ASC), garçons et filles de salles, etc. En fonction des actes à poser, du travail à faire, certains acteurs s'impliquent davantage que d'autres. De plus, pour diverses raisons, les agents les plus qualifiés pour certaines tâches ne sont pas toujours disponibles au moment opportun. Un travail de répartition comme aussi de délégation de tâches[62] s'avère donc nécessaire. Mais, dans sa mise en pratique, on note que les tâches déléguées ne relèvent pas toujours de la formation de ceux qui finissent par en avoir la charge : ces derniers n'ont pas toujours la qualification formellement requise. Par contre, ils y trouvent souvent une certaine valorisation. La « responsabilisation » dont ils font l'objet et la « confiance » qui leur est témoignée par cette délégation peut alors conduire à une identification à la catégorie normalement responsable des actes délégués. Des aides-soignants, des stagiaires et certains agents de santé communautaires peu qualifiés se comportent ainsi comme des infirmiers, des infirmiers comme des médecins,

---

[62] Par « délégation de tâches » nous entendons toutes les pratiques d'affectation, de déchargement ou de « confiage » de tâches de travail à des personnels qui ne sont pas officiellement désignés pour ces activités.

adoptant les attributs (blouses, stéthoscopes, etc.) et attitudes (afficher assurance et compétence devant les malades) des professionnels correspondants.

Cet état de fait se développe dans un contexte où les structures sanitaires du Sénégal sont marquées par un fonctionnement où se côtoient quotidiennement des professionnels et des non professionnels. A la difficulté de recruter un personnel qualifié, du fait de différents facteurs (restrictions budgétaires, décentralisation, etc.), répond en effet le choix stratégique de maintenir un effectif important de personnel non qualifié à l'intérieur des structures sanitaires. Une telle situation n'est certes pas une spécificité du Sénégal. Mais s'y trouvent accentués les traits de fonctionnement des équipes soignantes que l'on peut rencontrer, par exemple, aux Etats Unis. Les études menées dans ce dernier pays par A. Strauss, l'amènent à définir l'hôpital *« comme un lieu où les membres du personnel, constitué en grande partie mais pas exclusivement de professionnels, se trouvent engagés dans un processus de négociation complexe afin à la fois de mener à bien leurs projets personnels et de mettre en œuvre – dans la division du travail établie – des objectifs institutionnels énoncés soit clairement soit vaguement »* (1992 : 110). Un tel processus de négociation est à l'évidence à l'œuvre au sein des hôpitaux sénégalais comme au niveau des autres structures de santé du Sénégal, notamment les postes et centres de santé. Cette négociation est ici complexifiée par le fait qu'aux différences de catégories professionnelles se combine une pluralité de statuts quant aux modes de recrutement. Aux côtés des fonctionnaires, certains sont dans des situations précaires, voire sont assimilés à des « bénévoles ». De même, aux côtés des recrutés de l'Etat il y a les recrutés des municipalités et des comités de santé, ceci sur des bases qui ne sont pas seulement celles des diplômes, mais peuvent être également liées à l'insertion dans des réseaux affinitaires ou politiques.

Nous voudrions montrer dans ce chapitre qu'au sein d'un champ médical caractérisé par une hiérarchisation formellement fondée sur la détention, non seulement d'une pratique, mais d'un savoir nécessaires à la mise en œuvre responsable des protocoles de soins et à l'exercice de l'art de soigner, la possibilité de déléguer les tâches n'est pas anodine dans le travail quotidien. Tandis que les compétences reconnues à ceux à qui échoient les tâches déléguées relèvent du seul registre du savoir-faire, les glissements de fonctions induits deviennent banalisés. Ces glissements participent de l'émergence d'une culture de service au sein de laquelle les soignants situés au bas de la hiérarchie trouvent des interstices dans lesquels se glisser. Des agents formés « sur le tas » posent ainsi des actes pour lesquels ils ne sont pas qualifiés, ceci dans un contexte de tolérance et d'absence de sanction tels qu'ils se trouvent confortés dans leurs pratiques. Mais, dans le même temps, les soignants qui délèguent leurs tâches tentent d'ériger des barrières qui sont révélatrices de leur volonté de protéger leur identité et leur statut en tant que professionnels.

2. De l'organigramme formel à la délégation des tâches dans le fonctionnement des structures sanitaires au Sénégal

2.a. Hiérarchie des fonctions et répartition des tâches à l'intérieur des services

Comme toute organisation « moderne », les structures de santé au Sénégal connaissent une définition des postes et une structuration du travail qui en garantit le bon fonctionnement. Elles comportent un organigramme précis pour la majeure partie d'entre elles. Ces organigrammes, définis par les autorités centrales, sont communs à toutes les structures de santé de même niveau, c'est-à-dire que tous les centres de santé, par exemple, sont régis par un même organigramme officiel. La hiérarchisation révélée par l'organigramme concerne les fonctions et statuts. Une définition des tâches corollaires à ces fonctions et statuts est aussi affichée dans quelques structures.

Les médecins sont recrutés par l'Etat au terme d'une formation sanctionnée par la soutenance d'une thèse à l'Université Cheikh Anta Diop (UCAD) de Dakar[63]. Les infirmiers d'Etat sont formés dans les écoles prévues à cet effet. L'Ecole Nationale de Développement Sanitaire et Social (ENDSS)[64] demeure la plus connue même s'il existe des écoles régionales. La formation, de trois ans, est sanctionnée par un diplôme d'Etat. A la sortie, les diplômés adressent des demandes d'emploi à l'Etat, principal recruteur. Celles qui sont retenues conduisent à des affectations soit dans des postes de santé (où, en zone rurale, l'infirmier occupe alors la fonction de chef de poste), soit dans des centres de santé, soit dans des hôpitaux. Les premières affectations se font essentiellement en milieu rural, certains recrutés parvenant ensuite à en obtenir une autre en ville.

Depuis quelques années, on note l'émergence de médecins communautaires recrutés par les comités de santé[65]. Par le biais d'un bureau composé

---

[63] C'est la seule université au niveau national à former des médecins. La deuxième université du pays, située à Saint Louis, au nord du pays, ne comprend pas de faculté de médecine. Même si certains ont suivi des spécialisations à l'étranger, pour leur majorité, ils sont issus de l'UCAD.
[64] On note l'émergence de quelques écoles privées qui commencent à former des infirmiers d'Etat ou brevetés.
[65] Il faut noter qu'avec la politique de recouvrement des coûts, certains comités ont été financièrement en mesure de s'attacher les compétences de médecins et d'autres agents qualifiés, ce qui leur permet de mieux répondre aux demandes de la clientèle et, partant, d'améliorer aussi leur « chiffre d'affaire ».

de quatre membres, chaque comité agit comme représentant des populations habitant dans la zone de couverture de la structure sanitaire (district, centre ou poste de santé) dont il gère, entre autres, les recettes financières avec l'équipe cadre. Mis au devant depuis les réformes corollaires à l'introduction des populations dans la gestion des affaires sanitaires des collectivités, ces comités procèdent essentiellement, comme les Associations pour l'hôpital, au recrutement du personnel auxiliaire : aides-soignants et agents de santé communautaires (ASC). L'embauche de ce type de personnel par les comités de santé ne repose pas toujours sur une qualification particulière de l'agent mais peut découler de l'engagement personnel que celui-ci manifeste dans différents domaines (depuis l'acquisition d'une formation sommaire ou la démonstration d'une aptitude à transmettre des informations relatives à la santé, à l'implication au sein du quartier ou du village, ou encore à la conduite antérieure d'activités comme bénévole). Ces ASC remplissent les fonctions de personnel d'appui dans les centres de santé. Dans l'organigramme formel des structures de santé ils sont donc chargés des travaux de gardiennage, de nettoyage ainsi que de la vente de tickets. Les municipalités se sont aussi impliquées dans la gestion des structures de santé depuis l'adoption des mesures de décentralisation. Elles recrutent notamment des aides-soignants et des agents de laboratoires.

Dans les postes de santé qui sont le niveau le plus périphérique auquel nous nous sommes intéressés, l'infirmier chef de poste occupe le haut de l'organigramme. Viennent ensuite les autres membres du personnel qui sont en majorité des aides soignants et des ASC formés sur le tas. Suivent les garçons et filles de salles. Dans les centres de santé, le médecin chef de district arrive en tête. Il est entouré par l'équipe cadre constituée des agents les plus anciens, les plus diplômés et/ou ayant parfois des charges décisionnelles importantes (soit : les autres médecins, le pharmacien, les responsables des soins de santé primaires, de l'éducation pour la santé, de la santé de la reproduction...). C'est sous la responsabilité de cette équipe, relayée par celle de l'infirmier major, que travaillent les autres personnels (infirmiers, aides infirmiers, ASC et garçons et filles de salle). Au niveau hospitalier, les différents services médicaux et chirurgicaux qui le composent s'affirment comme des lieux très hiérarchisés. A leur tête est placé le médecin chef de service (on parle aussi de chef de clinique) qui, dans les CHU[66] comme l'hôpital de Fann à Dakar, est un enseignant de rang magistral. Leurs collaborateurs sont aussi des universitaires : des maîtres de conférence, des maîtres assistants, des assistants. Les titres universitaires sont d'ailleurs souvent déclinés devant les noms des

---

[66] On parle de plus en plus de Centre Hospitalier National pour l'hôpital de Fann mais son véritable statut reste à définir puisque les enseignants y jouent encore un rôle très important ; *Cf.* République du Sénégal, MSHP, 2003.

responsables (professeur, docteur, etc.). La coordination de chaque service repose également sur l'infirmier affecté à chacun d'eux comme surveillant. Celui-ci assure la gestion du matériel et l'organisation des soins dans le service comme il doit aussi veiller au respect du règlement intérieur de l'hôpital pour les agents relevant du service. Pour la continuité du service, les équipes sont scindées en deux : celles chargées des heures normales[67] et celles assurant les heures de garde[68]. Les tâches sont réparties en fonction des corps et des compétences des agents en leur sein. Ceci fonde le caractère segmenté de l'équipe médicale, rendant d'autant plus nécessaire le travail d'articulation évoqué par A. Strauss (1992).

Les médecins doivent en principe assurer les consultations de jour (en général le matin) assistés par le personnel paramédical. Les prestations des services d'aide au diagnostic (radiologie générale, parasitologie et mycologie, bactériologie, biochimie) sont prises en charge par un biologiste, un pharmacien ou un technicien. Les soins sont quant à eux dispensés quotidiennement par le personnel paramédical, notamment les infirmiers pendant leurs horaires de service. Ceux-ci se chargent, dans certaines salles de consultation, de prendre les constantes des patients (température, tension, etc.) bien qu'ils prennent rarement leur poids. Ils sont aussi chargés des pansements et prélèvements comme aussi de la surveillance des patients hospitalisés, de la distribution et de l'administration de leurs traitements, enfin, du nursing[69] de ceux qui en ont besoin. Pour leur part, les aides infirmiers ainsi que les garçons et filles de salle sont chargés d'appuyer les infirmiers dans les soins et le travail auprès du patient et pour son confort (hygiène, respect des traitements, transfert des analyses au laboratoire, commissions, *etc.*). Ils prennent également en charge d'autres tâches telles que le nettoyage ou les courses.

Ceux à qui reviennent les tâches attachées au statut de « médecins » constituent en fait un ensemble assez hétérogène. Dans les structures hospitalières, des internes et « faisant fonction d'internes »[70] ainsi que des étudiants inscrits en certificat de spécialisation (CES), non seulement appuient

---

[67] De 8h à 17h avec une pause de 13h30 à 14h30 du lundi au jeudi. Pour permettre aux musulmans de faire la prière du vendredi, ce jour-là la pause est élargie, allant de 13h30 à 15h (les agents finissent alors 30mn plus tard que les autres jours : 17h30 au lieu de 17h).

[68] Elles ont lieu dans un Centre hospitalier National comme Fann tous les jours ouvrables. Du lundi au samedi, elles se déroulent de 17h au lendemain à 8h, les week-ends et jours fériés de 8h à 20h et de 20h à 8h.

[69] Le nursing pose de gros problèmes dans certains services et c'est une activité qui est souvent déléguée même aux accompagnants.

[70] Les « faisant fonction d'internes », comme leur nom l'indique, font un travail qui relève normalement des internes. Il s'agit d'étudiants « employés » pour une durée de six mois, parfois renouvelable, afin de pallier le manque d'étudiants réussissant au concours d'internat. Ils sont sélectionnés sur la base de demandes adressées aux chefs de service qui fait son choix parmi les candidats.

les chefs de service (lesquels, on l'a dit, ont souvent par ailleurs des charges d'enseignement) mais en viennent en fait à assurer une bonne partie de la charge de travail. Ils s'occupent de certaines consultations internes et externes et des salles d'hospitalisation, parfois assistés par un médecin ou un CES. De plus, si les médecins ont, en principe, le monopole du diagnostic et de la prescription, dans la réalité, notamment celle des centres de santé, les infirmiers sont souvent amenés à prescrire, surtout parmi ceux chargés du tri, c'est-à-dire de la première consultation des patients qui doit déboucher sur leur orientation auprès des agents et/ou des services compétents. En effet, les paramédicaux, en particulier les infirmiers, constituent un groupe-clé du fonctionnement des structures de santé au Sénégal. Ils se singularisent par le caractère hybride de leurs pratiques : celles-ci comptent des actes infirmiers (pose de perfusions, soins, etc.) mais aussi des actes qu'on pourrait qualifier de médicaux (notamment consultations avec diagnostics et prescriptions). Dans les structures de santé situées en ville, avec une forte présence de médecins, la prise en charge des actes médicaux par des infirmiers est plus rare[71] que dans les zones où il n'y a pas de médecins : des glissements de fonctions sont alors fréquents. Bien que, de plus en plus, des médecins estiment ces pratiques injustifiables de nos jours[72], ces glissements sont tolérés, sinon cautionnés dans certaines situations.

C'est dire que la différenciation des deux corps à travers les actes à poser n'est pas toujours vérifiée dans ce contexte, contrairement à celui auquel Freidson s'est intéressé (1984). C'est dire, plus généralement, que le respect des prérogatives associées aux organigrammes formels n'est pas toujours assuré dans la pratique quotidienne. Ainsi, ce n'est pas seulement une partie du « sale boulot » (Arborio, 2001 : 119) qui échoit aux aides-soignantes sénégalaises. D'autres tâches, plus techniques, leur sont parfois déléguées telles que poser des perfusions ou administrer des soins qui relèvent du travail infirmier.

2.b. La délégation des tâches comme révélateur des conditions de travail

Dans les structures sanitaires en Afrique, aujourd'hui, personne ne semble s'étonner de voir les uns et les autres déléguer leurs tâches au sein des équipes de soins. La délégation des tâches est en effet devenue presque

---

[71] En cas de complication, les infirmiers peuvent référer vers les médecins sans que le patient n'ait à supporter de frais supplémentaires (bien que le ticket de consultation coûte plus cher pour voir directement un médecin).
[72] Ces médecins estiment que, si elles s'expliquaient auparavant du fait d'un nombre insuffisant de médecins formés, une telle justification ne tient plus de nos jours : il en existe qui chôment alors même que leurs compétences font défaut dans différentes zones du pays, notamment les campagnes.

inhérente au système. Elle apparaît comme une condition de son fonctionnement, une donnée à part entière du système de santé. Certes, cette pratique se retrouve dans d'autres contextes professionnels et géographiques. Mais elle se démarque par son importance et son extension, ceci alors que les actes concernés ont eux-mêmes pour spécificité de soigner des personnes et ont donc pour enjeu la préservation de la vie.

Les observations effectuées au cours de notre présence dans des structures de santé laissent percevoir, en effet, une grande polyvalence des différents agents. Parfois, elle est même revendiquée, comme le fait cet infirmier chef de poste : « *Ici je m'applique à faire en sorte que nul ne soit indispensable, tout le monde est polyvalent* ». Elle vise là à permettre le remplacement d'un agent indisponible par un autre. Mais ce qui frappe, c'est que la substitution revient à des agents qui n'appartiennent pas forcément aux mêmes catégories de personnel, n'ayant donc ni la même formation ni les mêmes compétences que ceux dont ils ont à effectuer le travail. De plus, ces mutations ne sont pas toujours organisées par les responsables. Elles peuvent résulter d'initiatives individuelles consistant à se dépanner les uns les autres en fonction des disponibilités et indisponibilités. Parfois aussi, l'engagement personnel manifesté par certains agents pousse les autres à leur déléguer leurs tâches. Plus généralement, les délégations de tâches sont présentées par les soignants comme autant de réponses pragmatiques aux problèmes posés par les conditions de fonctionnement réel des structures santé. Ainsi, les principaux facteurs invoqués au cours des entretiens sont, d'une part, celui des absences et, d'autre part, celui du manque de personnel. Facteurs prégnants, comme on va le voir, bien qu'ils n'épuisent pas totalement la question de l'intégration au quotidien de la délégation de tâches.

La situation critique que peuvent provoquer les congés des personnels les plus qualifiés est explicitée en ces termes par un « faisant fonction d'interne » au sein d'un service hospitalier : « *Les périodes de vacances, c'est l'occasion pour les professeurs, pour les assistants de souffler un peu, de prendre un peu d'air parce que durant l'année scolaire ils s'occupent à la fois et de l'hôpital et de la formation des étudiants à la fac et à l'hôpital. Donc eux aussi prennent des moments de congés, ce sont des personnes comme nous. Maintenant le problème qui se pose c'est qu'on aura moins de personnel, ce sont les internes qui sont là. Les 4ème année ont déjà pris leurs vacances, ainsi que les autres étudiants. Ceci fait que dans chaque division, au finish il y a un seul interne qui est là et qui doit s'occuper de tous les malades. Donc c'est difficile* ». Aux congés proprement dits, on pourrait ajouter la participation des médecins, assistants et professeurs à des séminaires de formations, les départs en voyage à l'occasion de colloques et autres invitations, les missions qui sont autant d'heures grignotées sur la présence à l'hôpital et sur l'encadrement effectif des étudiants. De sorte que l'on trouve de plus en plus d'internes et de « faisant fonctions d'internes » qui sont laissés à eux-mêmes, ayant à assurer les visites seuls.

A en croire certains responsables, la nécessité de répondre au besoin créé par les absences est en effet très fréquente, touchant différentes catégories de personnel : « *Une absence seulement dans le service perturbe tout le planning établi. Par exemple, P. (une division d'un service hospitalier) a appelé ce matin pour dire que le major n'est pas là. Je suis obligé dans ces conditions de prendre les décisions qui s'imposent. Mais ce qui pose le plus de problème c'est les repos médicaux. Le problème est que dans le corps de la santé, il y a beaucoup de femmes et les femmes ont souvent des problèmes de santé, des congés de maternités, des grossesses... c'est donc très difficile à gérer. En ce moment j'ai la moitié du personnel malade ou au repos. Ceci fait que l'hôpital marche à moitié* » (un responsable infirmier). L'imputation des absences au personnel féminin est répandue dans les discours, qu'elles soient attribuées à des causes « biologiques », ou qu'elles soient renvoyées au souci de ces femmes de gérer leurs réseaux de relations sociales à travers la présence aux cérémonies familiales, aux tontines, etc.

Mais de telles absences, pas toujours justifiées, peuvent prendre une tournure bien plus routinière. Certains agents les utilisent de manière stratégique. Qu'il s'agisse de médecins ou d'infirmiers, elles constituent pour eux un moyen de répondre à des besoins financiers personnels, ceci en monnayant leurs compétences dans les cliniques privées de la place. On peut les appeler des stratégies de gestion de la crise : « *Tu vois quelqu'un qui a toujours été à l'hôpital qui se rend compte qu'avec l'hôpital seulement il n'arrive pas à faire ceci, cela, il est toujours à galérer, il n'a pas ceci, il n'a pas cela, il va trouver une autre source de revenus et si ça lui rapporte plus que ce qu'il fait normalement, en général, c'est ça qui les fait dévier* » (un assistant). Ceci se traduit par des absences des soignants mais aussi des médecins-enseignants qui arrivent d'autant plus difficilement à assurer leurs fonctions dans la pratique des soins comme dans l'encadrement : « *C'est vrai que les enseignants sont beaucoup moins présents en salles. Ça c'est vrai. Ça dépend des services. Mais je me dis que c'est un système qui n'est pas encore performant. Si le médecin ou bien l'infirmier avait au moins le minimum pour vivre avec son salaire, je crois qu'il ne tenterait pas d'aller dans le privé se disperser. Enfin, ce n'est pas se disperser, il est plus à l'aise en travaillant dans le privé en plus de son travail personnel. Mais, à force de cumuler deux choses, il ne peut pas être à 100% au top partout. C'est ça en fait. Les gens cherchent autre chose à faire pour compenser des choses bassement matérielles...* » (assistant).

Les extraits précédents renseignent sur le quotidien de professionnels de santé à la recherche d'occupations lucratives pour améliorer les revenus procurés par leur travail dans le secteur public. Mais il est une autre facette de ce quotidien : la délégation des tâches répond également, dans certains services, au besoin de combler un déficit chronique d'effectifs : « *Le manque de personnel dans les services fait que toute personne qui veut venir... est la bienvenue. Il y a un manque criard d'infirmiers. Aucun infirmier ne veut venir ici, mais il y a des aides soignants qui viennent, donc on ne va pas cracher dessus. On va dire qu'on va prendre des aides soignants quand même. Le problème c'est que quand ces aides soignants viennent ils font le travail de l'infirmier et après il y a des amalgames, ils se donnent les mêmes prérogatives que l'infirmier qui travaille. Et ils font le même boulot que l'infirmier qui travaille même s'ils n'ont pas les compétences qui vont avec...* » (assistant).

Dans des services prenant en charge des pathologies infectieuses, les soignants qualifiés qui ont le choix les désertent de peur d'être contaminés, contraignant à des substitutions problématiques quant aux qualifications des personnels effectivement mobilisés : « *les gens qui travaillent dans notre service ou bien dans beaucoup d'autres services sont des gens qui n'ont pas les diplômes qu'il faut. Les Maladies infectieuses, Pneumo, c'est des services où sont hospitalisées des malades contagieux, il y a beaucoup de gens qui ne veulent pas venir ici. Donc il y a toujours un manque criard de personnel dans ces types de services. Et donc tous ceux qui travaillent autour de ces patients ne sont pas forcément des gens qui sont formés. C'est ça en fait. Donc tu es obligé de travailler avec les gens que tu as* » (assistant).

Pour des raisons à la fois structurelles et conjoncturelles, les actes qui auraient du être effectués par des soignants qualifiés (médecins ou infirmiers) le sont donc par d'autres, selon l'obligation invoquée de travailler, dans le quotidien, avec les gens qu'on a « sous la main ». De fait, ceux-ci peuvent être des personnels non qualifiés. Problème dont tout un chacun est conscient mais dont la résolution se heurte généralement à la langue de bois des plus hauts responsables, informés de ces difficultés mais n'en discutant pas ouvertement. Par exemple, dans un centre de santé dakarois, sur 100 personnes composant le personnel, seulement 25 sont qualifiées, c'est-à-dire diplômées. En conséquence, le personnel qualifié fait souvent défaut pour assurer des gardes, confiées alors à des agents non qualifiés dont la principale « qualité » est leur ancienneté et leur dévouement. Le major de cette structure explique : « *en général c'est un personnel qu'on nous envoie comme ça et qu'on forme sur place. Tout le monde est en blouse blanche alors que le niveau de formation est très différent* ».

On l'aura compris, l'une des principales caractéristiques du processus de délégation des tâches est qu'il procède le plus souvent, pour ne pas dire systématiquement, d'un nivellement par le haut : celui dont les tâches sont déléguées à d'autres agents est presque toujours placé sur une échelle supérieure dans la hiérarchie formelle. Ceci a pour conséquence que les moins qualifiés se trouvent engagés à faire des actes et activités desquels l'organigramme formel les exclut. S'arrêter à ce constat et aux facteurs les plus fréquemment invoqués par les personnels eux-mêmes serait cependant limitatif, tant la délégation des tâches imprègne le travail au quotidien tout comme les attitudes des personnels de santé. Profondément ancré, cet état de fait résumé par la formule « *l'ASC est devenu un infirmier, l'infirmier un médecin, et le médecin un administrateur* » (médecin adjoint de district) est à l'origine de bien des dérives au sein d'un système où chaque acteur est dès lors tenté d'interpréter les règles et normes selon sa convenance.

2.c. Les effets induits de la délégation des tâches au quotidien

L'obligation dans laquelle s'estiment être les responsables d'équipes soignantes de travailler avec les gens qu'ils ont « sous la main », faute de disposer de personnels plus qualifiés, provoque une absence de différenciation nette entre les actes proprement infirmiers et les tâches qui relèvent de la compétence des simples agents sanitaires[73], aides infirmiers ou garçons et filles de salle. Parmi ces derniers, ceux qui se trouvent depuis longtemps dans le service sont ainsi conduits à se comporter « comme des infirmiers ». Pourtant, dans leur mise en application, les actes « délégués » de la sorte connaissent souvent des insuffisances, voire un certain amateurisme, que ce soit dans la réalisation de gestes techniques (notamment fautes d'asepsie), ou dans la transmission des messages de prévention à l'adresse de patients souffrant, par exemple, de tuberculose ou de paludisme (simplement escamotés ou bien transformés, puisant alors aux sources combinées de connaissances savantes, de savoirs populaires et de représentations de sens commun). Les soignants à qui échoient ces actes, tout animés qu'ils puissent être des intentions les plus nobles, ne peuvent guère mobiliser davantage que les acquis d'une formation « sur le tas », lorsqu'ils ne souffrent pas d'un manque d'expérience. De même, dans les services hospitaliers, des étudiants en fin de formation se voient obligés de se comporter « comme des médecins ». Affichant une certaine assurance devant les patients, ils ne cachent cependant pas leurs appréhensions dans le privé. Ayant souvent à prendre seuls des décisions, même si d'aucuns disent qu'ils ont la possibilité d'aller voir les assistants pour leur poser des questions[74], ces étudiants affirment que la meilleure chose à faire est de donner

---

[73] Cette catégorie occupe une place assez floue. Certains de ses membres se considèrent comme ayant les mêmes compétences que les infirmiers et se réclament des mêmes prérogatives. Cependant, contrairement aux infirmiers d'Etat qui passent trois années à l'ENDSS, les agents sanitaires n'ont reçu que deux ans de formation, ceci dans une école de Saint Louis (fermée de nos jours).

[74] Lors de notre présence à l'hôpital, nous avons rarement noté ce type de recours comme si poser trop de questions aux enseignants était un indicateur de l'incapacité de l'interne à travailler

des traitements d'attente pour ne se renseigner qu'ensuite (par exemple en procédant à des lectures une fois rentré chez soi). Il n'est pas étonnant que certains d'entre eux parlent alors de « diagnostics thérapeutiques » ou de « traitements d'épreuve » : la rémission du patient mis sous le traitement prescrit « en attendant » conforte alors dans le diagnostic adopté. C'est une pratique particulièrement observée face à des cas suspectés de paludisme.

Mais si le processus de délégation conduit à ce que les actes qui auraient du être réalisés par des soignants qualifiés le sont finalement par d'autres, une autre conséquence de cette pratique est que certains actes ne sont tout simplement pas effectués. Ceci notamment parce que des agents en ayant normalement la charge sont utilisés pour autre chose que ce pour quoi ils ont été recrutés. Une surveillante d'un service hospitalier explique ainsi : « *parfois les malades disent que le brancardier refuse* [de les transporter]. *Or c'est parce qu'on lui a donné un autre travail.* [...] *on s'est réuni l'autre jour pour régler quelques problèmes de ce genre parce que les infirmiers responsables donnaient aux brancardiers les bilans à amener, les radios, les malades à déplacer. Moi je leur ai dit non. Il y a les filles de salles qui sont là, elles peuvent s'occuper d'amener les résultats, chercher les médicaments pour les malades. Les brancardiers sont là pour déplacer les malades à la radio, les envoyer en consultation externe dans les autres services. Mais ils ne peuvent pas tout faire. Il y a des filles qui sont sur place, il y a des aides... ils n'ont qu'à les utiliser. Seulement le problème c'est que c'est un personnel qui a duré dans le service* ».

De fait, ceux qui prennent en charge des tâches qui leur sont déléguées n'ont d'autre choix que de les cumuler à leur propre travail ou bien de délaisser complètement celui-ci – sauf à s'en décharger sur quelqu'un d'autre, ce qui élargit le cercle de délégation. Or ce processus semble généralement aboutir, dans la pratique, à la désaffection des occupations les moins valorisantes ou sous valorisées, y compris le « nursing » ou simplement la toilette de patients hospitalisés. Face à ceux d'entre eux n'ayant personne de leur entourage pour suppléer à cette « démission » du personnel, des médecins n'hésitent pas, parfois, à exiger qu'on les lave avant de faire la consultation[75].

Dans la gestion des tâches déléguées, des procédures de sélection sont à l'œuvre. Comme le mentionne A.M. Arborio à propos de situations hospitalières en France, « *les aides-soignantes, comme les autres personnels d'ailleurs, rechignent tout particulièrement à exécuter les tâches trop*

---

de manière autonome et à prendre des responsabilités. De plus, ces étudiants estiment généralement qu'ils sont de moins en moins encadrés, ce que ne réfutent pas les enseignants interrogés, même s'ils y trouvent d'autres justifications que leurs absences, notamment le nombre pléthorique d'étudiants par rapport à l'effectif d'enseignants.
[75] Vu le volume de travail, certains parmi ces patients ne seront pas consultés dans la journée ou ne bénéficieront que d'un passage éclair du médecin après sa visite.

ostensiblement déléguées, lorsqu'elles présentent un caractère domestique marqué : *par exemple, faire le lit de l'interne de garde, nettoyer le chariot de l'infirmière. Toute délégation de ce type de* dirty work *leur signifie, une nouvelle fois, qu'elles sont dans une position de relégation dans l'institution* » (Arborio, 2001 : 122). A l'inverse, la délégation peut être parfois ressentie, par ceux à qui échoient des tâches, comme l'épanouissement de « dispositions » faisant que l'on se sent « à l'aise » dans les activités de soins. Une aide-soignante, recrutée, sans aucune qualification, plus de dix ans auparavant, expliquait ainsi que l'acquisition de la capacité à réaliser certains gestes techniques, comme aussi le fait d'être en mesure d'occuper différentes fonctions au sein de la structure où elle travaille, lui permettent aujourd'hui de ne plus être « complexée » par rapport aux personnels plus qualifiés. Parallèlement, certains individus au sein du personnel peuvent trouver une base de valorisation dans la réalisation de tâches délaissées par les autres : c'est notamment le cas des « soignants relationnels » (Véga, 2000 : 195), c'est-à-dire des soignants privilégiant la qualité des relations qu'ils entretiennent avec les patients et des prestations qu'ils estiment leur devoir, dans la définition qu'ils se font de leurs fonctions.

Généralement, la délégation est acceptée avec d'autant plus d'empressement qu'elle offre des perspectives ou des opportunités de valorisation, de formation et peut-être donc, à terme, de rémunération. Ainsi, dans des structures hospitalières, malgré les contraintes du travail au cours des gardes nocturnes, certains n'hésiteront pas à se retrouver dans les équipes de nuit où les données changent. Les « chefs » étant encore moins présents, les internes et CES étant plus jeunes et moins craints, les infirmiers n'hésiteront pas à s'accorder de petites plages de sommeil en « responsabilisant » le brancardier ou le stagiaire zélé. Ce qui ne déplaît pas à ces derniers, qui y voient là des moments attendus, sachant qu'il leur est alors loisible de s'impliquer dans les soins.

De même, des brancardiers préféreront parfois apprendre à faire des injections et des pansements plutôt que de déplacer des malades à travers l'hôpital. Il est rare d'entendre un brancardier se plaindre parce qu'on lui a demandé de faire tel acte relevant des soins, y compris un acte infirmier (par exemple un prélèvement de sang). Pourtant, ils se plaignent fréquemment d'avoir à déplacer trop de patients et de ne faire que cela de la journée sans pouvoir s'accorder de répit. En effet, le poste de brancardier n'est guère attrayant : « *tout ce que tu fais, c'est déplacer des malades et des cadavres* » (un brancardier). De plus, il s'agit d'un « *travail de jeune, il faut avoir beaucoup de muscles pour le faire, ce qui fait qu'il faut se trouver autre chose avant de vieillir* » (un brancardier). Certains brancardiers ne manquent donc pas de comparer la situation qui est la leur, peu gratifiante et sans perspective de carrière, à celle d'agents entrés bénévolement dans le service comme aides-soignants et qui, y travaillant depuis longtemps, ont finalement été incorporés en tant que tels dans le système, en étant désormais rémunérés. Ces derniers sont alors mieux payés qu'eux en plus d'être davantage valorisés.

L'existence supposée et parfois réelle de cette possibilité de promotion à l'intérieur de l'hôpital ou du centre de santé – notamment par la démonstration de ses capacités à poser des actes infirmiers – encourage les uns et les autres à apprendre « sur le tas » à effectuer des gestes ou à conduire des activités extérieures à leur registre de compétence et de qualification. Il en va ainsi pour des garçons et filles de salle dont le statut initial a fini par se dissoudre dans le système à l'instar de ce balayeur qui se vantait d'être, au sein de la structure, le seul capable de poser des sondes : « *le docteur L. m'appelle toujours pour ce genre d'opération* ». Pour certains de ces personnels à la fois subalternes et auxiliaires, on a en effet fini par oublier leur vrai statut. Ceci, il est vrai, cependant que des médecins voient leur fonction de chefs de service absorbée par les tâches administratives et la production de statistiques de santé publique au détriment de leurs activités de cliniciens, au point d'apparaître aux autres agents comme des « docteurs ordinateurs » ayant « désappris » de tels gestes.

Donnant accès à des positions plus confortables, valorisées et porteuses d'avenir, ces glissements vers le haut sont particulièrement tentants pour les catégories placées au bas de la hiérarchie qui, de plus, ne disposent généralement pas du statut de fonctionnaires et, pour certains, sont employées sur des bases très précaires, par exemple comme « bénévoles ». Les ASC et autres personnels peu qualifiés tentent souvent de déborder du champ généralement limité des compétences qui leur ont été initialement reconnues pour effectuer des actes plus rémunérateurs ou valorisants d'un point de vue social. Pour une bonne partie de ces catégories, une fois le pas franchi, le glissement tend à s'ériger en norme pour être capitalisé : beaucoup s'empresseront d'effectuer les activités des autres en délaissant les leurs. C'est dire que la pratique banalisée de la délégation n'est pas, dans la réalité, dénuée d'implications. Elle participe d'un brouillage des normes[76], dans un contexte où la hiérarchie formelle des fonctions n'induit pas de définition et délimitation claires des tâches à accomplir.

---

[76] Et très concrètement du non respect des normes régissant les protocoles de soins comme on le montre dans les trois chapitres suivants.

3. La gestion d'une culture de service

3.a. Une pratique qui tend à « faire métier »

De ce qui précède, il apparaît que la procédure de délégation de tâches ne résulte pas seulement de la nécessité dans laquelle se trouvent souvent les équipes soignantes d'apporter des réponses pragmatiques aux problèmes d'effectif disponible et indisponible. Consistant en un transfert d'activité ou relevant d'une substitution de personnel, elle oscille aussi parfois entre captation de fait et laisser-faire (aux autres) tout en tendant à s'inscrire dans des pratiques routinières qui, à l'évidence, ne reposent pas uniquement sur des critères de fonctionnalité. Dans ces glissements de fonction engendrés dans la durée, s'instaurent des modes de régulation de l'exercice des soins et, partant, se jouent des représentations du métier de soignant.

La gestion de ces divers paramètres donne rarement lieu à des échanges explicites dans un cadre collégial, dont l'une des conditions serait l'organisation de réunions d'équipe. Celles-ci existent néanmoins dans certaines structures qui apparaissent comme des contre-exemples : en l'occurrence, dans le cas très particulier d'une structure qui, gérée par une organisation non gouvernementale (ONG), entend constituer un « modèle » de qualité. En son sein, la proximité du personnel administratif s'articule à la tenue régulière de réunions de l'équipe en charge du fonctionnement quotidien du centre. Dans cette configuration, la répartition des tâches peut sans doute être d'autant mieux contrôlée collectivement mais également discutée et, au besoin, réaménagée. En particulier, s'est ainsi instauré, depuis quelques années, un roulement dans les postes occupés par les aides-soignants, de sorte que chacun d'eux ne se sent plus cantonné aux seules tâches subalternes habituellement associées à leur fonction auprès des personnels qualifiés pendant leurs consultations (au cours desquelles certains gestes infirmiers peuvent être délégués). En effet, ils sont désormais en mesure de les alterner, périodiquement, avec des activités de conseil aux patients. Soit des activités qui, vues comme moins fatigantes mais aussi plus valorisantes – bien qu'elles puissent entraîner, dans certaines situations, un investissement personnel plus important –, correspondent à des fonctions à la fois autonomes et relationnelles. Une telle redéfinition, encadrée, des tâches, paraît ainsi avoir concilié les contraintes de travail avec les aspirations de certains personnels subalternes. Dans le souci d'assurer la qualité du service aux usagers, sa mise en place a nécessité, parallèlement, l'accès de tous les aides-soignants de la structure à des formations en conseil et planning familial qui ont pu être prises en charge par l'ONG.

En dehors de tels cas particuliers, les personnels qui se voient durablement en charge de tâches déléguées sans avoir toujours toutes les compétences pour les effectuer, n'ont pas nécessairement, pour autant, la possibilité de prendre part aux sessions de formation continue. Celles-ci visent en effet, avant tout, les catégories formellement chargées de ces actes et statutairement responsables de leur bon accomplissement. Ceci n'est évidemment pas non plus sans conséquence sur la qualité des soins, comme le souligne ce cadre infirmier d'un CHU de Dakar à propos de la prise en charge du paludisme : « *Dans les programmes de formation, on forme des gens qui connaissent déjà le problème. C'est pourquoi autant il y a de séminaires de formation, autant il y a augmentation des cas de palu. Bien des invités sont là pour leurs poches et non pas pour le palu. Les personnels subalternes plus impliqués sont laissés pour compte. Cette formation leur aurait au moins permis de prendre la mesure des risques du palu mal traité* ». En dehors même des pratiques pouvant s'apparenter à des stratégies de captation de l'accès aux formations par certains agents qui n'assurent que rarement des restitutions au bénéfice de leurs collègues (repérables aussi bien dans les structures sénégalaises qu'ivoiriennes), le Projet d'établissement hospitalier du CHU de Fann précise très explicitement qu'« *en dehors du personnel enseignant universitaire qui est soumis à l'obligation permanente de mise à niveau par le CAMES*[77] *et de certains responsables administratifs qui participent périodiquement à des séminaires organisés par le niveau central, il n'existe pas de plan de formation interne* » (République du Sénégal, MSHP, 2003 : 32).

Cette réalité de la régulation de l'accès aux formations, que ce soit au sein d'un centre hospitalier universitaire ou aux autres niveaux de la pyramide sanitaire, ne peut que renforcer une conception des soins comme consistant en autant de gestes techniques, déconnectés du savoir qui les fonde (et dont l'évolution soutient celle des actes à poser et des protocoles à observer). Une telle disjonction tend à conforter la mobilisation de savoir-faire acquis « sur le tas » et donc à entretenir la prégnance du processus de glissements de fonctions. Du point de vue des soignants qualifiés, les tâches sont sans doute d'autant plus aisément déléguées que prévaut une routine de gestes à accomplir, dont la délégation peut d'ailleurs prendre argument du souci louable d'assurer la formation d'autrui. La propension de certains personnels à convier les gens qui gravitent autour d'eux (aides soignants, stagiaires, filles et garçons de salle, mais aussi anthropologue) à apprendre à faire des injections, à placer un cathéter apparaît même fortement développée : « *il ne faut pas rater l'occasion d'apprendre à le faire maintenant que tu as l'opportunité. Tu verras, c'est très simple* » pouvait-on entendre au cours nos enquêtes[78]. Parmi les personnels subalternes, l'empressement que certains manifestent pour

---

[77] Conseil Africain et Malgache pour l'Enseignement Supérieur.
[78] Si personnellement nous la refusions pour des raisons éthiques et méthodologiques (voir à ce propos l'Introduction), pour d'autres, cette invite est ce qu'ils espéraient de mieux, l'occasion pour eux de « se réaliser ».

accomplir des activités qui dépassent leur qualification est d'autant plus grand qu'ils y voient le fondement d'un projet de professionnalisation au sein de la structure où ils sont parvenus à entrer. L'acquisition de gestes-clés, notamment de gestes infirmiers, leur permet en effet de « faire fonction de », au point de leur paraître finalement fonder le « métier de ».

En définitive, plus encore que les savoir-faire acquis, c'est l'ancienneté dans la structure de soins qui tend à primer sur d'autres critères dans la répartition effective des tâches, définissant la position dans laquelle chaque agent se trouve de l'infléchir. L'expérience acquise par les personnels « qui ont duré » leur permet, il est vrai, de constater que le fait de déléguer des tâches n'a pas d'implication négative pour les agents qui y recourent (leur salaire n'en est pas diminué et ils n'en perdront ni leur place, ni leur grade, ni même leur position dans la hiérarchie de l'équipe) de même qu'outrepasser ses compétences en effectuant des gestes délégués n'entraîne pas, en soi, de sanction. Ceci peut même entrer dans la routine de la structure. Une surveillante est ainsi amenée à observer, à propos des garçons et filles de salle rattachés à son service : « *C'est un personnel qui a duré ici. Ils ont tendance à faire des soins. Ils peuvent le faire mais l'infirmier responsable doit les superviser. Peut être ils ont tellement duré que l'infirmier responsable ne les gère pas bien. C'est ça le problème. Moi c'est ce que je leur dis. Je leur dis quand même il faut voir les filles* [de salle], *leur donner leurs tâches à faire. Après si elles veulent se perfectionner vous les supervisez dans les soins* ». Autrement dit, non seulement l'ancienneté tend-elle à primer dans la délégation de tâches, mais elle peut en venir à imposer ses règles au fonctionnement du service, y compris parfois à ceux qui ont la responsabilité de le superviser. On voit ici poindre la prégnance d'une culture de service[79] faisant de la structure de santé non pas uniquement un lieu d'exercice et, pour certains, d'apprentissage du « métier de soignant », mais aussi un espace de socialisation où le registre professionnel interfère avec d'autres logiques.

3.b. La structure de santé comme espace de socialisation professionnelle

Les structures de santé fonctionnent à la manière de microsociétés au sein desquelles l'intégration est fonction de l'adoption de comportements con-

---

[79] La notion de culture de service ici employée est proche de la « culture professionnelle locale » à laquelle fait référence J.-P. Olivier de Sardan (2001). Tandis que cet auteur prend pour principal objet d'analyse la « culture bureaucratique » en vue d'en étudier les différentes déclinaisons « professionnelles », notamment du point de vue des relations entre professionnels et usagers, notre approche est centrée sur les pratiques des soignants telles qu'elles se construisent dans le fonctionnement quotidien des équipes soignantes et dans les interactions que développent leurs membres au sein et à partir de chaque structure de santé.

formes à la norme dominante. Leur personnel est donc en quelque sorte entraîné à l'évitement de toutes les attitudes susceptibles d'entraver ou de perturber le fonctionnement existant de l'ensemble. Il faut s'y plier, s'ajuster, opérer des négociations, ou s'exclure.

Ainsi, il est difficile, même pour certains soignants qualifiés, de changer des tours de main appris dans le service (y compris lorsqu'ils s'apparentent à de mauvaises pratiques), de peur d'être étiquetés comme déviants. Il n'est pas rare de voir des infirmiers dire : « *Je fais comme ça parce que dans le service c'est comme cela qu'on procède* ». Cette nécessité éprouvée de faire comme les autres répond au souci de ne pas se marginaliser. Par exemple, certains jeunes infirmiers pourtant particulièrement sensibilisés aux risques de leur profession ne mettent pas en pratique les moyens de prévention que leur ont recommandés d'adopter leurs enseignants et formateurs (comme l'utilisation de gants à usage unique). Ils se heurtent à la routine du service, aux habitudes du personnel en place, comme parfois à la mise en doute de l'efficacité de ces stratégies de protection par certains de leurs collègues (cf. chapitre 4 sur la gestion des risques). En sorte que ces agents nouvellement formés ne sont pas en mesure de diffuser les pratiques les plus récemment préconisées auprès de leurs aînés : la socialisation fonctionne rarement dans les deux sens.

Plus généralement, comme l'explique un responsable de service de soins infirmiers : « *ce n'est pas parce qu'on ne leur apprend pas les bonnes pratiques. Les écoles continuent de leur apprendre cela. Mais souvent dans l'application... Vous savez les gens souvent quand ils sortent ils abandonnent les bonnes habitudes prises à l'école pour des habitudes qui n'étaient pas les leurs. Maintenant c'est au chef de service infirmier de veiller à ce que les bonnes habitudes ne soient pas abandonnées. Dans certains services, par exemple pour le service de la réanimation de la neurologie, vous voyez qu'il y a beaucoup de nursing. Mais dans beaucoup de services c'est vrai il y a des tâches qui sont délaissées. Ça c'est un manquement qu'il faut corriger. On s'attellera à les corriger* » (un responsable du service des soins infirmiers). Par conséquent, chaque structure ou service, voire chaque équipe en son sein, développe ses propres pratiques et sa propre discipline : « *On peut voir des différences même au point de vue travail. Dans le même service tu verras une division où les gens sont disciplinés, ils travaillent d'une certaine manière et puis, dans une autre division, tu as l'impression que c'est le bordel, c'est le laisser-aller. Mais là, c'est parce que les gens discutent, essayent de trouver une solution, essayent de faire le mieux possible. Mais tu es obligé de faire avec les gens.... Tu ne vas pas tout inventer. Tu ne vas pas venir faire la police. Si la police marchait partout je crois que les gens l'auraient instaurée. Mais bon je crois qu'il y a d'autres solutions* » (un assistant).

En effet, comme le souligne ce même agent, ce qui prévaut dans la régulation des manières de faire, c'est la négociation : « *c'est difficile de chan-*

ger à 160° ce qui existe depuis des lustres. Le problème c'est ça. Parce qu'on est obligé d'obtenir ce que l'on veut progressivement mais ça va avec du maslaa[80] au départ et après progressivement on devient beaucoup plus exigeant, et ainsi de suite ».* En d'autres termes, l'homogénéisation des attitudes et des pratiques au sein des services ne résulte pas tant du respect des obligations découlant des responsabilités affichées dans les organigrammes formels : elle procède davantage de médiations internes qui délimitent des « règles » plus informelles régissant les comportements « ordinaires ». Précisément, les sanctions qui pourraient intervenir en réponse aux écarts aux normes professionnelles officiellement adoptées peuvent devenir inopérantes du fait de l'érection de mécanismes très opératoires de médiation au sein des structures de santé. Par contre, diverses stratégies (des quolibets aux « on-dit » et mises en quarantaine) peuvent être mises en œuvre pour décourager ceux qu'on estime manquer de solidarité vis-à-vis du groupe. Toute marque de singularisation tend ainsi à être stigmatisée, sauf peut-être quand c'est le médecin-chef ou le chef de service qui se singularise - attitude qui pourrait d'ailleurs être l'un des moteurs de réforme de fonctionnement des services (Fall, 2003). Malgré une moindre vulnérabilité des responsables parmi les « rénovateurs », personne n'est à l'abri de ces régulations informelles. Les remarques et autres pratiques langagières déstabilisatrices en sont des révélateurs forts : « *Elle fait du zèle mais attend de voir si elle va continuer à être comme ça dans quelques mois* » ; « *elle agit comme si elle était supérieure aux autres ou plus motivée* » (propos de soignantes). De tels propos peuvent s'accompagner de la mise en place de mesures dissuasives (refuser de remplacer l'agent concerné en cas d'absence, mettre en évidence ses erreurs devant les responsables) qui permettent d'homogénéiser les comportements des uns et des autres, évitant ainsi des sanctions à tous.

Au regard des pratiques de certaines catégories de personnels, on serait tenté de croire que le professionnalisme n'apparaît plus comme un moyen de contrôler l'activité des structures de santé. L'informalisation croissante des activités des personnels de santé favorise les écarts aux normes, le capital social savamment utilisé remet en question les modèles de gestion et les types de rationalité qui régissent le fonctionnement des structures de santé. Ces écarts s'inscrivent dans un vaste réseau d'échanges de faveurs entre différents groupes professionnels en interaction dans les structures publiques.

---

[80] « La négociation », en wolof.

3.c. De la hiérarchie professionnelle aux rapports sociaux dans l'exercice du pouvoir de délégation

Si d'aucuns font la différence entre les références sociales et professionnelles, nombreux sont ceux qui prolongent leurs réflexes sociaux à l'intérieur du monde professionnel. La mise en place de répertoires de références sociales peut alors en venir à dominer au détriment des attributs liés aux qualifications et grades des uns et des autres, entérinant, en leur donnant une base alternative de légitimation, les décalages existants entre occupations et compétences.

Ainsi, les règles régissant les relations entre les personnes, au-delà même des lieux de soins, fondent un principe de respect, particulièrement dû aux aînés, qui ne permet pas toujours d'exprimer critiques et remontrances à des personnes plus âgées, fussent-elles en position de subalternes et moins diplômées. Inversement, la décharge de travail sur les autres est particulièrement notable chez les infirmiers les plus âgés qui exercent là comme un droit d'aînesse leur conférant la possibilité de déléguer sans cesse leurs tâches. Ils n'y procèdent pas seulement vis-à-vis des aides infirmiers et autres personnels subalternes recrutés localement par le comité de santé ou la municipalité (dont il est estimé qu'ils ne doivent pas être « payés pour rien »), mais aussi à l'endroit de jeunes infirmiers dont les propos révèlent souvent le malaise. Ces infirmiers plus jeunes se disent par exemple chargés d'aller récupérer des analyses et examens au prétexte qu'il faut marquer une certaine distance. Si ce sont alors les plus âgés qui sont chargés des soins infirmiers, il ne s'agit parfois que d'aides soignants ou d'agents sanitaires. A moins que ces soins ne demeurent à leur charge, venant donc s'ajouter à ce qu'ils perçoivent comme des « corvées ».

Ces arrangements, acceptés en groupe, sont décriés en privé par ceux qui se sentent ainsi dessaisis de leurs prérogatives et exploités par un système où les seuls critères d'âge et d'ancienneté dont se prévalent d'autres acteurs semblent vider de leur contenu leurs propres compétences – validées par un diplôme dont non seulement le caractère plus récent de l'acquisition mais aussi le niveau peuvent leur apparaître, au contraire, comme une garantie de meilleure performance : « *D'accord, ils sont plus âgés mais ce n'est pas pour ça que nous devons nous taper tout le boulot alors qu'elles restent dans la salle de soins à discuter, à se tourner les pouces et à nous coller les corvées les plus dures. Pour tous, il est difficile de traverser tout l'hôpital sous ce soleil ardent* » (une infirmière).

Mais la mobilisation de références extra-professionnelles dans la gestion de l'activité n'est pas seulement le fait des personnels qui délèguent leurs tâches. Elle peut être aussi utilisée par ceux qui entendent bénéficier de ces délégations, particulièrement par ceux qui, ayant pénétré la structure de soins par les échelons les plus subalternes et sur des bases parfois précaires, sont dans la nécessité de créer des liens stratégiques pour se maintenir dans la structure et, si possible, s'y voir reconnaître comme des professionnels. Dans ce sens, on note l'utilisation du répertoire de parenté (tonton, tata, maman, *etc.*) pour la désignation de personnels plus âgés et plus anciennement présents dans le service, ou bien d'agents ayant le même patronyme ou prénom qu'un parent proche (mère, père, oncle, *etc.*) ou que soi-même[81]. Ces « marques de respect » exprimées en référence à la parenté créent des liens particuliers de protection à l'endroit de ceux qui se présentent ainsi comme des cadets ; liens qui, fondant un réseau d'affinités, pourront se traduire en des appuis stratégiques dans bien des circonstances (recrutement, promotion, formation).

A travers ces références les plus visibles à l'âge ou aux usages de la parenté, c'est un ensemble de régulations sociales qui sont à l'œuvre dans le fonctionnement des équipes soignantes, souvent plus opérantes que les seules règles professionnelles. De ce point de vue, le personnel subalterne ou auxiliaire peut occuper des positions centrales malgré sa « sous-qualification ». Ce personnel se pose souvent comme un médiateur respecté dans la gestion des conflits à l'intérieur des services non pas tant, ou pas seulement, du fait de qualités personnelles qu'en relation avec les liens noués au sein des équipes grâce à des positions fondées pour l'essentiel sur la manipulation de répertoires extra professionnels. Ces positions peuvent au demeurant être d'autant mieux assises que, étant notamment constituée d'agents recrutés sur une base locale (par les comités de santé ou les collectivités locales), cette catégorie est parfois en mesure de capitaliser une ancienneté dans les services plus grande que celle des agents d'Etat soumis à des mutations à répétition.

En effet, les structures sanitaires ne sont pas seulement des lieux déterminés de l'intérieur et ceci uniquement par les rapports de travail. Ceci peut être d'autant plus visible dans le fonctionnement effectif des comités de santé dans un contexte de « participation communautaire » (Fassin et Fassin, 1990). Celle-ci semble en effet constituer un cadre propice pour user de positions de pouvoir en vue de se positionner ou de positionner des protégés, qu'il s'agisse de militants politiques, de jeunes repérés comme dynamiques dans les mouvements associatifs du quartier ou simplement d'amis ou d'enfants

---

[81] Les patronymes sont très significatifs dans les groupes patrilinéaires du Sénégal, particulièrement chez les wolof. Porter le même patronyme symbolise comme une parenté même éloignée. L'autre est considéré alors comme un descendant d'un oncle paternel, ou du même père (et de deux femmes différentes selon le principe de polygamie), d'où le même patronyme. De même, les personnes portant le nom de la mère apparaissent comme des oncles et des tantes. Ceux qui n'ont pas le même patronyme peuvent être nommés « *doomu ndey* », c'est-à-dire littéralement « fils de la mère », pour signifier qu'ils ne portent pas le même patronyme mais n'en restent pas moins parents. Ils se considèrent alors comme ayant la même mère (mais des pères différents) ou ayant deux sœurs comme mères.

d'ami(e)s vis-à-vis desquels on se sent redevables. Ces jeux de relations paraissent relever d'une nébuleuse de services et de réciprocités échangés, de réseaux clientélistes et d'affinités, qui participent d'un jeu de valorisation sociale et de positionnement politique se prolongeant en des ramifications longues et complexes. A la possibilité de trouver un poste aux uns et aux autres dans telle ou telle structure et de peser pour qu'ils y soient maintenus, se combine celle de « recommander » certains patients, quitte à les faire passer avant les autres.

Dans ce contexte, les structures de santé fonctionnent aussi comme des groupes de tontines, d'amitié, de réciprocité (« tiroirs sociaux » en cas de besoins[82]) ayant des prolongements à l'extérieur des espaces de santé. Quand un membre du personnel a une cérémonie (baptême, mariage), c'est tout le service qui se mobilise pour lui apporter son soutien à la fois financier et relationnel. Inversement, organiser une cérémonie sans que ses collègues y prennent part est un indicateur fort de manque d'intégration, voire de déconnexion sociale. Ainsi, tout en travaillant, les membres du personnel ont à ménager leur image sociale, et gèrent leur réseau de solidarité et d'amitié à l'intérieur des structures de santé.

C'est l'une des dimensions permettant de saisir l'importance des discussions qui grignotent sur le temps consacré aux soins et aux patients : elles constituent des moments privilégiés de sociabilité où la solidarité de corps s'exprime de manière très forte. Mais ces « moments » tendent souvent à se décliner en de multiples occupations extra-médicales bien qu'intégrées au quotidien des structures de santé. Elles vont du petit déjeuner pris tardivement à la lecture de l'avenir par la consultation des cauris[83] ou à l'examen minutieux de tissus ou autres marchandises proposées à crédit par des vendeurs ambulants. Dans un tel contexte, déléguer ses tâches apparaît aussi comme une véritable décharge. Or, suivant ce raisonnement et même si cela peut paraître caricatural, pourquoi abandonner des activités socialement intéressantes et se fatiguer pour des tâches professionnelles routinières quand il y a un agent moins qualifié, moins âgé sur lequel on a prise pour lui confier ces dernières et qui peut même se montrer très content, parce que se sentant gratifié de les prendre en charge ? Dès lors que la délégation tend à être une décharge de responsabilité, se trouve mise en exergue l'une de ses dimensions les plus

---

[82] E.S. Ndione (1993) entend par « tiroirs sociaux » l'ensemble des ressources qu'un acteur peut mobiliser au travers de son réseau de relations.
[83] Cette pratique est très ancrée au Sénégal. Les femmes, en majorité, utilisent des cauris (12 ou plus selon le cas) et les mélangent sous la main avant de les jeter sur une natte ou sur un autre support (sortes de plats tressés avec des fibres végétales, calendrier…) en ordre dispersé. Selon la disposition des cauris les uns par rapport aux autres et/ou la position (recto, verso ou latérale), elles prédisent l'avenir.

problématiques : l'absence de supervision des actes délégués qui ne peut qu'encourager, même indirectement, ces pratiques.

Comme le note un responsable infirmier, les « négligences » induites, faisant, par exemple, *« qu'avec la quinine, les heures d'administration ne sont parfois pas respectées »*, ne sont dès lors pas imputables seulement au *« manque de formation »* de certains personnels subalternes : s'y combine *« la non prise en compte des implications de leurs actes »* qu'on est tenté d'étendre, au-delà des propos de cet agent, de ceux qui prennent en charge des activités ne relevant pas de leur domaine de compétences à ceux qui, bien que qualifiés pour les faire, s'en déchargent sur les autres. Ceci éclaire la nécessité dans laquelle se trouvait un professionnel de santé, lors d'une formation, de rappeler la responsabilité des soignants, jusque dans la prestation de services, en l'occurrence de planning familial : *« Laisser repartir une femme [venue pour demander une contraception] sans lui avoir prescrit une méthode »*, par exemple parce qu'elle est à une période de son cycle inadéquate pour l'initier au moment de la consultation, *« alors qu'un bon interrogatoire et un examen clinique auraient permis de le faire, ça engage la responsabilité [du soignant] : si la femme ne revient pas ? si elle prend une grossesse ? »*. On perçoit en effet, certes souvent en creux, que les délégations de tâches et les glissements de fonction vers le haut qu'elles occasionnent n'ont pas seulement pour enjeu les relations entre les différentes catégories de personnel au sein des services ; elles imposent aussi leurs lois aux rapports du personnel, en tant que corps, aux patients, comme « matériau »[84] de leur travail.

3.d. Une solidarité de corps face aux patients

Les délégations de tâches et les décharges de responsabilité qu'elles représentent en viennent à instaurer, au sein de chaque structure ou service, une hiérarchisation de fait qui tend à constituer l'ensemble du personnel en un corps au sein duquel les catégories professionnelles et statutaires de recrutement peuvent sembler assez peu discriminantes. Ceci est renforcé par le fait que des listes distinctives ne sont pas toujours affichées. Selon un responsable infirmier, *« ça aiderait beaucoup de dresser une liste, de dire voilà les aides, voilà les infirmiers, voilà les manœuvres... ça ne règle pas tout, mais c'est un pas. Ça existe pourtant mais ce n'est pas affiché. Ça c'est un des aspects mais ça doit être complété par les badges, par l'identification de la couleur de la blouse et par la répartition des tâches écrites et affichées aussi »*. En effet, l'absence d'affichage systématique de liste du personnel précisant les

---

[84] Voir Arborio (1995 : 94) reprenant la notion de malade comme « matériau » à E. Goffman dans le cadre de ses travaux sur les asiles psychiatriques.

fonctions de chacun se conjugue à une inexistence généralisée d'insignes distinctifs selon les rôles et les statuts. En particulier, si le port d'une blouse est observé par les personnels, la blouse blanche est rarement l'apanage des seuls soignants qualifiés[85]. Et, comme le soulignent les responsables qui reconnaissent l'importance de donner différentes couleurs de blouses selon les statuts et fonctions des personnels, tout un travail resterait à faire pour que chacun respecte le port de ces insignes ainsi que la définition des rôles y afférant.

De la sorte, les personnels les moins qualifiés semblent emprunter aux personnels soignants une identité que, précisément, le port de la blouse semble incarner. Plus exactement ici, « *la 'blouse' distingue (et/ou protège?) le 'corps des soignants' du 'corps des patients'* » bien davantage qu'elle ne « *matérialise [une] hiérarchie médicale* » (Jaffré et Prual, 1993 : 69), celle-ci tendant à être supplantée par une culture de service induisant ses propres codes internes. Reste que le risque de confusion de prérogatives est d'autant plus grand : tandis que tout le monde - ou presque - prend des gardes, certains des personnels auxiliaires ou subalternes sont depuis si longtemps dans le service que des soignants les côtoyant pourtant quotidiennement ne savent pas de quelle catégorie ils relèvent.

De plus, la capacité à « se comporter comme », donc de « passer pour » un infirmier ou un médecin vis-à-vis des patients et de leurs accompagnants, s'en trouve confortée, rendant le risque d'amalgame d'autant plus présent. Mais une trop grande curiosité de la part d'un patient qui tenterait de connaître le « grade » de celui qui lui administre un traitement ou pose un diagnostic peut lui valoir d'être mis à l'écart. Ceux désignés par les personnels des structures de santé que nous avons visitées comme des « *malades indisciplinés* » sont notamment ceux qui posent « *trop de questions* ». Parmi eux, se trouvent souvent les patients qualifiés d'« intellectuels » : des personnes instruites, manifestant du moins un certain niveau de connaissance des pathologies et des médicaments, dont l'intérêt et les soucis exprimés à haute voix au sujet des traitements qu'on leur prescrit, les posent comme des « récalcitrants ». Par comparaison avec les patients considérés plus « dociles », plus « reconnaissants », ils sont jugés par certains soignants comme une catégorie dont il faut se méfier car susceptible de « *créer des problèmes* »[86].

---

[85] Souvent, les blouses ne sont pas distribuées par l'hôpital : chacun se débrouille donc pour en avoir une, certains se servant dans les friperies. Après tout, chacun pourra objecter que c'est la blouse blanche qu'il a pu trouver au marché.

[86] Comme l'exprime A. Vega à propos de situations hospitalières françaises, « *le malade dérangeant, celui qui est remis peut-être le plus brutalement en cause, est celui qui a des velléités de marquer lui-même son statut (professionnel ou social) et plus encore celui qui se permet d'affirmer ou de revendiquer un savoir proche de celui des soignants* » (2000 : 100).

« *Principal médiateur de la construction de l'identité des soignants* » mais dès lors susceptible d'apparaître aussi comme celui qui pourrait être « *le principal responsable de sa dissolution* », le patient constitue « *donc l'enjeu ultime et la cible irremplaçable de tous les combats* » serait-on ainsi tenté d'écrire à partir de nos observations au Sénégal comme le fait Anne Vega à partir de ses propres travaux dans des hôpitaux français (Véga, 2000 : 195). Dans l'un et l'autre cas, les « soignants relationnels » sont souvent ceux qui se trouvent le plus visiblement mis à l'écart par leurs pairs : « *Tous les soignants faisant voler en éclats les interdits du toucher ou assez audacieux pour se désintéresser des bavardages récréatifs du poste de soins - réservé à l'intimité des infirmières - risquent l'exclusion. En neurologie, les mises au ban, parfois extrêmement sévères, des infirmières relationnelles, ont des fonctions très précises : elles visent à tuer dans l'œuf toutes les velléités d'identification, de compassion ou d'empathie à l'égard du malade car en entretenant une relation de solidarité avec ce dernier, les relationnelles l'érigent en acteur de soins à part entière. Ce faisant, elles mettent en évidence son abandon par les autres soignantes et précipitent un mélange hautement prohibé, une union quasi illégitime* » (*id.*).

Dans les structures de santé étudiées au Sénégal, comme d'ailleurs dans d'autres contextes ouest-africains (Jaffré & Olivier de Sardan, 2003), ce ne sont pas seulement des manques dans les relations d'empathie ou de compassion à l'endroit des patients que la culture de service révèle : plus fondamentalement et plus simplement, elle dévoile un déficit de communication qui semble trop souvent caractériser les contacts professionnels ordinaires entre soignants et usagers. Dans ce contexte, si la catégorie, marginale, des « soignants relationnels » se trouve parfois en mesure de « réinjecter » ses compétences dans le service sous la forme d'un investissement professionnel, c'est en fait surtout sur des bases personnelles : soit, lorsque l'aptitude de tel ou tel membre du personnel à établir des rapports particuliers avec des patients se trouve reconnue par un responsable (médecin) qui vient alors lui « confier » les patients pour lesquels il voudrait assurer une prise en charge « spéciale ».

De plus, comme l'exprime une soignante, la solidarité de corps manifestée par le personnel face aux patients ne peut exclure toute référence au fait qu'au sein de chaque structure ou service « *personne n'est irréprochable. On sait ce que fait tout le monde, de bas en haut* », ce qui rend la négociation « entre soi » d'autant plus nécessaire. Certains ne s'en montrent pas moins conscients des responsabilités engagées dans les services dus aux usagers, tel cet étudiant en médecine « faisant fonction d'interne » au sein d'un service hospitalier : « *Heureusement que l'hôpital nous protège encore et que les procès intentés par des patients ou leurs parents sont moins fréquents qu'en Europe et aux Etats-Unis mais il ne faut pas se faire d'illusions, ça va venir et là ce sera compliqué pour les étudiants et les profs qui les responsabilisent* ».

Dans l'immédiat, les glissements de fonctions vers le haut, à la fois générés par la culture de service et protégés par l'affirmation d'une solidarité de corps, donnent lieu à certaines tensions identitaires au sein des équipes soignantes dont l'un des enjeux explicites concerne la reconnaissance des compétences entre savoir et pratique, diplôme et formation « sur le tas ».

4. La marque du fonctionnement quotidien sur les identités professionnelles

4.a. Des tâches capitalisées aux statuts convoités

Déléguer des activités ne semble pas toujours aussi banal que les soignants s'évertuent à le (faire) croire. A force d'effectuer les actes dont certains se déchargent, les personnels « responsabilisés » se socialisent dans la « fonction » qu'ils en viennent à occuper de fait, adoptant, vis-à-vis des patients, des attitudes propres à les rapprocher de l'infirmier ou du médecin, selon le cas. Les agents se reconnaissent ainsi des compétences en fonction des actes qu'ils posent. Quelques marginales que soient ces compétences, elles n'en constituent pas moins une fierté pour quelqu'un qui n'en espérait pas tant. La survalorisation du statut d'infirmier et parfois de médecin, donc des personnels situés en haut de la hiérarchie des structures de santé, fonctionne comme un aimant qui attire les agents moins valorisés. Le fait, pour ces derniers, de se comporter comme les catégories auxquelles ils voudraient ressembler fonctionne comme une socialisation anticipatrice en vue d'une intégration identitaire sinon statutaire. En effet, *« sans cesse négociées »*, les identités *« procèdent d'attributions des institutions validées ou non par les concernés »*, ceux-ci ayant aussi *« des "ambitions d'identités" qui sont autant de revendications face à celles pré-construites »* (Dubar, 1991 : 117).

Ainsi, l'environnement, ici médiatisé par ce que nous avons appelé la culture de service, joue largement dans ces jeux d'identités et d'identifications qui se rendent particulièrement visibles dans les relations entre les infirmiers et les personnels auxiliaires constitués des ASC, aides-soignants, garçons et filles de salle. Ces agents non qualifiés se situent dans une grande proximité sociale avec les usagers des structures tout en étant pris dans un ensemble de relations de voisinage et d'interconnaissance avec eux, particulièrement prégnantes lorsque leur embauche, comme salariés ou bénévoles, relève du comité de santé ou de la mairie. Tout se passe alors comme si la perspective de valorisation sociale ouverte par cette embauche – perspective toute nouvelle pour eux puisque non précédée des socialisations issues de quelque formation – les poussait d'autant plus au détachement d'avec les travaux matériels ou domestiques situés dans le prolongement d'un positionnement social dont ils aspirent à s'extraire ; être reconnu comme membre de la structure aurait dès lors pour enjeu de pénétrer la sphère d'exercice des activités de soins : activités qui relèvent d'un registre « professionnalisant » de fait, au fondement du prestige du soignant mais qu'ils ont dès lors à partager avec le personnel infirmier. Etant entendu que « mettre la main à la pâte » est la meilleure manière d'apprendre, comme le disent les personnels de santé, la délégation des tâches définit dès lors une zone d'incertitude cruciale au sein des équipes en tant que construits sociaux (Crozier & Friedberg, 1977) : la capitalisation, par les non professionnels, de tâches déléguées s'inscrit dans des stratégies susceptibles de faire d'eux des acteurs dignes de confiance et dotés de compétences reconnues.

Cette situation n'est pas sans évoquer celle s'étant développée « au Nord » après la seconde guerre mondiale, c'est-à-dire dans une conjoncture où *« la pénurie d'infirmières a favorisé un transfert de plus en plus fréquent des soins de base à une catégorie d'aides de salle »* (Petitat, 1994 : 243). Dans ce contexte, la structuration progressive des professions médicales en relation avec l'évolution des fonctions hospitalières a notamment joué sur les tensions entre le matériel, le relationnel et le technique : les « conflits de frontière » générés par l'institutionnalisation de catégories auxiliaires et subalternes au personnel infirmier ont concerné non seulement le rapport au malade mais le contenu du travail auprès de celui-ci (Arborio, 1995 ; Petitat, 1994). Mais le fonctionnement ordinaire des structures de santé étudiées au Sénégal s'en différencie, étant marqué par une faible technicisation des activités autant que par une nette dévalorisation des tâches relationnelles (et hôtelières) centrées sur les patients (assistance et service aux malades hospitalisés mais aussi accueil, conseil, accompagnement des patients dans les centres). L'accès à la reconnaissance d'un statut professionnel en leur sein se concentre alors sur la seule pratique des soins, donc sur la capacité à effectuer des gestes, certes souvent peu techniques, mais ayant pour caractéristique de relever du registre infirmier. Et ceci peut-être d'autant plus nettement que ceux faisant de la communication et des liens avec les patients une source de valorisation de soi sont aussi ceux qui, on l'a vu, s'exposent à un risque particulier de rejet au sein des équipes de soins.

Bien que les « soignants relationnels » puissent malgré tout recevoir la protection de certains responsables, montrant ainsi que la promotion du registre relationnel n'est pas totalement bloquée, la proximité avec les patients et les capacités à communiquer avec eux trouvent, pour l'essentiel, une voie de valorisation plus aisée en marge des structures de santé, notamment dans les activités de prévention. Difficilement intégrées aux pratiques des soignants durant les consultations, parfois conduites dans les salles d'attente des structures publiques, sous la forme d'actions qui paraissent souvent « expédiées » comme des obligations par les personnels à qui elles échoient, les activités de prévention constituent par contre un secteur d'intervention important des ONG. Celles-ci mobilisent elles-mêmes, pour mener des séances d'information et de sensibilisation, des « bénévoles » dont l'identification prend d'abord appui sur la proximité sociale et de voisinage avec les habitants des quartiers urbains ou des villages : proximité fonctionnant, pour le coup, comme une ressource qui prévaut dans les modalités d'embauche et que l'activité elle-même (re)valorise. En effet, la condition première de recrutement de ceux appelés généralement « relais communautaires » concerne le fait d'être reconnus actifs localement, notamment en tant que membre ou leader d'une association (du type association sportive et culturelle). Recevant, sur cette base, une formation de quelques jours à une ou deux semaines, la capacité du relais à asseoir un statut de quasi-professionnel combine à ce positionnement social initial, à la fois la détention d'informations liées au savoir médical, manifestée par la faculté à mobiliser un vocabulaire particulier, et la mise en œuvre de diverses techniques de communication. Cet ensemble est au fondement des compétences valorisables dans le champ des actions « d'éducation » sanitaire, dont la reconnaissance est consacrée par l'insertion dans différents programmes, avec la perspective de devenir un jour salarié d'une ONG, voire d'être recruté par une agence internationale, ceci grâce aux liens stratégiques qui auront pu être noués en leur sein, souvent par le biais de relations personnelles établies au cours des activités et des formations.

En effet, au-delà des différences de registres de valorisation, les modalités de celle-ci et les aspirations qu'elle soutient sont comparables parmi les personnels auxiliaires des structures de santé et les relais des ONG. Qu'ils aient interrompu leur scolarité dès le primaire ou qu'ils l'aient poursuivie jusqu'au niveau bac, voire, pour quelques uns, au-delà (notamment parmi ceux promus au plus haut au sein des ONG), les uns et les autres représentent le commun de jeunes[87] en quête d'intégration et d'autonomie, mais confrontés au risque généralisé du chômage. L'essentiel, pour eux, est d'abord de « mettre un pied dedans » : en l'occurrence dans une structure de santé ou bien dans une organisation, quitte à accepter des positions périphériques et des conditions de recrutement des plus précaires comme « bénévoles ». Ensuite, rendre manifeste son activité, montrer sa disponibilité, voire se rendre indispensable, sont parmi les meilleures manières de s'affirmer plus tard. La démonstration d'un

---

[87] Voir à ce propos Ndoye (2001). Il montre que l'entrée en vie adulte, dans une ville confrontée à de profondes mutations comme Dakar, s'accompagne d'une prise de rôles des jeunes adultes. Celle-ci se décline à travers la capacité à participer à la prise en charge des dépenses des ménages qui devient importante pour les jeunes aspirant à l'affirmation de leur statut d'adultes, à la participation aux processus de prise de décisions. Ils expérimentent ainsi diverses stratégies pour accéder à une occupation rémunérée et prétendre à une reconnaissance sociale de leur statut d'adulte, et rompre ainsi avec une conception de plus en plus partagée de mineurs sociaux aussi bien au sein de leur famille que de la société.

caractère serviable peut aussi se coupler à des marques de désintéressement par rapport aux ressources financières, certains adoptant un culte du dévouement. On perçoit là combien, au sein des structures de santé, le refus de rendre service aux autres peut-être une option difficile pour les personnels les moins qualifiés.

Au contraire, l'acceptation des tâches - même les plus ingrates ou indignes au début - est une manière de montrer sa bonne volonté. Animés de cette logique, des acteurs parviennent, parfois rapidement, à leurs fins, jouant avec le système pour passer de la précarité de leur position à un emploi plus stable, tandis que d'autres manifestent leur impatience de ne pas y parvenir aussi facilement. Ces derniers, avec l'usure du temps, en viennent à douter de l'intérêt de cette sorte d'investissement. Leur découragement peut les conduire à menacer d'arrêter, et pour certains à le faire (notamment parmi les relais des ONG), considérant notamment que les « indemnités de transport » versées comme seule contrepartie de leur « bénévolat » ne sont pas foncièrement plus intéressantes que l'aide qu'ils pourraient recevoir de certains de leurs proches. Le montant de ces versements les laisse en effet en partie dépendants de leur famille dans le quotidien, cependant que leur implication dans une activité ayant les apparences d'un travail salarié peut les soumettre à diverses sollicitations tout en réactivant, à terme, certains projets sociaux pour eux-mêmes.

Pour ces « bénévoles », il s'agit notamment de se prémunir contre le fait que *« lorsqu'il y a diminution du personnel, c'est toujours ceux qui n'ont aucun statut qui sont visés en premiers »* (un infirmier). Mais l'enjeu de leur changement de statut repose sur la reconnaissance des compétences acquises. Parmi les relais des ONG qui cherchent une voie de professionnalisation, la capitalisation de savoir-faire et de parcelles de savoir mobilisées dans la conduite d'actions de prévention, prolongées par des fonctions de coordination ou l'implication dans des enquêtes, régénère un statut dont la construction avait été amorcée par la position acquise au sein d'une association locale. La volonté qu'ils affirment par là de « s'impliquer dans/pour la communauté » est en mesure de s'actualiser dans différentes activités, la santé relevant pour eux d'un champ d'actions éducatives qui peuvent assez aisément trouver à être transposées dans le vaste secteur du développement. Dès lors que la promotion et la stabilisation recherchées ont pour cadre la structure de santé, les normes de professionnalisation se font plus visibles et la confrontation à celles-ci plus rigide.

4.b. De glissements de fonction en crispations identitaires

Dans les structures de santé, acquérir et revendiquer des compétences, on l'a dit, c'est être, dans le même mouvement, amené, voire invité, à « faire » des tâches revenant normalement à des professionnels et que ceux-ci délèguent. Un rapprochement s'opère donc avec ces derniers : non seulement cette délégation représente une possibilité de comparer les contenus du travail des différentes catégories de personnel, pour se dire que, finalement, « ça n'est pas aussi compliqué que cela », mais elle est souvent perçue comme une capacité à être « responsabilisé ». De la sorte, se trouvent combinées, parmi les non professionnels, différentes composantes de ce que C. Dubar (1991) désigne comme la « professionnalité » : l'acquisition de compétences tirées du savoir-faire et de l'expérience, qui plus est faisant *de facto* l'objet d'une reconnaissance, ne serait-ce que pratique (par la délégation même), au sein des relations professionnelles quotidiennes. Mais pour qu'elle se trouve consacrée, il faudrait que cette esquisse de professionnalité s'articule aux processus de formalisation codifiant à la fois l'acquisition des savoirs et le système d'emplois. C'est précisément sur ces deux aspects que s'expriment les crispations identitaires portées tout particulièrement par les infirmiers qui, constituant une catégorie caractérisée généralement par son rôle « d'interface et de médiation » (Petitat, 1994 : 227) et, plus particulièrement ici, par le caractère hybride de ses propres pratiques, se considèrent comme les plus menacés.

Quand l'intérêt des aides-soignants et autres auxiliaires (bénévoles, garçons et filles de salles, etc.) pour le travail de l'autre devient plus prononcé, cela donne lieu à des réactions de rejet ou, à tout le moins, à des conflits latents qui transparaissent à travers les discours : dans un contexte où « *tout le monde se prend pour infirmier* », il n'en reste pas moins que, devant toute faute « *on désigne les infirmiers* [sous entendu, statutaires] » (une infirmière). Ces tensions se cristallisent ainsi autour de la question du diplôme qui sanctionne une formation où la pratique est associée à l'acquisition d'un savoir et qui régule aussi l'accès statutaire à la fonction. Cette question ne revêt pas forcément tout à fait les mêmes contenus pour les auxiliaires aspirant au recrutement et pour les infirmiers en poste.

Des bénévoles et aides soignants s'inscrivent, en effet, dans des écoles de formation pour devenir infirmiers, comme l'Institut Santé Services (ISS), en considérant qu'ayant la pratique et les compétences, il ne leur manque que les diplômes pour valider leur exercice. Il s'agit d'abord pour ces personnels non qualifiés, dont beaucoup sont effectivement demandeurs de formation, de légitimer, à travers l'acquisition d'un diplôme, les compétences dont ils estiment être en possession[88]. Pour leur part, les infirmiers mettent en avant qu'« *avoir reçu une formation n'est pas banal* » (une infirmière). Ils stigmatisent alors le risque de dévalorisation de leur fonction qu'induirait les pratiques en cours, confondant formation académique et formation « sur le tas » : « *Ici on mélange les infirmières et ceux qui n'ont pas de formation. Finalement, tu te dis que faire la formation et ne pas la faire, c'est la même chose. Normalement, celles qui ont fait une formation devaient être plus valorisées. Mais ici, les aides et les infirmières diplômées ne sont pas reconnaissables. Pourquoi on dit aide-infirmière ? C'est parce que les infirmières ont besoin d'une aide mais ici personne ne joue le rôle d'aide. Tout le monde veut être en haut* » (une infirmière).

C'est dire que les glissements de fonction sont moins tolérés qu'ils ne semblent l'être au vu du fonctionnement quotidien des structures de santé. Certains professionnels parlent même de regroupement au niveau syndical pour protéger le métier d'infirmier des dangers que lui fait courir la procédure généralisée de délégations des tâches. Des comparaisons sont aussi effectuées et qui renseignent sur leur envie de voir un système plus rigoureux s'installer : « *Cela* [l'absence de glissements dans les occupations des uns et des autres] *fait partie des choses qui m'avaient émerveillé en France... c'est que tout le monde prenait les limites de son travail, tout le monde s'y accommode. L'aide-soignant ne fera jamais le travail de l'infirmier. L'infirmier ne fera jamais le travail du médecin et vice versa. Ici ce n'est pas le cas. Ici tout le monde fait un peu du tout. Et je crois que 'qui trop embrasse mal étreint' comme on dit* » (un assistant).

Les revendications mobilisées par les professionnels s'inscrivent en quelque sorte dans la logique du modèle de contrôle du travail défini par E. Freidson dans lequel « *la légitimité du contrôle repose : sur un corps de connaissances spécialisées et validées par une reconnaissance officielle ; sur l'existence d'un espace professionnel et d'une division du travail contrôlés par les travailleurs eux-mêmes ; sur l'existence d'un marché fermé du travail dont l'accès est réservé aux professionnels ; sur une formation longue, contrôlée directement par l'élite professionnelle* » (Dubar & Tripier, 1998 : 126-127). Néanmoins, les réalités s'avèrent plus complexes, les conflits notés çà et là révélant que, au-delà des consensus provisoires en vue de trouver des solutions

---

[88] Bien que l'insertion sur le marché de l'emploi constitué par les ONG puisse prendre plus directement appui sur les activités et savoir-faire accumulés, ceux des relais qui prétendent à des fonctions stables et visent plus précisément les agences internationales tentent également de valider leur pratique par un diplôme. Des écoles de formation ont été créées, y compris dans le domaine spécifique de la santé de la reproduction, en particulier avec l'appui de ces agences mêmes. Cependant, suivre une formation implique une certaine disponibilité en temps et nécessite souvent une certaine capacité à mobiliser des ressources, ce qui complique la concrétisation de ce qui apparaît d'abord comme une sorte de « rêve de consécration ».

et des voies de sorties à la situation actuelle d'insuffisance de personnel qualifié, de réels problèmes subsistent. De la compréhension affichée par les uns et les autres à la rigidification des positionnements statutaires et au marquage de « territoires professionnels » se dessine la vitalité d'un système dont on ne déclame que trop rapidement le caractère amorphe. Les différentes trajectoires individuelles, les voies par lesquelles les uns et les autres parviennent à être recrutés ou admis comme bénévoles dans les structures de santé comme dans les ONG, leur ancienneté à l'intérieur des structures, les perspectives d'avenir espérées, les attentes manifestées, les plans de carrières élaborés impriment durablement leurs marques dans les investissements professionnels de chacun et, donc, finalement, dans le fonctionnement de chaque structure comme dans l'organisation d'ensemble. Les enjeux sont loin d'être les mêmes pour le jeune recruté qui vient d'entrer dans une organisation et qui y dessine son projet de carrière, pour celui qui a donné « assez » de preuves de ses compétences, pour le « doyen » ayant sa carrière largement derrière lui ou, encore, pour l'ambitieux dont la position actuelle n'est qu'un point de passage en vue d'horizons plus prometteurs. Ces situations traduisent le caractère multiple des intérêts qui traversent toute organisation et qui font que, comme le dit C. Dubar, « *l'identité n'est autre que le résultat à la fois stable et provisoire, individuel et collectif, biographique et structurel, des divers processus de socialisation qui, conjointement, construisent les identités et définissent les institutions* » (1991 : 113).

5. Conclusion : les identités médicales, observatoire de tensions et outil de réforme

Comme nous l'avons montré, le fonctionnement des structures de santé au Sénégal ne se caractérise pas seulement par l'importante mobilisation de soignants non professionnels. Il se singularise par le fait que ces derniers en viennent à réaliser des actes de soins souvent simples et techniques, parfois plus complexes, dont le caractère routinier semble prévaloir sur toute autre considération dans la conception des « compétences » requises pour leur mise en pratique. Cette routinisation des activités menées au quotidien par les uns et par les autres modèle les représentations que chacun se fait des professions de santé. En particulier, les délégations de tâches qu'elle induit en relation avec les insuffisances et négligences du système participent d'une culture de service qui tend à primer sur les régulations statutaires. Elles sont propices à générer diverses interprétations sur la manière d'exercer la médecine à travers la capacité reconnue à chacun de poser tel ou tel acte de soins dans le quotidien.

La pratique généralisée des délégations de tâches s'avère ainsi riche de conséquences, y compris non attendues par ceux-là même qui les adoptent.

Tandis qu'elle libère les agents recrutés sur la base de compétences avérées – du moins validées par un diplôme – de certaines de leurs activités quotidiennes, les agents les moins qualifiés y trouvent une voie leur permettant d'asseoir leur intégration dans les structures de santé et, pour certains, de réaliser des rêves pour lesquels leur formation initiale comme leur itinéraire personnel les excluaient *a priori*. Mais, du même coup, le fonctionnement des structures est exposé à des recouvrements de fonctions entre les différentes catégories de personnels, induisant diverses zones d'incertitude entre régulations professionnelles et « professionnalité ». Les soignants situés au sommet de la hiérarchie commencent à mesurer les risques qu'encourt leur identité professionnelle en voulant profiter d'un jeu dont ils croyaient maîtriser les règles et initient des luttes en vue d'éviter ces « confusions de genre ». De tels réflexes de défense font ainsi apparaître les structures de santé comme des lieux privilégiés d'étude des nouvelles dynamiques professionnelles, comme dans le cas du mouvement engagé par les infirmiers pour protéger leur métier, ceci à une période où prolifèrent les écoles - légales et moins légales - de formation. De fait, une question se pose : les structures de santé peuvent-elles continuer à maintenir leur fonctionnement actuel si elles aspirent à promouvoir une professionnalisation reposant sur des compétences et tâches distinctes ?

Sans doute, les luttes qui commencent de s'engager permettront aux identités professionnelles de mieux s'affirmer. Elles rappellent que toute spécification est, d'une certaine façon, une tentative de définition par rapport à l'autre, comme le montrent les infirmiers dans leurs rapports tant aux aides-soignants qu'aux médecins. Ce faisant, il convient de considérer que les tensions présentes agissent comme des révélateurs de stratégies d'acteurs autant qu'elles incorporent des pratiques générées par le système lui-même, par exemple dans l'hybridité des tâches relevant de certaines fonctions en réponse au manque de personnel qualifié (de longue date quant aux rôles attribués aux infirmiers, plus récemment avec l'émergence de la catégorie des ASC). Mais elles n'en posent pas moins des questions fondamentales sur la responsabilité médicale, ses modes de délégation et de supervision, que les délégations de tâche mettent quotidiennement à l'épreuve. Aussi, il semble important qu'au-delà des réflexes corporatistes que l'on voit poindre, les mouvements émergents incluent une réflexion sur la fonctionnalité du système, à la fois dans sa globalité et dans ses mises en œuvre aux différents niveaux de la pyramide sanitaires comme au sein des structures de santé.

Ceci nécessiterait que l'enjeu des luttes ne se réduise pas aux questions ayant trait aux diplômes en soi, mais tienne compte aussi bien des contenus du travail des soignants, de leurs aspirations et des rapports qu'ils entretiennent entre eux, que des relations aux malades et des services dus au public. Soit des sujets dont le caractère général ne peut occulter les dimensions pragmatiques à la fois du point de vue des effets des évolutions contextuelles (en termes de sens de la vocation et de motifs de recrutement, de fonctions et de tâches de soins, de modes de reconnaissance et de registres de valorisation, de demandes et besoins des usagers) et du point de vue des modes d'élaboration et de diffusion des normes professionnelles dans leurs rapports négociés aux normes pratiques, ceci au sein d'un système où la culture de service s'avère prégnante.

Quatrieme partie

La pratique des normes

CHAPITRE 7

Négociations des normes de prise en charge du paludisme en Côte d'Ivoire et au Sénégal

Par Tidiane NDOYE
& Assani ADJAGBE

1. Les prescripteurs face aux normes du protocole

Si l'on se rappelle ce qui a été dit précédemment (chapitre 1), divers points de convergences peuvent être retrouvés dans la définition des politiques et des priorités en matière de santé ainsi que des pratiques curatives concernant le paludisme en Côte d'Ivoire et au Sénégal. Les autorités sanitaires y ont mis en place un certain nombre de stratégies de lutte préventive[89] et curative[90]. Ils ont, tous les deux, bénéficié en 1997 d'un financement de l'Organisation Mondiale de la Santé (OMS) dans le cadre de la lutte contre le paludisme. Ils font partie intégrante du programme « Faire Reculer le Paludisme » (FRP)[91] lancé conjointement par l'OMS, la Banque Mondiale, l'UNICEF et le Programme des Nations Unis pour le Développement (PNUD) en 1998. Ces efforts s'intègrent dans le cadre de l'Initiative Africaine de lutte contre le paludisme dans laquelle les chefs d'Etat et de gouvernement des pays signataires s'engagent à une lutte accélérée contre cette maladie. Ces deux pays ont également signé la déclaration d'Abuja, à l'issue de la conférence tenue dans cette ville en avril 2000. Ils s'engagent ainsi à faire accéder au moins 60% des femmes enceintes et les enfants de moins de 5 ans à une prise en charge rapide

---

[89] Ces deux pays ont intégré la suppression de la chimioprophylaxie de masse. Ils procèdent maintenant à une chimioprophylaxie vers des groupes cibles : femmes enceintes, personnes non immunes, etc. Dans les stratégies de prévention la moustiquaire imprégnée est particulièrement encouragée avec des politiques de suppression des tarifs douaniers.

[90] Récemment sont intervenus des changements relatifs à l'utilisation des antipaludiques dans les cas d'"accès simples. Les nouvelles directives demandent de remplacer la chloroquine devenue de plus en plus résistante par les dérivés de l'artémisinine (avec comme passage transitoire l'utilisation de l'amodiaquine au Sénégal) et en deuxième intention la sufadoxine-pyrimétamine (Fansidar) par l'association Fansidar + Amodiaquine. La quinine reste indiquée pour les formes graves (République du Sénégal, 2003).

[91] Roll Back Malaria (RBM) en anglais.

et efficace d'ici 2005. Cette déclaration les engage à lutter de manière concertée et à réduire les scores élevés de morbidité et de mortalité imputables à cette maladie.

Dans les deux pays, les programmes nationaux chargés de cette lutte contre le paludisme coordonnent la mise en pratique de ces déclarations à travers un certain nombre d'activités : formation des formateurs, contrôle de la chimiosensibilité, supervision, etc. Ils collaborent avec les organismes internationaux comme l'OMS, et définissent des directives qui sont périodiquement réactualisées pour harmoniser la prise en charge avec comme stratégie d'accompagnement la politique de médicaments de l'Initiative de Bamako (IB). Celle-ci, avec son corollaire les soins de santé primaires (SSP), vise une prise en charge optimale des patients à travers la définition d'une catégorie de médicaments appelés génériques ou médicaments essentiels. Conçus pour alléger les dépenses de santé des populations, ils ont été fournis en même temps qu'un certain nombre de recommandations pour harmoniser la prise en charge des patients dans le cadre d'une politique concertée de santé publique. Dès lors, les soignants disposent théoriquement d'un certain nombre de références qui guident leurs prescriptions et sur lesquelles s'appuient les autorités de tutelle dans le cadre des évaluations périodiques auxquelles ils se livrent (monitorages, évaluations[92]). Il existe donc un certain nombre d'indicateurs de base (prescription des médicaments recommandés dans la rubrique « traitement » des registres de consultation, recours au diagnostic parasitologique de confirmation dans celle réservée au « diagnostic », bonne tenue de ces registres) sur lesquels il est possible de s'appuyer pour appréhender le niveau d'adhésion des soignants aux stratégies de santé publique.

Pourtant, malgré ces dispositions, on note sur le terrain des pratiques qui s'écartent des directives. Dans ce chapitre, qui s'appuie sur des observations *in situ* et des entretiens semi structurés, l'objectif est d'interroger le(s) fondement(s) de ces écarts, autrement dit de voir comment les soignants négocient la prise en compte de ces directives dans leurs pratiques quotidiennes. Que deviennent ces directives édictées (qui se fondent en partie sur les savoirs biomédicaux) au contact de la pratique, donc face aux contraintes auxquelles sont confrontés les soignants ? Quelles stratégies de négociations mettent-ils en œuvre pour satisfaire les attentes exprimées à travers les directives ? Quelles explications fournissent-ils pour justifier les écarts constatés çà et là ? Ces questions sont abordées à partir de l'exemple particulier du rapport aux normes de prise en charge curative. Il n'est donc

---

[92] Activité qui consiste à apprécier périodiquement le travail effectué dans les structures de santé et réalisé par les équipes cadres du district (le médecin-chef, son adjoint, la pharmacienne de district, quelques sages-femmes et infirmiers responsabilisés comme superviseurs, etc.)

question que d'un aspect du « devenir » des savoirs biomédicaux. Pour opérer un tel parti pris, nous nous appuyons sur des éléments d'enquêtes menées au niveau de plusieurs structures de santé en Côte d'Ivoire et au Sénégal.

L'échantillon constitué par les soignants qui ont accepté de collaborer à notre étude permet de distinguer deux catégories de prescripteurs : d'un côté ceux qui se conforment aux directives et de l'autre ceux qui négocient leur application. La négociation, selon Anselm Strauss (1996), est omniprésente dans les transactions au sein des structures hospitalières[93]. Le fait même que les règles en vigueur à une certaine période changent impose divers ajustements. Contrats, ententes, accords, règlements, s'inscrivent tous dans le temporel (1996 : 88). La négociation est un moyen « pour obtenir que les choses se fassent » (1996 : 252). Elle n'est donc pas spécifique à l'application des directives. Dans les enquêtes menées, l'intérêt porté au respect des protocoles nationaux révèle que nombre de négociations sont opérées par les uns et par les autres. Cela veut dire que les acteurs se positionnent différemment par rapport aux règles en les négociant de façon à les réarticuler à leurs acquis de formation antérieurs, comme pour créer des liens entre les différents changements introduits dans les protocoles thérapeutiques. Nous nous intéresserons à deux grandes catégories : les prescripteurs conformistes et les non-conformistes.

2. Les prescripteurs conformistes

Cette catégorie se compose de prescripteurs qui, pour l'essentiel, se conforment aux recommandations du Programme National de Lutte contre le Paludisme (PNLP) des deux pays et aux directives de l'OMS. Elle reste minoritaire pour les structures auxquelles nous nous sommes intéressées. Ces soignants prescrivent les différentes molécules proposées par les programmes nationaux, présentées ci-dessous.

Précisons tout d'abord que l'ancien protocole était valable avant le changement intervenu suite aux ateliers nationaux de consensus tenus à Dakar du 25 au 26 juin 2003 et à Abidjan en juillet 2003. Le Sénégal propose, pour la chimioprophylaxie en direction des femmes enceintes, le traitement préventif intermittent à la sulfadoxine pyriméthamine au cours des 2ème et 3ème trimestres. A cela s'ajoute l'utilisation de matériaux imprégnés d'insecticides (moustiquaires, rideaux imprégnés, etc.). Pour la prophylaxie de la femme enceinte en Côte d'Ivoire, il est prévu de donner entre la 16ème et la 25ème semaine de grossesse, l'association sulfadoxine-pyriméthamine en deux doses (Cf. Fraternité Matin, du vendredi 1e août 2003).

---

[93] Il s'est plus particulièrement intéressé aux hôpitaux psychiatriques.

On peut noter quelques différences entre les deux protocoles. La Côte d'Ivoire envisage de mettre de l'amodiaquine en deuxième intention, ce qui ne semble pas être le cas pour le Sénégal. Dans ce dernier pays, l'amodiaquine est placée sur la même ligne que la chloroquine. Par ailleurs alors qu'en Côte d'Ivoire la dose d'amodiaquine le 3ème jour est de 5 mg elle est de 10mg au Sénégal. Pour le paludisme grave, la quinine base est recommandée à la posologie de 25 mg/kg/j repartis en 3 fois le premier jour et en 2 fois au moins par jours, les jours suivants[94]. Cette spécification ne ressort pas dans les documents programmatiques du Sénégal où on note tout de même une posologie de 3 ampoules de quinine x 2 par jour[95]. La chloroquine et la quinine restent les plus prescrites[96]. Souvent la SP est ignorée. En cas de résistance à la chloroquine, de rechute ou de vomissements, les soignants passent presque immédiatement à la quinine en voie orale ou injectable. Ils se fondent souvent sur des arguments « empiriques ». Ils adhèrent au protocole et lui trouvent une certaine efficacité. « *Beaucoup ne reviennent pas après le traitement* », déclare une infirmière sénégalaise. Des soignants rencontrés à la fois en Côte d'Ivoire et au Sénégal considèrent alors que les patients qui ne reviennent pas sont guéris. Mais ce critère n'est pas suffisant pour apprécier l'état de rémission d'un patient.

En réalité, diverses raisons empêchent les patients de revenir : l'insatisfaction par rapport à la durée du traitement ou aux médicaments reçus, un changement pour une structure de santé jugée plus compétente, une recommandation vers d'autres soignants, le manque d'argent, le recours à d'autres formes de traitements (tradithérapeutes)... Nous pouvons noter, comme autre différence entre les deux pays, que les directives de la Côte d'Ivoire demandent de ne pas dépasser 7 jours de traitement, limite qui est absente des documents officiels au Sénégal.

Les partisans de cette ligne de prescription conformiste trouvent en général que les sels de quinine sont encore efficaces. Ils proposent donc ces produits mentionnés dans les directives de préférence aux autres. Les médicaments proposés par les pharmacies d'officine (autrement appelés les spécialités) restent, chez ces prescripteurs, un recours ultime car l'approche est

---

[94] Ministère de la Santé publique, Programme national de lutte contre le paludisme, « Directives du programme national de lutte contre le paludisme », Abidjan, janvier 2001, 16 p.
[95] Certains acteurs affirment que cette disposition provient de la volonté d'alléger les charges des infirmières. Les perfusions qui devaient être au nombre de trois sont alors réduites à deux. Ils soutiennent que cette pratique n'a pas d'incidence sur l'efficacité des traitements reçus par les patients (République du Sénégal, Ministère de la Santé, SNGE, PNLP, 2001).
[96] Dans une étude consacrée à la délivrance et à l'utilisation des antipaludéens à Abidjan (Ouégnin : 1988), est constatée une plus grande utilisation de la chloroquine et des sels de quinine. Concrètement, la chloroquine est utilisée sous forme de nivaquine® dans 52,4% des cas et la quinine sous forme de quinimax® dans 60% des cas (sous sa forme injectable principalement : injection intramusculaire et perfusion intraveineuse).

au respect des directives. Mais le constat de Strauss à propos des hôpitaux psychiatriques selon lequel « *toutes les catégories de personnel sont habiles à enfreindre les règles lorsque cela les arrange ou qu'apparaissent des exigences justifiées* » (1996 : 93) reste ici aussi valable. Presque tous les prescripteurs dévient, à des degrés divers, de la ligne indiquée par le protocole. Cette partie qui suit s'intéresse à une catégorie qui s'écarte des directives de façon plus marquée et cela pour diverses raisons.

Traitements en vigueur en Côte d'Ivoire

	Formes simples	Formes résistantes	Formes graves
Ancien protocole	1ère intention : Chloroquine 25 mg /kg répartis en 3 jours : 10mg le 1er jour, 10mg le 2ème et 5 mg le 3ème ; en cas d'intolérance ou d'allergie, utiliser l'amodiaquine selon le même schéma.	2ème intention : Sulfadoxine-pyriméthamine (SP) (1 cp/20kg de poids, par voie orale en dose unique). En cas de nécessité (intolérance ou résistance) prescrire l'amodiaquine base (25mg répartis en 3 jours : 10mg le 1er jour, 10mg le 2ème et 5 mg le 3ème).	Quinine base, en Intraveineuse (IV) ou en Intra rectale (IR) à la posologie de 25mg/kg/24h répartie en 3 fois le 1er jour et en 2 fois au moins par jour les jours suivants. Le traitement s'étale sur 3 jours au moins et au maximum 5 à 7.
Nouveau protocole	1ère intention : Amodiaquine : en cas d'allergie ou de contre-indication utiliser association sulfadoxine pyriméthamine	2ème intention : dérivés de l'artémisinine en association : Artéméther + luméfantrine	Quinine

Traitements en vigueur au Sénégal

	Formes simples	Formes résistantes	Formes graves
Ancien protocole	1ère intention : Chloroquine 25 mg /kg répartis en 3 jours : 10mg le 1er jour, 10mg le 2ème et 5 mg le 3ème ; en cas de nécessité (intolérance ou résistance) remplacer par l'amodiaquine base (30mg répartis en 3 jours : 10mg le 1er jours, 10mg le 2ème et 5mg le 3ème.	2ème intention : Sulfadoxine-pyriméthamine ou sulfalène-pyriméthamine (SP).	Quinine base, en Intraveineuse (IV) ou en Intra rectale (IR) à la posologie de 25mg/kg/24h répartie en 3 fois le 1er jour et en 2 fois au moins par jour les jours suivants. Ne pas dépasser 7 jours de traitement.
Nouveau protocole	1ère intention : Amodiaquine en attendant de pouvoir passer aux dérivés de l'artémisinine	Amodiaquine + Sulfadoxine pyriméthamine	Quinine base

3. Les prescripteurs non-conformistes

3.a. Des raisons imputables aux soignants

Les partisans d'une ligne de prescription « libre »

Chez ces soignants, la liberté de prescrire reste une exigence centrale dans l'exercice de la médecine. Mais, si cette liberté apparaît comme une évidence pour les médecins, il n'en est pas de même pour les infirmiers qui ont été amenés à prescrire par la force des choses[97]. Alors que les premiers ont reçu une formation longue et spécialisée[98] qui valide la connaissance des molécules, de leurs avantages et de leurs inconvénients, ainsi que la prescription d'ordonnances, c'est bien moins le cas pour les infirmiers. Cette situation a été à l'origine de la mise sur pied des ordinogrammes[99]. Ils visaient à doter les infirmiers de suffisamment de compétences, du moins de repères, pour effectuer de bonnes prescriptions et libérer ainsi les médecins d'une partie des patients.

Cependant, l'interprétation qu'en font les concernés les marginalise. Les infirmiers considèrent qu'ils reçoivent des formations de plus en plus performantes[100] et qui les préparent à s'acquitter de l'ensemble de leurs « charges » actuelles, parmi lesquelles précisément la prescription. Ils estiment que les ordinogrammes restent très sommaires et très peu valorisants. La limitation de leur exercice à travers l'ordinogramme est très mal perçue : « *On ne peut pas vouloir une chose et son contraire, soit on nous laisse prescrire, soit on nous demande d'arrêter* » (une infirmière sénégalaise). Certains n'ont jamais vu d'ordinogramme. Les écarts par rapport à l'ordinogramme et au protocole national de prise en charge du paludisme sont alors foison. La situation des deux pays n'est guère différente. En Côte d'Ivoire, les soignants reconnaissent détenir les documents où sont consignés les directives dans leurs tiroirs mais soutiennent « *ne jamais s'en référer* » (un médecin). Ils estiment alors qu'ils ont suffisamment d'informations sur les molécules et les produits proposés en officine pour faire des prescriptions valables. L'essentiel étant que les malades guérissent et ils se targuent de résultats encourageants[101]. Ils ne se

---

[97] Certaines structures n'avaient pas de médecins, les infirmiers ont été alors responsabilisés pour prendre en charge des actes qui en réalité reviennent aux médecins. Ils sont les seuls présents à certains niveaux de la pyramide sanitaire. C'est le cas des postes de santé où il n'y a pas de médecins mais un infirmier chef de poste (ICP). Une étude menée à Abidjan montre par exemple que tous les patients concernés ont été consultés dans un premier temps par le personnel paramédical : celui-ci ne réfère vers les médecins que quand le cas dépasse ses compétences (Diomande, 1995).
[98] E. Freidson (1970) montre comment le nombre d'années d'études justifie une mainmise de la médecine sur les « actes médicaux » et place ceux qui ont reçu cette formation au-dessus des autres. G. Dassault (1985) abonde dans le même sens dans son explication des premiers pas de la médecine.
[99] La volonté d'harmoniser les prescriptions s'est traduite dans les années 90 par la mise sur pied d'un certain nombre d'outils visant à faciliter et standardiser les prescriptions. Les ordinogrammes prévoient, face à des symptômes, un certain nombre d'interprétations diagnostiques et des molécules appropriées. Ils se basent sur des algorithmes.
[100] Les jeunes infirmiers réclament l'inclusion dans leurs curricula de formation de plusieurs modules qui n'étaient pas prévus dans la formation de leurs aînés.
[101] Certains indices pour mesurer les taux de guérison restent très subjectifs. Comme nous l'avons dit, des soignants considèrent les patients qui ne reviennent pas comme guéris alors que cela n'est pas certain. On sait que nombre de patients vont voir, de leur propre chef, d'autres

donnent donc pas de limitations et passent facilement outre les directives du programme national. Ces pratiques se repèrent encore plus fréquemment chez les infirmiers qui justifient d'une certaine ancienneté dans le métier.

Ces écarts par rapport aux directives se retrouvent chez des médecins exerçant dans les deux pays. Ils se reconnaissent une liberté de prescrire compte tenu de leurs compétences réelles ou supposées. Un des médecins rencontrés dans une structure de santé au Sénégal résume bien cette idée : « *Nous tous nous connaissons le protocole mais dans nos salles de consultation, chacun concocte sa propre sauce* ». Ceci nous amène à aborder un point qui en découle : la prégnance de la référence à l'expérience.

L'expérience et les effets de routine comme facteurs d'interprétation des normes

L'expérience est associée, chez ceux qui s'en prévalent, à une connaissance du travail : elle renforce le sentiment de compétence. Pour certains soignants, l'expérience symbolise un savoir empirique, une capacité de distinction entre ce qui marche et ce qui ne marche pas, autrement dit le savoir-faire et les tours de main du métier. Elle est à la base aussi d'un savoir sur ce qui convient à « ses patients » et ce qu'ils peuvent accepter. Ces soignants ne suivent pas toujours les directives indiquées par les autorités sanitaires. Dans les structures sanitaires sénégalaises, les médicaments essentiels (génériques) ne trouvent pas toujours l'accueil escompté. Ils « *sont par expérience sous-dosés* » (un infirmier). Ces affirmations se fondent moins sur des études biologiques ou épidémiologiques que sur des perceptions, fondées sur « l'expérience »[102].

Certains vont donc doubler les doses indiquées pour avoir plus d'efficacité : « *quand tu doubles les doses, les patients se remettent très vite* » (un agent sanitaire sénégalais). Ils mettront 4 ampoules de 0,40 mg (soit 1,60 g) pour les adultes pour une seule perfusion. D'autres donneront deux perfusions de 1g 20 chacune. Toujours est-il que l'OMS et le PNLP du Sénégal recommandent de mettre 25mg/kg/j de quinine base. Les posologies varient donc en fonction du poids. Or, dans la pratique, peu d'acteurs procèdent à la

---

structures où ils pensent recevoir un meilleur traitement si celui qu'ils ont engagé se révèle peu efficace.

[102] Mais ces affirmations sont difficiles à nier quant on sait que des documents des départements de tutelle reconnaissent que le contrôle des médicaments n'est pas toujours bien mené : « *il faut déplorer, d'une part, les ruptures répétées de stock par défaut d'un système efficace d'approvisionnement et, d'autre part, un manque d'assurance sur la qualité dû en partie à un défaut de fonctionnalité du laboratoire de contrôle* » (République du Sénégal, Ministère de la santé, 2000 : p. 12)

pesée des patients et agissent donc par approximation en prévoyant un traitement type selon qu'il s'agit d'un adulte ou d'un enfant, sans tenir compte du fait que ni tous les adultes, ni tous les enfants n'ont le même poids. Il en va de même pour la température du patient qui n'est pas toujours mesurée avec un thermomètre : le soignant mettra le dos de sa main sur le front du malade pour avoir une idée de sa température. Cette perception subjective est quelques fois renforcée par le déficit en matériels (thermomètre). L'expérience se présente ainsi comme un facteur d'interprétation des directives : « *nous, nous savons ce qui marche pour nos malades* », diront certains soignants.

La négociation des directives aboutit aussi à des conflits de compétences et/ou de légitimité avec ceux qui les conçoivent. Les soignants affirment que ceux qui mettent sur pied ces directives ont les mêmes formations, les mêmes diplômes et compétences qu'eux. Aussi pourquoi entraver leur liberté de prescription ? D'aucuns considèrent cette manière de former les soignants à prescrire telle molécule ou association de molécules comme un *« esprit de formatage »* difficilement acceptable. L'expérience peut donc être perçue comme une cause de refus du changement : « *je mettais 10 mg/kg/j avant et ça marchait, je ne vois pas l'intérêt de changer parce qu'on me dit de mettre 5mg/kg/j le troisième jour. On ne change pas une méthode qui marche* » (un médecin chef de district sénégalais). Elle est aussi à la base d'interprétations - peu fondées empiriquement - qui semblent plus tenir de la justification des écarts : « *en général, 80 à 90% de nos malades sont allergiques à la chloroquine ; moi, j'opte pour les nouvelles molécules* » (un médecin sénégalais).

Il existe, dans ce contexte, une grande diversité de pratiques dans la prise en charge diagnostique et curative du paludisme. Les diagnostics sont souvent présomptifs, les soignants se contentent fréquemment de l'examen clinique et ne font pas d'examens complémentaires biologiques. On note ainsi une forte propension à ne pas faire de goutte épaisse, de Frottis sanguin[103], de numération de formule sanguine (NFS), de vitesse de Sédimentation (VS) ou de densité parasitaire (DP). D'autres justifient leur absence de recours au diagnostic biologique par les effets de l'automédication à base d'antipyrétiques comme le paracétamol qui camouflent la fièvre. Selon eux, l'utilisation à domicile de produits antipyrétiques dissimule les signes et peut rendre caduc le diagnostic biologique.

Notons tout de même qu'entre les catégories de soignants existent des différences sensibles : les médecins exerçant à l'hôpital ont plus tendance à demander des examens complémentaires que ceux travaillant dans les centres de santé ou les infirmiers. Ces derniers ont un fort penchant à se contenter des

---

[103] Les soignants expliquent qu'au Sénégal on trouve essentiellement des souches de *plasmodium falciparum* et qu'il n'est pas donc pas utile de réaliser un frottis sanguin.

diagnostics cliniques. Certaines de ces pratiques sont justifiées par divers arguments, comme nous allons le voir.

Les adeptes du client-roi

S'il est rare de voir un soignant qui traite son patient dans le secteur public comme un « roi »[104], il n'en reste pas moins réel que certains patients sont écoutés et leurs suggestions intégrées dans les prescriptions. S'engage alors une négociation des normes et des directives du protocole. La chloroquine apparaît comme le parent pauvre dans ces demandes des patients qui voudraient recevoir d'autres médicaments, en particulier ceux proposés dans les officines. Cette option découle souvent d'une « dévalorisation » de la chloroquine du fait de son utilisation abusive ou par suite d'antécédents négatifs avec cette molécule. Roger lance à ce propos une interrogation intéressante se rapportant à la chloroquine : « *l'accessibilité à un produit en diminue-t-elle l'efficacité symbolique ?* » (1993 : 117). Dans les perceptions et croyances de bien des patients cette molécule fait ainsi craindre des effets secondaires et des allergies.

Pour contourner ces appréhensions, les soignants demandent à leurs patients d'acheter la chloroquine de l'IB. Ils expliquent qu'elle est enrobée, qu'elle n'est pas amère et ne suscite pas d'allergies. Certains tiennent compte de cette volonté du patient de ne pas prendre certaines molécules notamment la chloroquine dans l'optique de satisfaire ses attentes : « *généralement, c'est ce que le patient souhaite que je prends en compte* » (une infirmière ivoirienne). Les questions « *quel médicament avez-vous l'habitude de prendre ?* » et « *est-ce que vous supportez la nivaquine ?* » reviennent alors à la fin des consultations. Elles visent à prescrire des médicaments qui vont dans le sens souhaité par le patient. C'est alors sur la base de ce type de questions que le soignant parvient à choisir pour certains malades le traitement approprié. Cette logique de dialogue qui se traduit par la volonté du soignant d'associer le malade au choix des molécules vise à lui faciliter l'observance du traitement. Nombreux sont les prescripteurs qui intègrent ce rejet de la chloroquine et admettent difficilement la prescrire. Ils anticipent ainsi le refus des patients en négociant leur adhésion au traitement « sautant » par là même volontairement la chloroquine.

---

[104] Les interactions dans les structures de santé en Afrique sont largement décrites comme donnant peu de place à l'écoute des patients mais il faut dire que si cette tendance est dominante, il reste de « bonnes attitudes » de la part de soignants particulièrement dévoués à la cause des patients, soit parce qu'ils ont intégré (à travers des dispositions humaines propres, ou à travers leur formation) la nécessité de traiter tout patient comme soi-même, soit parce que le patient est un parent, un ami et/ou une connaissance (cf. Y. Jaffré & J. P. Olivier de Sardan, 2003).

Chez les médecins dont le prix des tickets de consultations est plus élevé, il apparaît difficile, pour des patients qui payent cher la consultation, de prescrire des molécules aussi peu valorisées que la chloroquine. Ils estiment que les patients s'attendent à recevoir un traitement plus « noble ». Cette autocensure de la part de certains médecins procède alors de l'anticipation des attentes des patients, pour lesquels la cherté des médicaments est un gage de leur efficacité.

Les registres de méconnaissance : une cause d'écart par rapport aux normes

Dans les structures de santé de la Côte d'Ivoire comme du Sénégal - nous l'avons vu - les personnels qui y exercent ne justifient pas tous de formations suffisantes. Au Sénégal, par exemple, on note la mise à contribution d'agents sanitaires et d'agents de santé communautaire (ASC) dans les traitements et les consultations. Pourtant, si les premiers sont classés au même niveau que les infirmiers, il n'en est pas de même pour les seconds. Les agents sanitaires[105] ont suivi une formation de deux ans en santé, mais les ASC ont pour certains suivi une formation de quelques mois, et d'autres sont considérés comme ASC du fait d'une certaine ancienneté dans le service. D'aucuns parmi eux sont envoyés par le comité de santé ou la municipalité dans le cadre de la politique de décentralisation[106] en tant que ASC ou agents municipaux. Ils sont formés sur le tas.

Pourtant, en l'absence de certains soignants, les ASC sont parfois désignés pour les remplacer. Leur formation insuffisante les expose à une utilisation pas toujours heureuse des molécules ou des dosages. Ceci découle du fait que malgré leur formation insuffisante, ils ne s'arrêtent pas toujours aux ordinogrammes. Parfois, ces derniers sont introuvables, ce qui pousse ces soignants, animés sans doute par des desseins les plus louables, à puiser dans des informations glanées çà et là, au détour de leur présence aux consultations ou à la visite des délégués médicaux, pour satisfaire les clients. Ils vont parfois poser des actes qui ne répondent pas à toutes les mesures de sécurité et des enfants ayant reçu des injections de quinine vont ainsi souffrir d'abcès post-injectionnels (API).

S'il en est ainsi, c'est aussi parce que les formations ne touchent pas toujours ceux-là même qui prennent en charge le paludisme. Les médecins de

---

[105] Cette catégorie de soignants ne se retrouve pas en Côte d'Ivoire.
[106] La décentralisation engagée au Sénégal depuis maintenant plusieurs décennies a mis les structures de santé périphériques sous la couverture des mairies dans le cadre des compétences transférées (cf. République du Sénégal, Ministère de l'Intérieur 1996 : 157-158).

districts qui sont invités en tant que formateurs sont souvent occupés, au niveau de leurs structures, à d'autres tâches (d'administration, de supervision, de rédaction de rapports, etc.) plutôt qu'à des tâches curatives. Ils détiennent les informations mais ne sont malheureusement pas toujours impliqués dans les activités des salles de consultation et d'hospitalisation. Ils ont pour mission de répercuter la formation reçue à la base. La formation des formateurs doit en effet être suivie d'une autre formation des agents travaillant au niveau des structures périphériques. Mais cela nécessite des moyens qui ne sont pas toujours disponibles à temps. Les formations sont alors retardées, voire suspendues.

La culture d'intéressement des agents qui reçoivent les formations à travers les « perdiems » fait que faute de leur en accorder, ils ne sont pas suffisamment motivés. A cela s'ajoute la vitalité des réseaux de connaissance qui interviennent grandement dans le choix des personnes devant assister aux formations. Un même groupe de personne peut être formé plusieurs fois de suite alors qu'un autre y accédera difficilement. Pourtant, la plupart des agents - pour ne pas dire tous - s'impliquent dans la prise en charge du paludisme.

Mais les recyclages concernant le paludisme, restent de l'avis des soignés insuffisants pour une maladie dont les savoirs évoluent, ceci eu égard aux changements fréquemment introduits par l'OMS et les autorités sanitaires nationales. Par conséquent, nombreux sont ceux qui se fondent sur des connaissances approximatives pour donner un traitement. Dans ce cadre, les soignants ne sont pas toujours renseignés sur les molécules ainsi que le note le document de synthèse des assises nationales sur la santé organisées en 2000[107].

Les agents des laboratoires (existant à l'intérieur même des structures de santé périphériques) ne sont pas toujours capables de fournir des densités parasitaires exactes qui plus est dans l'urgence. Beaucoup n'ont reçu aucune formation à ce sujet. Autre constat : la diversité des médicaments prescrits et des posologies appliquées. Concernant la quinine on peut noter des posologies comme 400 mg x 2 ; 400 mg x 3 ; 400 mg x 4 pour les adultes. Pourtant, à la question : « *quelle posologie mettez-vous dans les traitements de paludisme ?* », les soignants répondent presque invariablement « 25mg/kg/j ». Peu de soignants ont évoqué, dans les structures de santé auxquelles nous nous sommes intéressés au Sénégal, la posologie de chloroquine de 10 mg/kg/j les deux premiers jours et 5 mg/kg/j le troisième jour, comme recommandé par le PNLP. En Côte d'Ivoire, une étude menée dans un hôpital a souligné la

---

[107] On note ainsi que les prescripteurs n'ont pas toujours les informations sur les médicaments essentiels génériques. Pour prendre l'exemple des ampoules de quinine, le pourcentage de quinine base peut varier d'un laboratoire à un autre, d'une livraison à une autre, ce qui nécessite d'en informer le prescripteur pour qu'il ajuste ses posologies en fonction du taux de quinine base (République du Sénégal, Ministère de la santé, 2000 : 11).

méconnaissance des soignants des directives de traitement, expliquant les écarts constatés dans le traitement des différents cas de paludisme. Cette étude révèle que sur « 328 malades hospitalisés, 285 ont reçu les prescriptions de sels de quinine dont seulement 53 se sont faites conformément au protocole » (Niangoran, 1998).

Une faible confiance dans les médicaments génériques

Malgré la forte volonté des autorités de faire en sorte que les prescripteurs donnent une importante place aux médicaments génériques, nombre de soignants rencontrés évoquent des expériences passées qui témoignent de la faible confiance qu'ils accordent aux médicaments génériques. Les raisons qu'ils avancent se rapportent à leur efficacité. Plusieurs praticiens préfèrent prescrire les spécialités ou à défaut, ne pas respecter les doses indiquées sur les produits génériques. Nombreux sont ceux qui affirment avoir doublé les doses de quinine ou de chloroquine, l'efficacité des produits génériques s'en trouvant, jugent-ils, augmentée. Aussi, le respect des dosages indiqués exposerait à des rechutes fréquentes que les patients pourraient imputer à leur incompétence : « *à force de donner des traitements et que les malades ne voient pas d'amélioration, ils risquent de se dire qu'on manque de compétences. Beaucoup de malades ne feront pas le lien avec les médicaments, mais ils mettront en cause directement les prescripteurs. Alors, ils risqueront de se détourner de nous* » (un médecin chef de district sénégalais).

Dès lors, les soignants utilisent d'emblée des molécules qu'ils jugent plus efficaces : attitude que l'on retrouve surtout chez les praticiens des CHU. Ils considèrent que le passage du patient par les différents paliers de la pyramide sanitaire a été l'occasion pour lui d'essayer toutes les autres molécules proposées pour les accès simples. La chloroquine est alors très peu prescrite à l'hôpital. Même en dehors de signes de gravité, certains vont recevoir des injections ou de nouvelles combinaisons d'antipaludiques : « *il faut taper fort pour avoir des résultats* » (un interne sénégalais).

L'influence des délégués médicaux sur les prescriptions des produits d'officine

Les infirmiers et agents sanitaires, voire les agents de santé communautaires sont un groupe réceptif aux informations qu'apportent les délégués médicaux. Une bonne partie des médecins rencontrés aussi bien en Côte d'Ivoire qu'au Sénégal reconnaît avoir plus de contacts avec les délégués médicaux qu'avec les programmes nationaux. Pour les internes, ce type de contact est encore plus systématique. En effet, ils ne sont pas pris en compte dans les formations officielles, alors qu'ils apparaissent comme de grands prescripteurs dans les CHU : les délégués médicaux ont précisément compris les responsabilités de ces internes dans les tâches de consultations et d'hospitalisation.

Tout en informant sur les produits d'officine, ces derniers détournent les prescripteurs des produits génériques prévus par les politiques nationales. Ceci peut passer par la recherche de convergence entre les molécules proposées par les programmes nationaux et celles qu'ils proposent. Ils essayeront de convaincre que tout en utilisant les mêmes molécules que celles proposées par le PNLP, les combinaisons des médicaments d'officine restent plus efficaces. Les cadeaux offerts, les différents services rendus sont un instrument efficace pour leur politique de vente. Les échantillons qu'ils distribuent bénéficient aux parents et connaissances des soignants mais également aux patients démunis[108]. Au Sénégal comme en Côte d'Ivoire, certains soignants n'hésitent pas à monnayer ces médicaments (« *kolobaan* »[109]). Cette prescription qui ne suit pas la ligne indiquée conduit Diomandé (1995) à évoquer le caractère « anarchique » de la prescription des antipaludiques. Ainsi, le quinoforme est prévu par l'OMS pour les accès pernicieux et les cas de chloroquinorésistance mais est donné dans les cas de traitement en ambulatoire (1995 : 88).

Les cadeaux offerts aux uns et aux autres par les délégués médicaux ne sont pas systématiquement les mêmes. Les médecins seront privilégiés par rapport aux infirmiers. et les professeurs par rapport aux assistants. Alors que d'aucuns vont recevoir des dépliants informant sur les produits présentés, des stylos, des gadgets (portant les insignes du laboratoire concerné ou d'une spécialité), ou divers matériel (« *je t'amène un agenda la prochaine fois, je te ferai un cachet à ton nom lors de ma prochaine visite* » ou échantillons de médicaments, d'autres pourront aussi bénéficier de subventions pour des inscriptions dans des facultés, des abonnements à des revues, ou encore la prise en charge de photocopies de documents volumineux. Les invitations aux rencontres nationales et internationales sont aussi un autre moyen de persuasion non négligeable dont disposent les visiteurs médicaux. Ces invitations à l'occasion des rencontres organisées par les laboratoires visent, au Sénégal autant qu'en Côte d'Ivoire, une certaine élite. Dans leur discours, ils font

---

[108] Ils contribuent ainsi à forger une image sociale positive de ces soignants qui sont considérés comme généreux (puisqu'ils offrent des médicaments qu'on aurait du acheter).
[109] Nom d'un marché situé dans un quartier du même nom à Dakar, au Sénégal. Ce marché est célèbre pour la facilité à y acheter et y écouler diverses marchandises. Les soignants utilisent donc le terme de *kolobaan* pour évoquer la revente des échantillons de médicaments offerts par les délégués médicaux, mais aussi les heures de prestations que les médecins et infirmiers font dans les cliniques privées. Par extension, ce terme est appliqué à nombre d'autres stratégies plus ou moins légales développées par les soignants pour gagner de l'argent.

miroiter des cadeaux plus intéressants : « *Prescrivez nos médicaments, ils sont efficaces et cela nous permettra de faire mieux. Aidez-nous à sortir les médicaments et nous aurons plus de moyens pour vous offrir plus de cadeaux la prochaine fois* » (un délégué médical sénégalais). En fonction de ces cadeaux, certains délégués (et donc, au-delà d'eux, certains laboratoires) sont préférés à d'autres : « *Continue ta consultation, c'est le délégué d'untel qui attend. Il nous abreuve de ses discours, nous fait perdre du temps et ne donne aucun cadeau* » (une infirmière sénégalaise assistant un médecin dans sa consultation).

Ce ballet des délégués médicaux révèle une concurrence mettant en scène un trésor d'ingéniosité de la part des uns et des autres. La manipulation du répertoire de la parenté, la recherche d'affiliations (intérêts personnels, loisirs, etc.) et la convocation des relations de plaisanterie pour nouer des liens constituent des recours habituels pour les délégués. Liens qui débordent du cadre de l'hôpital lorsqu'il s'agit d'inviter des internes, médecins et CES dans des restaurants de la place « *pour mieux discuter* ». Finalement ces liens noués permettent de faire passer un discours : « *C'est grâce à vous qu'on nourrit nos familles* », « *On ne peut pas militer en défaveur des intérêts de ses parents* » ; « *Notre emploi ne tient qu'à votre volonté de nous faire sortir le maximum de produits* » (paroles de délégués médicaux exerçant au Sénégal).

C'est dire que les délégués médicaux déploient une gamme de subtilités pour intéresser les uns et les autres à leurs produits. Un jeu d'intérêt s'engage ainsi où les acteurs en interactions semblent défendre des privilèges partagés : le constat selon lequel « *tu augmentes mon chiffre de vente, je t'offre des produits et différents services* », résume bien les rapports engagés. Ceci se déroule dans un contexte où les laboratoires foisonnent et où ceux qui veulent résister à la concurrence doivent y mettre les moyens (financiers, relationnels, par la mise en confiance vis-à-vis des produits proposés et leur fiabilité...).

Les produits génériques proposés par les programmes nationaux ne sont alors que des produits possibles parmi d'autres, ceci dans un marché bien fourni en antipaludiques. L'IB est donc fortement concurrencée par ces délégués médicaux dont l'emploi tient à des indices de performance de vente des produits pharmaceutiques.

D'autres explications à la prise de distance par rapport aux normes peuvent être évoquées : elles mettent en jeu d'autres protagonistes de la scène sanitaire.

3.b. Les raisons imputables aux autres acteurs

Le statut socioéconomique du malade

Dans les relations de face à face entre soignants et soignés, plusieurs facteurs interviennent : les détails techniques, les informations relatives aux symptômes, mais aussi les perceptions à la fois du soignant comme du patient. Ce dernier élément se traduit par la mise en perspective du patient par le soignant qui tente à travers différents critères d'évaluer son potentiel économique[110]. Plusieurs soignants prescrivent en tenant compte du pouvoir d'achat du patient : « *Ca ne vaut rien de prescrire le médicament le plus efficace, mais le plus cher, et que le patient soit dans l'incapacité d'acheter* » (un médecin sénégalais) ; « *Je sensibilise mes collaborateurs sur la nécessité d'adapter les prescriptions au statut social du patient. Il s'agit de leur prescrire des médicaments qu'ils peuvent effectivement payer. Sinon, il ne sert à rien de proposer un traitement qui ne sera pas assuré* » (le médecin chef d'un centre de santé ivoirien). L'offre de soins dans les structures de santé passe donc par la négociation du coût des traitements. Les soignants des deux pays affirment que, face à un patient, ils essayent de se faire une idée sur son niveau de revenu en se basant sur des indicateurs concrets comme son habillement, son apparence, son comportement et son niveau de langue. Certains n'hésitent pas à formuler la question : « *qui achète vos médicaments ? Est-ce que vous travaillez ? Pourrez-vous payer des médicaments à la pharmacie du dehors ?* » (propos recueillis lors des observations menées à l'occasion de consultations en Côte d'Ivoire et au Sénégal). Ces délibérations subjectives interviennent dans les prescriptions et traitements des patients.

Il apparaît alors que si l'essentiel des patients des structures de santé publiques appartiennent à des catégories défavorisées et à des couches moyennes, une partie de la strate supérieure des classes moyennes et des personnes aisées (généralement issues elles-mêmes du secteur populaire) les fréquentent compte tenu de différentes considérations : recommandations par des tiers, pauvreté ou vétusté des plateaux techniques de certaines cliniques privées, incapacité à les prendre en charge intégralement, plus grande confiance accordée par les « élites » aux Centres Hospitaliers Universitaires (CHU). Il faut ranger dans cette catégorie les fonctionnaires et travailleurs des professions libérales qui disposent, en partie, d'une prise en charge de leurs frais médicaux

---

[110] Cela n'est pas spécifique au soignant. Le malade aussi interprète les différents signaux qui peuvent lui fournir des renseignements sur le soignant : son âge, son comportement, sa notoriété, sa façon de parler, son assurance ou son manque d'assurance. C'est ainsi que certains soignants nous disent être gênés de pouvoir se retrouver après les consultations à se bousculer au côté de leurs patients dans les cars de transport publics pour se faire une place. Ils décrédibilisent ainsi l'image que se font les patients de leur importance symbolique.

par l'Etat, ceux qui font partie des mutuelles de santé ou qui sont affiliés à des régimes d'Institut de Prévoyance Maladie (IPM), enfin les patients qui ont des facilités de paiement. Tous n'ont pas intérêt à payer l'intégralité de leurs frais de santé ou des « traitements au rabais » (génériques), là où ils peuvent payer de « *bons médicaments* » moins chers. Il faut alors se faire prescrire des médicaments d'officine et les retirer à partir de son carnet de santé de mutuelle (ou de celui d'un tiers).

Deux catégories de patients peuvent être distinguées. Tous influencent les prescriptions, soit en offrant des gages de solvabilité, soit en « faisant étalage » de leur situation de dénuement. Pour les premiers, les soignants n'hésitent pas à prescrire des médicaments d'officine : « *Les privés [les médecins du secteur privé] ils ont de bons résultats. C'est des médecins qui ont appris la même chose que nous mais qui ne donnent pas par exemple la chloroquine. C'est parce que les malades qu'ils ont, n'ont pas de problèmes de coût, de problèmes financiers. Ce qui fait que nous aussi si on a des patients comme ça on peut ne pas respecter le protocole* » (un médecin sénégalais). Pour les seconds, on n'hésitera pas à escamoter certaines indications du protocole : « *Avec mes malades, je ne demande aucun examen parasitologique ; la raison est que je ne veux pas faire dépenser les malades* » (une infirmière ivoirienne).

Pour les soignants, le statut social du patient est déterminant dans l'approche de la prise en charge de la pathologie palustre. Les raisons financières apparaissent comme des facteurs sur lesquels certains prescripteurs s'appuient pour proposer leur traitement. Nous avons noté que des changements apparaissent aussi bien dans la dose réglementaire que dans la durée de traitement. Dans les faits, des prescripteurs proposent une voire deux perfusions[111] pour les cas de paludisme grave en un seul jour, alors que le protocole officiel recommande la quinine base à la posologie de 25 mg/kg/24h repartis en 3 fois le premier jour et en 2 fois au moins par jour les jours suivants[112]. Ainsi, au lieu de traiter un paludisme grave en trois jours au moins, cela se fait en un jour comme le souligne cet autre soignant : « *Pour les cas graves, c'est la quinine en perfusion. La durée du traitement est de trois jours pour les perfusions ; mais ici (dans le centre), on préconise un jour pour que le coût du traitement soit moindre* » (un soignant ivoirien).

Ecarts qui se repèrent aussi dans la consultation lorsque le soignant se fonde essentiellement sur les signes cliniques pour poser son diagnostic : fièvre, céphalée, courbature, asthénie qui sont les signes courants faisantt suspecter un cas de paludisme. Pourtant, la règle dans ce cas de figure voudrait

---

[111] Pour les deux perfusions par jour, le protocole sénégalais l'envisage avec la réserve d'adapter les posologies c'est-à-dire de mettre 3 ampoules de 0,40 mg x 2/jour.
[112] Comme il est spécifié plus haut par le protocole de la Côte d'Ivoire.

que le soignant procède ensuite à un examen de confirmation - en l'occurrence la goutte épaisse ou le frottis sanguin - pour s'assurer que son diagnostic est correct. Nous avons constaté que les patients qui sont soignés suivant ce schéma bénéficient d'un traitement de relais. Si cette manière de procéder est conforme aux directives de traitement, il reste que l'efficacité attendue n'est pas toujours garantie pour deux raisons. La première relève de la non adéquation entre l'indication du protocole et la prescription du soignant (le protocole ivoirien demande de faire le relais avec la quinine ce qui n'est pas toujours le cas) et, dans un second temps, le patient n'arrive pas à suivre, pour des raisons diverses, son traitement tel qu'indiqué par le médecin traitant.

En clair, le relais n'est autorisé et ne devient efficient que si le traitement recommandé est conduit à son terme. Ce qui est loin d'être toujours le cas. Les patients n'arrivent pas toujours à payer l'intégralité de leur traitement. Mieux, une analyse du relevé des ordonnances des malades perfusés lors de nos enquêtes atteste que le traitement de relais à base de quinine n'est pas rigoureusement suivi par les prescripteurs. En lieu et place, ce sont d'autres molécules qui sont administrées aux patients, parmi lesquelles : arinate® (artésunate), plasmotrim® (quinine), cotexcin® (dihydroartémisinine) et arsumax® (artésunate).

Les antécédents thérapeutiques réels ou supposés

L'écart des pratiques des soignants relativement aux normes trouve parfois des explications dans le traitement antérieur dont le patient a bénéficié avant de se retrouver dans une structure de santé donnée. Par antécédents thérapeutiques, nous entendons aussi bien les pratiques d'automédication développées par les patients que les traitements suivis à l'hôpital.

L'automédication est une pratique fort répandue, surtout en rapport avec le paludisme, ceci aussi bien en Côte d'Ivoire qu'au Sénégal. Dès qu'un membre de la famille affirme avoir des symptômes relatifs au paludisme, nombreux sont ceux qui lui conseillent de prendre des médicaments. Ces médicaments vont des recettes de familles aux médicaments d'officine proposés vendus en différents endroits : marchés, boutiques, etc. La survenue d'un accès palustre qui s'annonce par des signes tels que les céphalées, les courbatures, l'hyperthermie pour ne citer que les plus courants, a développé chez les populations des réflexes qui consistent à chercher d'abord à se prendre en charge à la maison avant de songer à se rendre à l'hôpital en cas de besoin. Par ailleurs, les structures de santé de troisième niveau spécialisées dans l'accueil des malades référés reçoivent parfois des patients pour des consultations ordinaires. Mais, habitués à recevoir des malades référés, donc ayant subi un premier traitement, les soignants passent outre les directives et utilisent des molécules ou adoptent des stratégies de traitement plus avancées et sophistiquées. Il n'est donc pas rare de voir certains soignants proposer pour des cas de paludisme simple, un traitement par voie parentérale là où le protocole recommande la voie orale. A titre d'illustration, selon Niangoran (1998) *« sur 82 malades chez qui a été évoqué le paludisme simple, 72 ont reçu leur traitement spécifique par voie parentérale, contrairement aux directives du PNLP ».*

Une bonne partie des soignants reconnaissent encore une certaine efficacité à la chloroquine mais avouent ne pas la donner aux patients. La raison évoquée est que la chloroquine est efficace si elle est prise de manière précoce et en première intention. Mais dès que les signes se compliquent ou que l'état du patient se détériore, le passage à d'autres molécules est presque immédiat. Cette approche relève d'un pragmatisme qui veut qu'à défaut d'une connaissance précise des médicaments déjà pris, les molécules de premiers recours sont rarement utilisées : *« lorsque les malades arrivent à l'hôpital, je suis sûre qu'ils ont déjà pris plusieurs médicaments. Alors, je vais directement vers les antipaludiques les plus puissants, les plus efficaces »* (une interne sénégalaise).

Le déficit d'équipement

Les structures de santé auxquelles nous nous sommes intéressés se caractérisent par une situation de pénurie, en personnels qualifiés, en lits d'hospitalisation, en plateau technique, en gants ou encore en armoires d'urgence (médicaments, solutés, perfuseurs, matériels stockés pour les soins d'urgence). La gestion de cette pénurie[113] se traduit par un écart au regard des directives des programmes nationaux qui demandent aux soignants d'instituer un traitement par la voie parentérale (perfusions) en cas de paludisme grave (accompagné de vomissements) ou de neuropaludisme. Du fait de l'insuffisance des lits d'hospitalisation, le soignant garde le patient en observation pour lui poser une perfusion. Le malade est alors installé sur une table d'auscultation, par terre, ou à côté d'un autre patient avec lequel il partage momentanément un même lit. Cette situation ne permet pas toujours de conduire le traitement à son terme. Alors que les protocoles nationaux

---

[113] L'étude de Diomandé (1995) relève que 93% du personnel de santé dispose de stéthoscope, 89% de tensiomètre, 92% de table d'examen, 81% de pèse-personne et de pèse-bébé. L'absence de réactifs dans certains laboratoires des structures de santé (65% des personnels travaillent dans des établissements où il n'y a pas de microscopes, 63% où il n'y a pas ni réactifs ni lame ni lamelle) contribue à diminuer le taux de fiabilité des diagnostics (100% des personnes interrogées citent la fièvre comme un signe de paludisme : parmi ces soignants 35% n'ont pas de thermomètre, et ont un faible recours aux examens parasitologiques, etc.).

envisagent que le patient reçoive trois perfusions de quinine suivant une dose de 0,60 mg toutes les huit heures et cela pendant vingt quatre heures, il ne reçoit en réalité qu'un seul « ballon ». Cette perfusion de quinine est parfois associée à des anti-émétiques, ce qui permet de continuer le traitement par voie orale et de libérer ainsi le patient. La logique mise en branle par le soignant se trouve alors tout à fait légitime de son point de vue. Il explique son écart par la volonté d'intégrer les impondérables liés aux déficits auxquels il fait face quotidiennement, tant en Côte d'Ivoire qu'au Sénégal. Il s'agit pour lui de lire de manière adaptée les directives qui ne peuvent prendre en compte les différentes situations que les acteurs rencontrent dans leur pratique quotidienne. Il n'est donc pas rare de voir un soignant traiter un cas de paludisme grave avec une seule perfusion et proposer en plus un traitement de relais par voie orale.

L'écart aux normes tel que décliné ici montre la rationalité intrinsèque qui guide l'action de certains acteurs/soignants. Il apparaît alors que les écarts trouvent souvent des explications qui paraissent médicalement acceptables, mais se situant apparemment en porte à faux avec les orientations des directives envisagées de manière brute. Mais cette rationalité révèle de fait les effets pervers liés à l'extension de ces interprétations à des cas où elles ne se justifient pas : par exemple lorsque des patients sont libérés pour diminuer le volume de travail du personnel alors même que la référence vers d'autres structures s'avère possible.

Quelques raisons imputables au PNLP

Parmi les soignant rencontrés, certains reprochent aux autorités de réagir tardivement. Selon l'un d'entre eux, « *le problème du protocole c'est que la chloroquine n'est pas efficace et le protocole est basé sur la chloroquine. Les autorités politiques réagissent souvent assez tardivement. Nous qui sommes confrontés aux patients tous les jours nous savons ce qui se passe au niveau des résistances sur le terrain. Elles dissertent mais la réalité se passe à l'hôpital, il faut changer la chloroquine puisqu'elle n'est plus efficace* » (un médecin de CHU-Dakar). La logique de santé publique ne s'accompagne pas toujours, à en croire certains soignants, selon une réaction rapide, du moins telle que le voudraient ceux qui sont confrontés à la prise en charge du paludisme. Dès lors, ils adoptent un pragmatisme consistant à donner des molécules ou des associations de molécules qu'ils trouvent être meilleures c'est-à-dire plus à même d'assurer un prompt rétablissement des patients. L'efficacité passe avant les directives. Le respect des différents niveaux du protocole est, pour certains soignants, une manière de retarder la guérison du malade et de lui faire dépenser plus d'argent alors que des molécules plus efficaces existent.

L'objectif d'efficacité induit alors un écart par rapport aux normes établies par le PNLP.

L'absence des programmes nationaux face à des soignants qui ne détiennent pas toutes les informations relatives à la prise en charge des patients atteints de paludisme laisse un espace d'expression privilégié aux délégués médicaux qui, eux, sont plus préoccupés par des gains financiers que par le respect des directives de traitement. S'il est vrai que les nouvelles directives sont intégrées dans les enseignements à la Faculté et à l'Institut de formation des agents de santé, il n'en demeure moins vrai que les changements introduits périodiquement dans les directives de traitement ne sont pas toujours véhiculés à temps. Certains soignants dénoncent par-là même l'inertie des responsables du PNLP : « *Pour moi aujourd'hui, ce sont mes connaissances livresques qui me servent ; je suppose que les formateurs du ministère ont affaire à d'autres personnes que nous, ou alors, ils font cela entre eux. Je trouve que les responsables du programme sont trop loin de nous, alors que nous sommes leurs premiers interlocuteurs. Jusqu'à aujourd'hui, je n'ai jamais été instruit sur les nouvelles manières de traiter un paludéen* » (un médecin-chef ivoirien de FSUCOM). Pour d'autres, c'est au programme de mener des études pour renseigner les prestataires sur les niveaux de fiabilité des produits proposés, sur leur sensibilité à travers le temps : « *C'est au programme d'évaluer et de dire que s'il y a un certain degré de résistance, on change* » (un médecin sénégalais).

4. Conclusion : la norme de la négociation

Divers facteurs induisent les praticiens à négocier les normes édictées par le PNLP (pénuries en matériel, préférences des patients pour des molécules ou des formules injectables ou par voie orale, recours trop tardifs, capacités financières des patients...). Le concept de négociation est intéressant dans le sens où il permet de traduire l'idée même d'accords, de compromis, donc d'une interprétation possible des directives. C'est sans doute le fondement de l'utilisation du terme « recommandations » dans certains documents programmatiques, en lieu et place de ceux de « directives » ou de « normes ». La recommandation inspire mieux l'idée de flexibilité qui traduit le rapport aux directives tel qu'il se décline sur le terrain.

En effet, l'analyse de la prise en charge du paludisme dans les deux pays permet de dégager une constante dans la conduite des soignants : ils négocient l'application des directives. Celles-ci ne font pas l'objet d'une appropriation intégrale et sans condition par les soignants. Leurs interprétations se déclinent comme un outil de dialogue, un pont lancé entre les normes édictées par les programmes nationaux et les désirs et contraintes propres aux soignants (liberté de prescrire, choix des spécialités, satisfaction des désirs de la clientèle, gestion du déficit d'équipement). Les directives nationales s'appuient sur des molécules qui ne sont pas les seules sur le marché. Elles subissent la concurrence des autres antipaludiques. Les directives s'offrent ainsi comme des possibles parmi d'autres (connaissances des praticiens, influence des délégués médicaux, qui sont autant de difficultés objectives auxquelles sont confrontés les soignants). Devant l'impossibilité de faire abstraction des normes et de la politique de santé des pays, les soignants négocient alors leur utilisation. Mais cette marge d'interprétation, cette quête de négociations des normes, à la lumière des contraintes objectives, ne sont pas partagées par tous les acteurs. Certaines négociations des normes ne paraissent pas justifiées et des soignants en viennent à « *construire des solutions communes, sans abandonner ses propres prétentions* » (Bourke et Thuderoz : 2002 : 116).

Finalement l'analyse des écarts par rapport aux normes souligne les problèmes d'*identité* et de *légitimité du soignant*, auxquels participent aussi les conditions d'accès inégal aux formations, comme nous l'avons vu dans le précédent chapitre. Maintenant, demeure entière la question de savoir si les nouvelles directives adoptées au niveau des deux pays connaîtront le même accueil chez les soignants et si ces derniers auront toutes les armes en leur possession pour que la mise en application se fasse dans les meilleures conditions et donc dans l'intérêt des patients.

Chapitre 8

Modalités et stratégies de prise en charge de la tuberculose : les difficiles applications des normes et directives

par Fatoumata HANE
& Bla Claire KONAN

L'implication des institutions internationales et des bailleurs de fonds dans la définition et la mise en œuvre de politiques publiques se matérialise, notamment dans le domaine de la santé, par l'introduction de directives et de recommandations adoptées et appliquées par le ministère de la santé par la voie des programmes nationaux. Ces politiques produisent notamment des normes dont le but est d'harmoniser et de canaliser l'activité des soignants et des infirmiers en particulier, qui se sont vu attribuer, par défaut de personnel, les tâches dévolues aux médecins (la consultation, la prescription d'ordonnance, cf. chapitre 7)[114].

On appellera ici « normes » l'ensemble des recommandations, directives et politiques édictées par les organismes internationaux par la voie des programmes nationaux et dont l'application est généralement contrôlée par les gestionnaires de ces programmes. Les rapports aux normes sont au centre de notre réflexion sur les interactions des professionnels de la santé non seulement avec les patients, mais avec leurs collègues. La mise en pratique de ces normes suit des fluctuations à la convenance de tout un chacun. De ce point de vue, les écarts aux normes ne sont pas spécifiques à la tuberculose. En nous inspirant de la sociologie des organisations on peut comparer les structures publiques de santé aux organisations artisanales, en particulier dans l'application des politiques nationales de lutte contre les pathologies. I. Francfort & al. rappellent les composantes de ce type d'organisation « *reposant sur l'isolement de l'individu au sein du collectif par la forte division du travail et l'absence d'interdépendance horizontale. En contrepartie, la rationalisation des*

---

[114] Rappelons ici que les restrictions budgétaires favorisées par les politiques d'ajustement structurel ont contribué au défaut de recrutement de médecins dans la fonction publique et à la propulsion des infirmiers sur le devant de la scène sanitaire.

procédures assure à la fois la prévisibilité des comportements et la coordination des actions. La règle intervient comme mécanisme dominant dans le contrôle et la coordination du travail, le rôle du chef direct étant important dans la vérification de son application. Ce cadre vaut dans un système de production spécifique où l'individu est mandaté pour 'exécuter', indépendamment de ses collègues, une série de tâches définies par des procédures strictes dans le cadre d'une production standardisée et par conséquent répétitive » (1995 : 71). Nous retrouvons ce schéma d'organisation du travail dans la prise en charge de la tuberculose qui témoigne d'un relatif isolement des programmes nationaux ainsi que de la centralité de leurs activités au niveau des responsables de traitement.

Des études récentes menées dans cinq capitales d'Afrique de l'Ouest révèlent des écarts entre « *d'un côté les normes officielles ou publiques et de l'autre la réalité des comportements des soignants et la routine quotidienne des formations sanitaires* » (Jaffré Y., 2003 : 52). Comme l'ont montré certains auteurs (Chauveau J-P. & al., 2001 : 146) « *les normes professionnelles [telles que définies par les institutions internationales] sont censées régler le comportement des acteurs* ». Souvent confrontés à une pluralité de normes (sociales, professionnelles, etc.) ces acteurs procèdent par sélection, détournement et réinvention des normes officielles en normes pratiques s'intégrant mieux dans leur culture de service.

Ceci étant, dans les structures publiques de santé, les activités des programmes nationaux de lutte reposent théoriquement sur des principes édictés par les gestionnaires de programmes, et émanent de politiques internationales en matière de lutte contre une pathologie. Ces programmes - dont la caractéristique principale est leur verticalité - sont perçus comme « extérieurs » et distants des activités des personnels de santé. Ainsi, comme nous allons le voir, les normes qu'ils véhiculent sont souvent réinterprétées et réadaptées par ces derniers. On note un décalage certain entre l'exercice quotidien des actes de santé et les normes et conduites prônées dans les programmes de formation. Le but de ce chapitre est donc de décrire et d'analyser les écarts aux normes, la manière dont se négocie l'application des normes, ainsi que les logiques de contournements et les tentatives de justification des professionnels de santé dans l'organisation de la prise en charge de la tuberculose. Pour ce faire, nous nous arrêterons sur les principes de prise en charge de la tuberculose au Sénégal et en Côte d'Ivoire utiles à la compréhension des rapports aux normes, avant d'étudier la mise en œuvre et les canaux de diffusion des normes officielles dans les activités quotidiennes de gestion de la tuberculose par les personnels de santé.

1. Directives de prise en charge de la tuberculose en Côte d'Ivoire et au Sénégal

Les directives de prise en charge de la tuberculose sont régulées par les instances internationales (OMS, UICTMR, principalement). Mais il convient de noter qu'au niveau de l'OMS par exemple, il s'agit de propositions d'aides techniques apportées aux pays dans la lutte contre l'endémie tuberculeuse au plan national. C'est le cas de la fourniture de matériel de laboratoire ou de l'organisation de formations.

En Côte d'Ivoire, la prise en charge de la tuberculose est assez particulière en ce sens qu'elle est gérée un Programme National de Lutte contre la Tuberculose (PNLT), l'organe officiel, et une par une ONG, le Comité de lutte contre la tuberculose, qui lui apporte un soutien considérable. Le comité collabore de façon ponctuelle avec le programme, notamment dans le cas d'une demande en personnels formulée par une structure de prise en charge de la tuberculose. Cette demande peut être adressée par le Programme au Comité qui a en son sein des personnels rodés (à la faveur des années d'expérience accumulées par le Comité) dans la manipulation des outils radiographiques par exemple, et ce Comité « prête » son personnel en attendant que le Programme dispose de sa main d'œuvre propre. On assiste en quelque sorte à un partenariat entre ces deux institutions, en insistant sur leur indépendance totale dans la gestion de leurs transactions vis-à-vis des institutions internationales, notamment l'UICTMR. Nous l'avons dit, cette ONG a démarré ses activités de prise en charge à partir de 1957 bien avant la mise en place d'un programme national. Elle constitue son budget de fonctionnement en grande partie grâce à la vente des timbres aux malades et aux examens radiologiques effectués par des cars radiographiques encore appelés « camions radio ». A la fin des années 1980, la gestion du Comité est confiée aux nationaux, avec toujours les mêmes objectifs : apporter une aide substantielle à l'Etat en fournissant le matériel et le personnel stagiaire qu'il forme grâce aux sommes récupérées par la vente des timbres (5000 francs)[115] et autres activités annexes ; intervenir dans le développement des programmes généraux de santé (toux, radio, IEC...), participer à la formation d'un soignant qu'elle envoie au cours annuel sur l'épidémiologie au Bénin[116].

Au Sénégal, par contre, une seule structure, le PNT en l'occurrence, est chargée de la prise en charge de la tuberculose. Avant sa création en 1984 par le gouvernement sénégalais avec l'aide de la LHL (Association Norvégienne de lutte contre la tuberculose et les Maladies Respiratoires) par l'intermédiaire de

---

[115] Les examens de radiologie et de bactériologie ne sont pas compris dans ce montant.
[116] C'est un cours organisé par l'UICTMR. Cet organisme ne prend en charge qu'un soignant par pays, le comité quant à lui propose un second sur ses fonds propres.

l'Union Internationale Contre la Tuberculose et les Maladies Respiratoires (UICTMR), la lutte antituberculeuse était caractérisée par une absence d'harmonie et de coordination dans les pratiques ; les normes n'étaient pas standardisées, la prise en charge n'était pas organisée. Le PNT a contribué ainsi à harmoniser les pratiques de diagnostic et les techniques de coloration et de lecture de lames par l'équipement des structures de santé en supports leur permettant de mieux gérer les exigences du traitement de la tuberculose. Depuis Janvier 2002, on note également à son actif l'homogénéisation des protocoles thérapeutiques avec l'élimination de la streptomycine durant la phase intensive pour les nouveaux cas. Ses activités dans les structures de santé concernent essentiellement la formation d'agents de santé pour le diagnostic et le traitement de cas détectés. Il est à constater que ce programme a fonctionné pendant longtemps en vase clos avec à sa tête des médecins militaires. La mise en œuvre des activités du PNT au niveau opérationnel est fortement dépendante de l'organisation interne du centre de santé ou du poste de santé où elles s'exercent. Le PNT joue le rôle d'unité centrale, il est chargé de l'élaboration des normes et de la supervision de leur application. L'unité centrale - le PNT, donc - a pour rôle de faire appliquer les normes et recommandations des organismes internationaux et du ministère de la santé mais ne pratique ni traitement, ni diagnostic.

Le traitement de la tuberculose pulmonaire au Sénégal suit les recommandations de l'UICTMR et de l'Organisation Mondiale de la Santé (OMS). Rappelons que dans le cadre de la lutte antituberculeuse, le Sénégal a adopté la stratégie DOTS depuis 1991, fondée sur la détection prioritaire des cas contagieux et leur traitement par des régimes courts de chimiothérapie. Stratégie qui comprend donc un ensemble d'activités comprenant l'engagement politique, le dépistage des cas par examen microscopique des frottis de crachats, l'approvisionnement sans rupture en médicaments, la mise en place de systèmes de surveillance et de suivi, et l'application du « traitement directement observé » (TDO) au moins durant la phase intensive du traitement. L'un des responsables de cette organisation disait de la stratégie DOTS qu'elle « *a été formalisée par l'UICTMR. C'est l'Union qui l'a expérimentée, évaluée au niveau national, dans différents pays. Ensuite, elle a été reconnue comme étant l'une des actions de santé qui donne les meilleurs rendements coût/ efficacité et cette stratégie a été reprise et popularisée, diffusée à grande échelle par l'OMS et par les grosses institutions internationales comme la Banque Mondiale pour la Chine ou les gros pays. C'était une action tout à fait typique de l'Union, on développe un système, on le teste, on le met au point et après les autres le reprennent en disant ça c'est bon, ça c'est une histoire magnifique* ». Le Sénégal comme la Côte d'Ivoire ont officiellement adopté cette stratégie.

Malgré les réticences justifiées au regard des réalités nationales de certains pays comme la Côte d'Ivoire à adopter et à appliquer systématiquement et de manière uniforme les directives des organismes internationaux, ceux-ci jouent et continuent de jouer un rôle déterminant dans l'élaboration des normes de traitement même si les pays mettent du temps à les appliquer. S'agissant de la Côte d'Ivoire, cette attitude viendrait du fait que la prise en charge de la tuberculose a toujours été, jusque là, autonome avec des retombées significatives. Comme le dit ce médecin français qui fut engagé dans la lutte, la tuberculose est pratiquement le seul volet du système de santé en Côte d'Ivoire qui n'a pas été victime de la crise. En effet, « *c'est un système autonome avec de multiples financements y compris leur autofinancement correspondant d'une part à ce que payaient les patients, et d'autre part, c'est un vrai recouvrement des coûts dont la conséquence était que les patients avaient toujours un traitement et il n'y avait jamais de rupture de médicaments* ».

Fiers donc de ce passé, deux acteurs principaux du programme de lutte en Côte d'Ivoire ont révélé que ce pays n'appliquait aucune directive imposée par un organisme concernant les traitements. Au contraire, l'OMS fait des propositions et demande que les programmes restent dans ces définitions de traitements, mais rien de définitif n'est imposé aux pays, malgré les réunions annuelles où les bilans d'activités qui sont produits : en cas de non application de ses directives, l'OMS se contente de rappels à l'ordre. C'est donc en fonction des conditions locales que les décideurs nationaux prennent des dispositions pour l'adoption de tel ou tel protocole, comme ce fut le cas pour l'introduction de l'éthambutol. Ce qui a valu à la Côte d'Ivoire d'être traitée de « rebelle » en matière d'application des directives jusqu'en 1996 par l'UICTMR. A Cotonou, lors du cours annuel d'épidémiologie, une violente dispute s'est ainsi engagée entre un responsable de l'UICTMR et un responsable ivoirien : « *Il (le responsable de l'UICTMR) a commencé à dénigrer le programme de la Côte d'Ivoire, à proclamer que le Bénin est un pays qui suit les directives de l'Union. J'ai donc tempêté dur en lui disant qu'il ne vienne pas nous embêter parce que simplement on refuse d'appliquer leurs directives !* ». Il faut préciser qu'il s'agit ici de la non utilisation de la thiacétazone jugée dangereuse par la Côte d'Ivoire surtout dans une zone à forte endémie VIH-tuberculose.

En ce qui concerne la stratégie DOTS, c'est suite aux diverses réunions organisées par l'OMS que sa mise en œuvre va progressivement s'effectuer en Côte d'Ivoire. L'atelier international qui s'est tenu au Caire du 20 au 23 novembre 2000 avait justement pour objectif d'accélérer l'expansion de la stratégie DOTS. Cet atelier a été organisé par l'OMS pour établir un plan quinquennal de collaboration entre les pays et les partenaires en vue d'accélérer l'expansion de la stratégie OMS de lutte antituberculeuse et d'atteindre les objectifs mondiaux en 2005.

Concernant le TDO, en Côte d'Ivoire comme au Sénégal il est loin d'être effectif sur l'ensemble du territoire national. En Côte d'Ivoire, plusieurs essais ont été réalisés à une plus petite échelle au début des années 90 au sein de formations sanitaires de la capitale. L'expérience n'ayant pas été concluante à cause du manque de personnel, ce n'est qu'en 2000 que la mise en route du TDO va se faire petit à petit, surtout à l'intérieur du pays. A ce niveau l'assistance technique apportée par l'OMS a été pour beaucoup dans la mise en application du TDO, à travers l'appui technique à l'organisation des cours nationaux et régionaux basés sur l'application de la stratégie DOTS.

Dans un autre domaine, celui de l'économie notamment, B. Losch a analysé le rôle des politiques publiques dans la production de normes notamment dans les rapports entre sphère privé et public, et disait à cet effet : « *Face aux 'canonnières' des conditionnalités, la réaction des pouvoirs publics a, bien sûr, été de mettre en œuvre différentes stratégies de contournement, d'évitement ou de redéploiement* » (2001 : 383). Dans le domaine de la santé, cette réaction se retrouve chez les agents qui adaptent les normes produites par les institutions internationales par la voie des programmes nationaux en fonction de diverses logiques sociales et professionnelles. Ces réadaptations et ajustements se trouvent facilités par un contexte souvent marqué par la négociation. Les sociologues des organisations, notamment R. Sainsaulieu, définissent la négociation comme « *un acte relationnel où se marchandent des gestes, des attitudes ou des capacités d'action. La négociation apparaît comme un mode légitime de structuration des jeux organisationnels, dont l'enjeu est l'accroissement, pour chaque membre de l'organisation, d'une zone d'incertitude (ou d'autonomie, donc de plus grande liberté d'action)* » (1995 : 22). Or, les soignants trouvent souvent dans le mode de gestion d'une pathologie un moyen de recréer ou de subir des zones d'incertitude. Ils impriment une culture de service à leurs unités de soins à travers leurs comportements vis-à-vis des malades, des responsables de la structure et même des gestionnaires de programmes. La production de normes et la standardisation des pratiques contribuent à canaliser ou à réguler les incertitudes inhérentes à l'exercice de la médecine.

2. La construction du diagnostic de la tuberculose

En Côte d'Ivoire comme au Sénégal l'établissement d'un diagnostic se fait au cours de la consultation, quand un malade se présente avec une toux persistante de plus de quinze jours, associée à un état fébrile : il y a alors suspicion de tuberculose. Le malade est adressé au laboratoire pour confirmation du diagnostic. L'examen de crachat reste ici prioritaire. Officiellement, selon les recommandations des programmes nationaux, cet examen doit être demandé pour tout malade dont les manifestations de la maladie sont les suivantes : toux de plus de 15 jours, fièvre nocturne, amaigrissement. Ceci étant précisé, que ce soit au Sénégal ou en Côte d'Ivoire, les soignants ont toujours recours au diagnostic bactériologique pour confirmer ou infirmer leurs « suspicions ».

Si la plupart des agents de santé connaissent les signes cliniques classiques de la tuberculose, en l'absence de l'un de ces signes ils parviennent difficilement à établir le diagnostic. Différentes affections telles qu'un paludisme ou un rhume sont en effet d'abord traitées. Lorsque la toux est rebelle aux antibiotiques on essaie de faire des examens plus approfondis, notamment la recherche de Bacille Acido-Alcoolo-Résistants (BAAR) dans les crachats. « *Ce qu'on dit aux infirmiers c'est de recruter tous les tousseurs : quelqu'un qui tousse depuis un certain temps doit être orienté dans l'unité de traitement pour être dépisté et traité. Nous avons un ordinogramme qu'ils doivent respecter* », affirme un agent de santé au Sénégal. Dans ce pays, le coût de l'examen varie entre 1000frs et 2000frs dans les structures publiques de santé (CHU, centres de santé) alors qu'en Côte d'Ivoire, une bascilloscopie coûte 500frs. Trois échantillons de crachats sont recueillis pour la détection et pour les examens de contrôle un seul échantillon est généralement recueilli. Sur présentation du bulletin d'analyse, il est remis au malade des pots dans lesquels il va cracher. Au Sénégal comme en Côte d'Ivoire, le premier recueil de crachats se fait souvent dans l'enceinte de la structure à l'arrière du bâtiment qui fait office de laboratoire.

Après l'analyse de ces crachats, le résultat est consigné sur le bulletin et est retourné au service de consultation ; s'il est positif, le traitement commence, en ambulatoire ou par prise supervisée selon le mode d'organisation de la structure. Dans certains centres de santé, une radiographie des poumons est également demandée. Il arrive que le traitement soit instauré sur la base des images de cette radiographie. Cependant, il y a des cas de tuberculose que l'examen bactériologique infirme, malgré les suspicions fortes de l'infirmier chargé du tri : ce sont généralement des tuberculoses à frottis négatifs ou à localisation extra pulmonaire. Dans ces cas, seul le médecin peut décider de mettre ou non un patient sous traitement antituberculeux. Le médecin d'une Formation Sanitaire Urbaine (FSU) à Abidjan affirmait à titre d'exemple : « *Les techniciens ne mettent pas assez de sérieux dans leur travail. On a trop de résultats tronqués. Ce sont des BK négatifs alors qu'en réalité, ce sont des crachats salivaires. On ne dit pas aux malades de donner des crachats qui viennent des bronches* ». Et dans ce cas, le malade qui présente tous les signes d'une tuberculose est mis sous traitement et quelque temps après ce dernier se sent mieux mais poursuit néanmoins la thérapie. « *S'il y a un cas qui arrive chez le responsable de traitement et qui rentre dans le protocole, si les directives sont bien remplies (BK +, radio, etc.) il n'y a aucun problème. Si toutes les règles sont respectées, le malade rentre dans le circuit et pour ne pas perdre de temps, on le traite. Mais si c'est un cas de BK- c'est un peu plus complexe, c'est le médecin qui donne son avis. Prenons un exemple concret du dernier cas que j'ai eu : le BK était négatif. Tous les signes étaient évocateurs. C'est un malade qui était là, fatigué, il avait maigri et sa toux avait fait plus de 21 jours. Quand je l'ai ausculté, sur le plan pulmonaire, il y avait un foyer. A la radio c'était net mais le BK était négatif. Bon, on a essayé un traitement, on lui a donné un rendez-vous une semaine après ; quand j'ai refait la radio et les BK, la radio est revenue plus évocatrice encore donc il y avait une extension de la maladie. C'est sur la base d'un faisceau d'arguments que l'on décide de traiter parce que le traitement est long. Commencer sur des bases fiables c'est ça l'essentiel »* nous expliquait un médecin chef de centre de santé au Sénégal. Cependant, ce que l'on note fréquemment, c'est que la mise sous traitement se fait sur décision du responsable de traitement qui se base lui-même sur son expérience concrète, même s'il n'a pas les compétences théoriquement nécessaires à cette prise de décision.

Il arrive que la radio (Cf. Chapitres 3 & 9) soit également demandée pour établir un diagnostic et sur ce dernier point un acteur de la lutte contre la tuberculose en Côte d'Ivoire ajoute que « *les examens (radiologiques) ne sont plus spécifiques comme avant. Avant, une image au sommet faisait penser à la tuberculose, donc on demandait l'examen de crachat pour confirmer. On pouvait penser à la tuberculose quand on voyait des images à la base, mais le réflexe est qu'on y pensait beaucoup plus quand c'était au sommet. Maintenant, il faut prendre en compte toutes les images parce qu'on se dit qu'avec le sida, il peut y avoir des images radiographiques qui sont plus atypiques qu'avant* ». Autrement dit, si auparavant les images au sommet étaient les seules prises en compte pour le diagnostic de la tuberculose, avec le VIH, on peut avoir des malades tuberculeux avec des images radiologiques à la base, atypiques. Il faut noter également que le test de dépistage du VIH est proposé au patient tuberculeux, sans que sa réalisation ne soit obligatoire.

3. Le traitement

3.a. Principes généraux

Depuis 1985, la durée de traitement en Côte d'Ivoire s'est stabilisée à six mois (deux mois en phase intensive et quatre pour la phase d'entretien), la composition du protocole qui se limitait à trois antibiotiques majeurs (isoniazide, rifampicine, pyrazinamide) est complétée depuis avril 2002 par un quatrième antibiotique (l'éthambutol), suite à l'étendue des résistances constatée. Un acteur de la lutte contre la tuberculose en Côte d'Ivoire disait à cet effet que des études menées en 1996 en Côte d'Ivoire ont ainsi révélé un taux de résistance assez élevé de « *5% là où on s'attendait à voir un taux de 1%* ». Cette modification du protocole comprend, en première intention2RHZE/ 4RH[117] et en deuxième intention, 2 SRHZE / 1 RHZES / 5 RH. Au Sénégal, le traitement officiel de la tuberculose instauré depuis Janvier 2002 est le suivant : en première ligne chez les adultes et les enfants de plus de 10 ans : 2 RHZE / 6 EH et en deuxième ligne pour les retraitements (rechute, échec...) : 2 SRHZE / 6 RHZE. Chez les enfants de moins de 10 ans selon les formes (commune ou miliaire-méningite) 2 RHZ / 4 RH ou 2 RHZS/ 10 RH sont les traitements préconisés. Dans le cas de tuberculose associée au VIH chez l'adulte, le schéma est 12 EHZ avec antiprotéases et 2 RHZE/ 10 RHZE sans antiprotéases.

En ce qui concerne ces protocoles thérapeutiques, il faut souligner que lors de l'administration de ces médicaments aux malades, il arrive que ces derniers souffrent d'effets secondaires. Dans ce cas précis, les dispositions pratiques afin de contrer ou de supprimer ces effets sont sous la responsabilité du médecin ou des responsables des traitements. Que ce soit au Sénégal ou en Côte d'Ivoire, on tient compte d'une fenêtre thérapeutique pouvant aller jusqu'à deux semaines d'arrêt de traitement avec l'introduction par petites doses des différents médicaments pouvant causer ces allergies, jusqu'à la dose acceptée par le malade. Ces protocoles sont appliqués dans les structures de santé selon les deux modes de prise en charge : en prise supervisée ou en ambulatoire.

3.b. Le traitement en ambulatoire

Au Sénégal, quand un traitement se fait en ambulatoire, les malades reçoivent une dotation de comprimés pendant une durée variable allant de 15 jours à deux mois selon les structures. Ils ont soit un ticket de suivi sur lequel est inscrit un numéro, soit une feuille de carnet où on peut lire la date de début de traitement et le nombre de comprimés donnés pour deux mois, soit, enfin, ils présentent des cornets vides sur lesquels le responsable du traitement reconnaît son écriture. Les patients arrivent sans heure de rendez-vous, à n'importe quel moment de la journée, pour leur dotation.

En Côte d'Ivoire, le traitement se fait en ambulatoire avec une dotation de médicaments variant en général entre une et deux semaines en ville, et de

---

[117] R : Rifampicine, H : Isoniazide ; Z : Pyrazinamide ; E : Ethambutol ; S : Streptomycine ; EH : Ethambutol+ Isoniazide. Le chiffre avant indique le nombre de mois de prise de ces molécules par le patient.

façon mensuelle en zone rurale si l'on tient compte des distances entre le centre antituberculeux et les villages environnants. Il existe au sein de chaque structure des cartes de traitement dont un exemplaire (carte rouge) est gardé par le malade et rapporté à chaque rendez-vous, et un autre (carte verte) est gardé dans la salle de soins. Elles contiennent les différentes dates de réapprovisionnement en médicaments antituberculeux et sont régulièrement pointées. Elles comportent le n° CAT, le n° PPH, les coordonnées du malade, surtout, son lieu d'habitation, le nom du prescripteur, le régime thérapeutique, la posologie, la date du prochain rendez-vous, la date de mise en traitement et la date des différents contrôles à effectuer.

3.c. Le Traitement Directement Observé (TDO)

Au Sénégal, seules deux structures parmi les six visitées pratiquent le TDO (quand bien même il s'agit de la recommandation nationale) particulièrement durant sa phase intensive. Pendant les deux premiers mois, le patient se présente tous les jours au centre de santé muni d'un petit carnet dans lequel est enregistré le traitement du jour. Les patients disposent d'un carnet ou d'une feuille d'ordonnance où sont inscrits : la date de détection, le poids, le protocole thérapeutique, les résultats des crachats et les différentes dates auxquelles ils viennent chercher leur traitement. Le patient garde le carnet ou la feuille avec lui, le responsable du traitement remplit les fiches de suivi et le patient est tenu d'avaler les médicaments devant les agents de santé.

En Côte d'Ivoire les centres de santé ruraux sous la responsabilité du CAT de la ville moyenne où s'est déroulée notre étude appliquent le TDO. Au sein de certaines structures urbaines le TDO est réadapté, c'est-à-dire que les malades ne se présentent pas au centre tous les matins. En effet, des ONG se constituent petit à petit au sein de ces structures et prennent en charge ce volet en s'organisant de façon à suivre le malade à domicile dans sa prise de médicaments. Le développement de cette proximité crée un lien de confiance avec le malade et incite celui-ci à suivre le traitement. Ces tournées sont organisées en moyenne deux fois par semaine.

3.d. Eléments de comparaison

Au total, l'étude des stratégies de prise en charge de la tuberculose en Côte d'Ivoire et au Sénégal révèle des constantes et des différences qu'il convient d'analyser.

Si dans la plupart des structures de santé, la gestion d'une pathologie est le fait d'un corps de professionnels, comme en Côte d'Ivoire où ce sont principalement les infirmiers qui gèrent le traitement et le suivi des patients tuberculeux, au Sénégal, l'organisation de la prise en charge de la tuberculose est gérée par différentes catégories de personnel. Les personnes qui la « prennent en charge » ont des statuts professionnels différents, ce qui se ressent au niveau de la qualité de la prise en charge qui est très variable d'un centre à un autre. Le traitement en ambulatoire par exemple connaît des variantes en fonction des différents responsables de traitement. En ce qui concerne l'application du TDO, au Sénégal le malade se présente tous les jours dans le centre de santé alors qu'en Côte d'Ivoire, ce sont les membres d'ONG, qui vont superviser la prise de médicaments au domicile des malades.

Au niveau du traitement les durées sont variables (cf. tableau ci-dessous) : elle est donc de huit mois au Sénégal et de six mois en Côte d'Ivoire sauf pour les cas de retraitement où c'est la situation inverse qui est notée : la durée du traitement s'allonge de deux mois en Côte d'Ivoire. Les régimes thérapeutiques ne sont pas les mêmes : la rifampicine continue d'être utilisée dans la phase de continuation en Côte d'Ivoire alors qu'au Sénégal c'est l'association Ethambutol/ Isoniazide (EH) qui est prescrite. Cette différence de régime vaut également pour les cas de retraitement. Par ailleurs, il faut noter que les régimes sont identiques dans les deux pays pour les enfants. Pour ce qui est du coût du traitement, une fois le diagnostic posé, il est officiellement gratuit au Sénégal même si des stratégies de rançonnage peuvent être observées (nous y reviendrons). En Côte d'Ivoire, la mise sous traitement est subordonnée à l'achat de timbres dont le coût est de 5000 Fcfa pour les nouveaux cas et 10000 Fcfa pour les retraitements.

Lors de la confirmation du diagnostic au laboratoire, la bascilloscopie initiale se fait sur trois échantillons de crachats en Côte d'Ivoire comme au Sénégal, et les examens de contrôle se font sur un seul échantillon sauf en cas de résultats douteux (crachat positif après 5 ou 8 mois de traitement). Au niveau de la prévention, c'est une chimioprophylaxie qui est instaurée pour les enfants de 0 à 5 ans vivant sous le même toit que des adultes excréteurs de bacilles au Sénégal.

Le médicament utilisé est l'isoniazide dont la posologie quotidienne est de 5mg/kg pendant 6 mois. En Côte d'Ivoire par contre, quelque soit le résultat de l'Intradermo- réaction (IDR) à la tuberculine, les enfants âgés de moins de 5 ans bénéficient d'une chimioprophylaxie à l'isoniazide. Mais il faut dire que cette pratique n'a été constatée que dans 4 des 6 structures visitées. Les deux autres structures pratiquaient l'IDR de façon systématique à l'entourage du malade. Au Sénégal, ceci n'est pas recommandé par le PNT, qui a d'ailleurs montré les limites de ce test (PNT, 1997 :18). Elle peut cependant être proposée dans certaines structures de santé par des agents de santé, à charge pour les membres de la famille ou de l'entourage du malade de décider de la réaliser ou pas.

Les prises en charge de la tuberculose en Côte d'Ivoire et au Sénégal

	Côte d'Ivoire	Sénégal
Diagnostic	- Consultation : signes cliniques (toux de plus de quinze jours, amaigrissement, toux....) - Laboratoire : bascilloscopie (examen microscopique des crachats) sur trois échantillons - Radiologie demandée mais pas obligatoire	- Consultation : signes cliniques (toux de plus de quinze jours, amaigrissement, toux....) - Laboratoire : bascilloscopie (examen microscopique des crachats) sur trois échantillons. - Radiologie demandée au CHU et dans certains centres
Traitement	Nouveaux cas : 6 mois Retraitement : 8 mois	Tout traitement : 8 mois
Régimes thérapeutiques	- Nouveaux cas : 2RHZE /4RH - Retraitement (rechute, échec) : 2RHZES/1RHZES/5RH. Enfant de moins de 5 ans : 2RHZ/ 4RH	- Nouveaux cas : 2RHZE/ 6EH - Retraitement (rechute, échec) : 2SRHZE/ 6RHZE Enfant : 2RHZ/ 4RH
Modalités de traitement	- Ambulatoire/ TDO - Contrôles : 2ème, 4ème et 6ème mois sur un échantillon - Coût : 5000 Fcfa [118] pour le traitement de première ligne, 10000 Fcfa pour les régimes de 2ème intention	- Ambulatoire/ TDO - Contrôles : 2ème, 5ème et 8ème mois sur un échantillon. Coût : gratuit
Personnel chargé du traitement	Infirmier	Agent sanitaire, assistante sociale, pharmacien ou infirmier
Unités de traitement	Initialement des Centre Anti tuberculeux (CAT) au nombre de 8 ; avec la décentralisation, existence de centres de diagnostic et de traitement intégrés aux dispensaires même si ces CAT existent toujours.	Service intégré au centre de santé communément appelé « PNT » ; la clinique de pneumophtisiologie du CHU de Fann pour les cas graves

---

[118] Il s'agit du coût du timbre : son achat n'est pas obligatoire, mais cela n'est pas expliqué au malade.

Cette mise au point sur l'organisation de la prise en charge de la tuberculose est nécessaire pour comprendre d'un point de vue pratique l'intégration des normes dans les activités des agents de santé, de même que leur contexte d'application, ainsi que les justifications de ces professionnels en cas d'écarts.

4. Mécanismes de diffusion des normes

La diffusion des normes fait référence ici non seulement aux supports et aux canaux de diffusion des directives, mais également à la gestion de l'information telle qu'elle se donne à voir au sein de ces structures de santé.

4.a. La production des normes

Au Sénégal, nous allons partir du processus d'adoption du nouveau protocole pour analyser la manière dont se construisent les normes et comment elles sont intégrées dans les pratiques quotidiennes des personnels de santé. Malgré les investissements extérieurs, la gratuité du traitement et la mise en œuvre de la stratégie DOTS, les résultats du PNT demeuraient insatisfaisants : le taux de succès du traitement avoisinait les 67% au lieu des 85% prévus, celui de « perdus de vue » atteignait 27% et le TDO n'était pas toujours appliqué. C'est alors que le ministère de la santé, les organismes internationaux (la LHL et l'OMS) en collaboration avec les responsables du PNT ont initié une évaluation - la Revue Externe du PNT - qui s'est tenue en mars et avril 2001, visant à identifier les forces et faiblesses du programme afin d'y apporter des solutions. C'est lors d'ateliers de réflexions réunissant les différents acteurs de la lutte antituberculeuse que le changement de protocole a été décidé. Un responsable de l'OMS racontait à cet effet : « *Il y a plusieurs schémas thérapeutiques qui sont proposés aux choix. Et là tout dépend du pays qui opte pour tel ou tel protocole. Mais pour chaque protocole on vous dit quels sont les avantages et les inconvénients. Au niveau du Sénégal, le responsable national des grandes endémies par le biais du PNT a organisé une journée de réflexion les 11 et 12 décembre 2001 pour discuter, avoir un consensus dans le cadre du traitement de la tuberculose. C'est parce que quand on a fait l'évaluation du PNT, la revue externe à laquelle l'OMS a pris part, on a vu qu'une des faiblesses du programme est le manque d'harmonisation des protocoles. Il faut qu'il y ait un consensus national pour que la prise en charge des malades soit conforme à ce protocole national. Je crois qu'à la suite de cet atelier on a abouti à un consensus entre le personnel qui évolue dans le secteur public, ceux qui évoluent dans le secteur privé et aussi le CHU. L'OMS propose un appui technique aux pays dans la définition et la mise en œuvre d'un programme de santé* ».

Cependant, nos données montrent que le consensus n'était pas vraiment obtenu. Au CHU, certains professeurs continuaient à utiliser l'ancien traitement de première ligne avec la streptomycine pendant la phase intensive. Ce qui a conduit ce service à un bras de fer avec le PNT qui, à un moment donné, a refusé de commander et de mettre à disposition de ce service la streptomycine. Ceux qui participaient à ces ateliers de réflexion devaient se charger de diffuser l'information dans leurs structures de santé en même temps que des notes d'information ont été envoyées aux médecins chefs et mises à la disposition des responsables de traitement. Cependant, révélateur d'un défaut de communication entre personnels de santé, tous les agents n'ont pas toujours accès aux mêmes informations. Ce qui nous conduit à nous interroger sur les mécanismes de gestion et de diffusion des informations, et de manière plus globale, des normes. Il ressort de nos entretiens que la gestion des activités du PNT au niveau opérationnel ne favorise pas le partage des informations : « *c'est un programme géré de manière cloisonnée ; il ne s'ouvre pas aux autres programmes. On le considère comme étant à part et pour lequel les médecins ne sont pas impliqués. Qu'est ce qui se passe concrètement ? On confie sa gestion quotidienne à un infirmier* » nous dit un responsable à l'OMS.

En Côte d'Ivoire également, il y a eu une revue du programme en 1997 qui a permis l'identification de taux de résistance aux antibiotiques élevés (5,3% pour les multi- résistances et 11% pour les mono résistances). Cela a alerté l'opinion internationale particulièrement l'OMS qui a constaté que le protocole recommandé n'était pas appliqué. Le traitement comprenait 4 antibiotiques au lieu des 3 utilisés jusque là. Sur la base donc des résultats de cette étude, le programme a adopté et appliqué ce nouveau protocole depuis le mois d'avril 2002. Des réunions ont été tenues avec tous les médecins chefs des CAT et des services de pneumo-phtisiologie, et avec les directeurs départementaux de la santé, à charge pour eux de mettre l'information à la disposition des agents de santé au niveau opérationnel. Les normes, comme toutes les directives, sont édictées par la plus haute hiérarchie qui les étend ensuite au fur et à mesure dans les structures. En Côte d'Ivoire, les décisions sont généralement prises en concertation avec les différents médecins-chefs des CAT et des services de pneumo-phtisiologie (PPH) qui à leur niveau ventilent l'information au sein des structures intégrées circonscrites à leur zone, sous la forme de notes de service.

Certaines lacunes ont néanmoins été constatées dans l'accessibilité de ces informations. Comme l'explique ce médecin au Sénégal, « *l'information ne passe pas comme il faut. Par exemple pour les nouveaux protocoles, l'ancien médecin chef a participé à la formation de Janvier 2002. A son retour, seulement 2 ou 3 personnes ont été informées ; ce sont celles qui sont chargées du traitement, alors qu'il devait y avoir un document qui circule au niveau des différents services. Il y a un problème de diffusion d'information au niveau des différentes couches d'une même structure et au niveau de différentes structures ».* Ce qui pose le problème de la diffusion des normes dans les structures de santé. Les notes d'information sont détenues uniquement par les médecins chefs et les responsables d'unités de traitement. Elles rejoignent dans les tiroirs le manuel du PNT, si elles ne se perdent pas dans les papiers qui envahissent les bureaux. Ces documents (manuel et notes) ne sont consultés qu'en cas de nécessité extrême ou d'absence du médecin.

4.b. La gestion de l'information

Dans l'organisation de la prise en charge de la tuberculose, on note une centralité des informations relatives aux directives en matière de traitement au niveau de l'unité de traitement. Seul le responsable dispose du manuel et des notes d'information faisant état d'éventuels changements de protocoles ou relatives à la confection des rapports trimestriels. En Côte d'Ivoire comme au Sénégal, on peut noter que les informations partagées par le laboratoire et l'unité de traitement sont rares, tout fonctionne autour de l'unité de soin (consultation et traitement), et c'est cette dernière qui gère l'information, et surtout l'agent de santé responsable de l'unité.

La manière dont se déroulent les supervisions des agents du PNT au Sénégal ne fait qu'accentuer cette situation. Les propos de ce technicien de laboratoire au Sénégal en témoignent : « *Quand les superviseurs arrivent, ils discutent avec le responsable de traitement. Ils regardent les supports (registres) s'ils sont correctement remplis, posent des questions sur les incohérences et vont au labo où des lames sont choisies au hasard et relues et s'en vont, le tout se fait en 1h, 1h30 au maximum* ». Parfois les registres de même que les fiches de suivi sont remplis à la veille des supervisions pour « *donner l'impression de bien faire* ». La supervision est perçue comme un contrôle durant lequel il y a très peu d'échanges entre superviseurs et responsables de traitement.

Le responsable de traitement joue le rôle d'interface entre le programme national et la structure de santé, d'une part, et entre cette dernière et les malades, d'autre part. Il se pose comme un acteur incontournable dans la gestion de la pathologie par le centre de santé. En effet, la centralité des informations en matière de gestion de la tuberculose et l'autonomie professionnelle dont jouissent les responsables de traitement de la tuberculose limitent les contrôles des supérieurs et les incursions des collègues dans l'organisation interne d'un service de traitement. Ces personnels de santé ont le monopole des activités de gestion de la tuberculose dans les structures. Ils ne sont que rarement contrôlés. Un médecin sénégalais dit à cet effet que « *l'échec du programme national de lutte contre la tuberculose est lié au fait qu'au niveau opérationnel les programmes sont verticaux, il y a un certain dirigisme dans la gestion. Le programme est exécuté par un seul agent, s'il n'est pas là, on ne peut pas répondre aux sollicitations des malades* ».

Partant de là, la gestion de la tuberculose semble reproduire le modèle organisationnel du programme au niveau national qui est géré comme une sorte de « club » réservé à une certaine élite avec des possibilités d'ouverture très limitées. Cette centralité des normes et directives au niveau de l'unité de traitement ne favorise pas la diffusion d'une bonne information notamment par les agents qui n'ont pas accès à celle-ci. « *L'information est limitée au personnel qualifié alors que tout le monde donne des informations, par exemple tu vois un agent dire à toute une famille de se vacciner parce qu'ils ont un tuberculeux alors que ça ce n'est pas une bonne information* » disait à cet effet un agent sanitaire au Sénégal. Il nous a été donné de constater que, quelques fois, en Côte d'Ivoire, les notes de service produites en grande partie par le programme sont souvent reprises par les responsables de structures et déposées au sein des services. Dans une structure de santé à Abidjan, une autre forme de diffusion de l'information a été constatée : quand la note de service ne peut pas être donnée à l'agent infirmier ou à l'aide soignant, elle est résumée brièvement de façon orale par le médecin, donnant l'impression que le responsable de la structure juge son collaborateur incapable de comprendre les directives écrites.

Finalement, la gestion de l'information est d'abord variable d'une structure à l'autre, ensuite au sein même des structures, où elle diverge d'un soignant à l'autre. En d'autres termes, le soignant ne s'approprie que ce qui l'intéresse réellement, et qui peut l'amener à bien effectuer ses tâches au sein du service. En étudiant les rapports entre techniciens de laboratoire et responsables de traitements au Sénégal comme en Côte d'Ivoire, on se rend alors compte que les techniciens de laboratoire ignorent souvent les modalités de traitement du fait de leurs échanges limités avec ceux qui détiennent l'information. De plus, le processus de diffusion et d'intégration des normes par les personnels de santé obéit à des logiques de sélection et de détournement, comme nous le verrons plus loin. Ces personnels de santé tentent souvent de justifier leurs conduites par le fait que les normes sont inadaptées ou difficiles à appliquer de manière stricte. De ce point de vue, il est indispensable de s'arrêter sur les justifications avancées par les soignants pour s'éloigner des normes.

5. Ecarts et correspondances aux normes

5.a. L'expérience comme moyen de légitimation des écarts

Dans les années 70, l'approche dite verticale dans les programmes, l'hospitalo-centrisme, le recours à la médecine de pointe, la concentration urbaine et la haute technologie sont fortement remises en question. En 1975, l'OMS reconnaît la valeur des médecines traditionnelles comme compléments à la médecine occidentale. En 1978, la conférence d'Alma-Ata donne comme priorité la création de services de prévention de base mais aussi des traitements curatifs simples. La formation de courte durée de travailleurs communautaires est alors encouragée. Les contenus des programmes de formation des personnels paramédicaux connaissent d'importants changements avec le développement de la médecine moderne. Ils portent plus sur des savoir-faire qui deviennent routiniers après un certain nombre d'années d'exercice que sur des savoir-être à développer chez les infirmiers. En effet, l'ensemble des « savoir-être », pouvant contribuer à humaniser les relations entre personnels de santé et malades sont occultés, notamment dans les processus de formations.

Le fait que les normes et directives des différents programmes de santé soient intégrées dans le cursus académique et professionnel (formation continue, séminaires) des agents de santé semble aller de soi pour les gestionnaires de programmes. Rappelons que c'est seulement dans les années 1990 que l'enseignement des programmes nationaux de santé fut introduit dans la formation des infirmiers d'Etat. Ceux qui ont été formés antérieurement ont pu bénéficier des formations continues dispensées par ces différents programmes. Cependant, les agents désignés pour prendre en charge la tuberculose n'ont pas eu les mêmes cursus, ni les mêmes trajectoires socioprofessionnelles. On remarque également que les normes et directives des programmes sont loin d'être maîtrisées par tous les agents. Si certains d'entre eux se réfèrent au manuel (quand il est disponible) ou aux notes d'informations, d'autres par contre n'hésitent pas à se limiter à ce qu'ils ont vu faire. Il s'agit surtout de ceux qui n'ont reçu ni formation, ni information mais se sont retrouvés par hasard dans le service et doivent prendre en charge un malade en cas d'absence du responsable. Souvent confinés aux tâches subalternes comme le fait de servir à boire au malade, ou compter les dotations, ils essaient d'acquérir des bribes d'information sur la prise en charge de la maladie en regardant la manière dont les responsables s'y prennent. Ils essaieront tant bien que mal de répondre aux sollicitations des patients en cas d'absence du responsable.

Les écarts aux normes ne sont pas uniquement synonymes de méconnaissance de ces normes chez les personnels de santé, comme on serait souvent tenté de le croire. Rappelons-nous à cet égard ce que disait il y a déjà plusieurs années et pour d'autres contextes A. Strauss (1992, p 101) : « *Toutes les catégories de personnel sont habiles à enfreindre les règles lorsque cela les arrange ou qu'apparaissent des exigences justifiées. L'extension des règlements n'est qu'une variante supplémentaire à cette tactique* ». Le témoignage suivant d'un technicien de laboratoire au Sénégal permet d'illustrer ces remarques : « *Le paiement des examens de crachats n'est pas prévu par le PNT, mais moi je demande 1000 fr pour le dépistage et 500 fr pour le contrôle qui se fait trois fois pendant la durée du traitement (aux 2ème, 5ème et 8ème mois), parce qu'on travaille avec des stagiaires qui ont besoin de petit- déjeuner, de transport, de même que le manipulateur (moi-même) qui en a besoin aussi. C'est une participation symbolique du malade pour aider le manipulateur* ».

En outre, de l'avis des personnels de santé, l'application des normes n'est pas valorisante. Elles occultent l'expérience et inhibent les capacités du soignant dans la prise en charge d'une pathologie. Quand bien même des registres sont mis à la disposition des services travaillant dans la tuberculose pour le recueil de l'information sanitaire, ils ne sont ni régulièrement remplis, ni correctement tenus. Dans certains services, ils sont remplacés par un cahier de 200 pages. A titre d'exemple on a pu noter dans un centre de santé que le registre n'est pas à jour. Depuis le mois de juin 2002, les nouveaux cas ne sont pas enregistrés. Les bulletins d'analyses ou le papier permettant d'entamer le traitement sont conservés dans un journal. Le responsable du PNT nous avoue qu'il n'est pas attiré par la paperasserie (le remplissage des registres et la tenue régulière des fiches de suivi), lui préférant les actes médicaux qui lui permettent de se sentir utile. Pourtant, il représente le seul service de distribution des médicaments de toute la zone et doit par conséquent prendre en charge un nombre important de malades. Un petit papier où sont inscrites les dates de dotation permet de faire le suivi. Selon lui, les malades sont difficiles à gérer du fait de la diversité de leurs zones de provenance. Dans cette région, on peut également craindre une sous notification des cas due au fait que le responsable de traitement emporte souvent des médicaments en quittant le centre de santé alors que ceux à qui ils sont destinés ne sont pas enregistrés. Enfin, le rôle central du PNT n'étant pas connu de tous, certains agents ont le sentiment de faire leur travail à leur place : « *Les uns amassent de l'argent tandis que les autres se tapent tout le boulot !* » nous dit un infirmier au Sénégal. Ce sentiment ouvre la voie à toutes sortes de dérives. L'introduction de normes par la mise en place d'ordinogrammes vise à la standardisation des protocoles thérapeutiques mais elle dévalorise du même coup la mise en œuvre des savoir-faire des soignants. La confrontation avec la pathologie sur le terrain favorise le développement de compétences réelles dans le cadre de sa prise en charge et forge l'expérience, cet ensemble de connaissances et de techniques acquises au cours de l'exercice d'une profession.

Parfois cette capitalisation d'expériences peut jouer en défaveur de l'application stricte des directives nationales. Voyons ce que nous dit un responsable de traitement au Sénégal qui, dans le cas d'une reprise évolutive de la maladie ou lors de l'échec du traitement d'un patient toujours positif après cinq mois de traitement, au lieu de le mettre sous protocole de retraitement comme l'indiquent les directives du programme, recommence tout simplement la phase intensive : 2RHZE. Il refuse de donner la streptomycine et ses arguments sont alors que, dans cette région, les gens n'iront pas faire les injections ou ne les feront pas régulièrement, et ne reviendront dans le centre que quand ils n'en auront plus. Il dit aussi que c'est ce qu'il fait et que, par expérience, « ça marche » (il donne l'exemple d'un malade âgé pour lequel cela a réussi). « *Au PNT, ils ne connaissent pas les réalités du terrain, ils s'enferment dans leur bureau et veulent que tu appliques à la lettre ce qu'ils te disent !* ». Cette attitude dénote une certaine volonté de se démarquer et de prouver une autonomie professionnelle reposant aussi bien sur des bribes de référence aux normes que sur des éléments de maîtrise du contexte de l'action. « *Les responsables du PNT doivent aussi s'approcher des manipulateurs qui sont sur le terrain, il faut qu'ils trouvent des moyens de communication pour des échanges parce que les techniciens qui sont à la base ne peuvent pas toujours suivre les recommandations des responsables à la lettre, il faut qu'ils tiennent compte des réalités du terrain* » disait à cet effet un technicien de laboratoire au Sénégal.

Au niveau des hôpitaux, le protocole du PNT n'est pas respecté : les malades reçoivent uniquement de la rifampicine en phase de continuation au lieu de l'éthambutol. Les médecins ne sont pas supervisés et disposent d'une liberté de prescription qui légitime leurs pratiques. « *La médecine est une science qui évolue. Il y a plusieurs protocoles. On ne peut pas appliquer à la lettre les recommandations des institutions comme l'OMS ou autre, il faut s'adapter en fonction de nos connaissances sur le malade, sur sa capacité à supporter tel ou tel traitement. Je donne le traitement qui apparaît pour moi le mieux adapté* », disait un médecin à Dakar.

Un infirmier en Côte d'Ivoire se targue de ne pas avoir besoin de la radio, encore moins des résultats bactériologiques pour savoir que l'examen d'un malade peut s'avérer positif. : « *par expérience, quand je vois un malade, je sais s'il a la tuberculose ou non. Un tuberculeux a le teint qui change. Ça devient pâle ou très rosé, il perd en fait la valeur naturelle du teint ; ensuite, il maigrit. Il y a des maigreurs de plus de 6 mois, quand on voit net, on sait. Un tuberculeux a des muscles flasques, c'est une perte musculaire, alors que celui qui a une pneumo infection par exemple, il a une perte hydrique. C'est vrai qu'avec le sida, il y a beaucoup de choses qui peuvent me tromper, mais un tuberculeux séropositif a des candidoses buccales et digestives. Généralement, en tout cas dans presque 100% des cas, après l'examen, je me rends compte que je ne me suis pas trompé. Mais comme il faut demander de façon systématique des radios, c'est ça. J'ai déjà eu à voir des malades à qui j'annonçais qu'ils avaient la tuberculose, et après les examens, c'est ça. C'est le coup d'œil, et aussi par expérience que j'y arrive »*, argumente-t-il.

Ceci étant, nos données ne révèlent pas que des écarts aux normes édictées par les programmes. En effet, dans certaines structures de santé, les agents appliquent rigoureusement les recommandations. En Côte d'Ivoire, alors qu'aucun moyen officiel ne le permet, il arrive que les agents se cotisent pour apporter une aide au malade : payer le transport des plus démunis, par exemple lors des évacuations. Au Sénégal, afin d'arriver aux objectifs qui leur sont assignés par les programmes, il nous a été donné de voir dans un centre de santé à Dakar où le TDO est pratiqué, que de réels efforts sont consentis tel que le fait de payer le montant de leur déplacement à certains patients ou le petit-déjeuner à d'autres. Ce sont des « micro-stratégies » mises en place pour fidéliser et convaincre le malade de la nécessité de suivre correctement son traitement, mais aussi afin de pouvoir coller avec les recommandations du Programme national. Ce sont aussi des structures où les responsables sont animés par un désir de performance qui se mesure au niveau de leurs statistiques sanitaires. Ces attitudes demeurent certes marginales mais ont bien pour but de respecter les normes.

Néanmoins il convient de préciser que les centres où l'on essaie d'appliquer strictement les recommandations du PNT notamment avec la pratique du TDO, la recherche de perdus de vue et l'enregistrement systématique de tous les patients mis sous traitement en viennent à ne pas être attirants pour les malades : ils n'y vont que quand ils n'ont pas le choix ou ne connaissent pas un autre recours. Ils iront préférentiellement se traiter dans un centre qui ne couvre pas nécessairement leur zone de résidence mais qui a l'avantage de ne pas appliquer les stratégies du PNT. En effet, dans ces centres, les procédures de mise sous traitement et de suivi des patients sont souples, il n'y a aucune stratégie de recherche de perdus de vue et l'enregistrement de tous les malades en traitement ne se fait pas de manière systématique. Pour se faire accepter facilement dans l'unité de traitement, les patients se contentent de donner une adresse fictive aux alentours du centre ceci parfois avec la complicité des agents de santé.

5.b. L'application des normes, entre routine et négligence

Au cours de leur exercice professionnel, les personnels de santé réadaptent et réajustent les normes en fonction de diverses logiques. Dans la pratique, l'application des normes s'effrite au fil de l'exercice ; il y a une certaine routine qui s'installe, parfois on oublie les ajustements en fonction du poids ; le malade est alors en sur ou en sous-dosage. Parfois les examens de suivi ne sont pas faits à temps ; c'est pourquoi il n'est pas rare de voir des malades prendre les médicaments de la première phase pendant près de trois à quatre mois. Il s'agit surtout des centres où les supports d'information ne sont pas régulièrement mis à jour.

La routine, le manque de formation du personnel, le non recyclage des agents formés créent des failles dans le système de prise en charge, les gens ne sont pas impliqués dans des formations, qui ne sont, par ailleurs, pas toujours délivrées à ceux qui doivent en bénéficier. Les supervisions sont stéréotypées et guère pédagogiques. A cet effet, un responsable de traitement au Sénégal disait : « *je ne peux pas être d'accord avec ces gens-là [les superviseurs], ils restent quinze minutes, ils ne voient que ce qui est mauvais* ». De plus, de l'avis des personnels de santé, le PNT n'est pas attractif comme programme, il n'offre ni motivation financière, ni perspective de carrière et du point de vue de certains membres de comités « *il coûte plus qu'il ne rapporte aux structures du fait de la gratuité du traitement et du suivi* ».

En Côte d'Ivoire aussi, il semble que la négligence découle pour une grande partie de la routine qui favorise l'émergence d'erreurs aussi bien dans le diagnostic, que dans le suivi du traitement antituberculeux. Au niveau de l'unité de traitement, les activités du soignant se limitent au don de médicaments et aux conseils de suivi du traitement. A la longue, cette activité devient lassante, surtout pour l'infirmier qui tient généralement ces centres. Il voit dans ces actes une sorte de gel de ses ambitions professionnelles. Cette situation le contraint à effectuer des prescriptions routinières contre les effets secondaires des médicaments et, dans quelques cas, faire l'IDR, en plus de la tenue des registres. Cette dernière activité ne se faisant pas au jour le jour, le soignant s'embrouille dans ses notes lorsque approche la date de la supervision. Un des éléments majeurs qui témoigne de cette routine est l'absence de ponctualité. Elle a été souvent observée chez les plus anciens soignants des structures. A partir de 3 ans d'exercice, ils arrivent au service à 10 heures, et même lorsqu'ils sont là, ils ne restent pas à leur poste.

Dans certains centres de santé au Sénégal, l'analyse du registre du PNT montre que le recueil des informations concernant les malades mis sous traitement comporte des anomalies. Au moment de l'enregistrement du malade, seul le nom et le régime thérapeutique sont mentionnés, il n'y ni prénom, ni adresse, ni âge, ni résultat initial. Cette situation se retrouve également en Côte d'Ivoire où un aide soignant d'une FSU, prétexte des courses à faire pour échapper à l'affluence des malades. Ses registres ne contiennent que le nom du malade, et la localisation géographique de ce dernier se limite uniquement au nom de son quartier alors que le programme exige qu'on soit le plus précis possible (par rapport à un endroit en vue, par exemple une pharmacie). Il évoque comme raison le fait qu'il n'a jamais eu de congé depuis qu'il s'occupe de l'unité de soins. Dans la pratique, il ne prend jamais le soin de terminer ce qu'il commence : instruction mal faite ou à la hâte, cahier de soin mal rempli, assiduité et ponctualité qui évoluent en dents de scie au gré de ses préoccupations extra professionnelles. Son collègue se plaint de ce comportement en affirmant : « *Il profite du fait que je suis là pour rattraper son temps de congé. Mais si on accumule toutes ces heures, on peut lui épargner son mois de congé !* ». La supervision effectuée quelques jours après, conforte l'opinion de son collègue : « *La semaine passée, il y a eu une supervision, les gens ont critiqué son travail, et en plus, pendant la supervision, il était distrait, le responsable a crié sur lui, il s'est ressaisi. On lui a demandé de tout faire pour mettre le registre à jour, c'est pourquoi tu le vois en train de travailler dur comme ça !* ».

En Côte d'Ivoire, les anciens (les doyens, comme on les appelle) mettent les jeunes en garde contre les malades qu'ils « ne prennent plus au sérieux ». Un ancien de la profession disait ainsi à son plus jeune collaborateur, « *tu penses que ces malades là sont des anges, tu n'a rien vu encore !* ». Autrement dit, c'est parce que ce soignant vient d'arriver dans la profession qu'il se montre aussi dévoué mais, plus tard, la routine s'installant, sa perception des malades, de même que son comportement vis-à-vis d'eux changera. Toujours dans le même registre, ce soignant ivoirien attribue sa négligence au fait qu'en plus de la routine, il y a la surcharge de travail. Il évoque comme raison le fait qu'il ait été seul au sein de l'unité de traitement : « *Je ne remplissais pas bien les fiches. Par exemple, je mettais les mêmes numéros sur deux fiches différentes, je donnais les médicaments qu'il ne fallait pas aux malades, ce genre de choses quoi !* ». Que ce soit au Sénégal ou en Côte d'Ivoire, pour les personnels qualifiés comme les infirmiers, la prise en charge de la tuberculose apparaît comme une activité dévalorisante. On comprend dès lors pourquoi cette activité est confiée aux personnels subalternes (garçon de salle, aide-soignant) à qui la gestion d'une unité de traitement permet d'acquérir un certain statut et de développer des compétences réelles dans la prise en charge de la tuberculose.

De plus, dans des conditions d'exercice où les aléas sociaux et économiques viennent se superposer à la rationalité et à la formalisation des actes, l'application rigoureuse des normes induit une certaine rigidité dans la gestion d'un service, ce qu'usagers et personnels de santé ne sont pas près d'accepter : l'application stricte des normes implique souvent un coût social fort dans les services de santé. En effet, les structures de santé n'échappent pas à l'improductivité qui caractérise les services publics où les formes de sociabilité priment sur l'exécution des tâches, et où la démotivation des agents de santé et le décalage entre organigramme formel et organigramme réel influencent les conditions d'exercice professionnel. Ce dont témoigne un agent de santé au Sénégal « *Dans la fonction publique les gens ne travaillent pas, même quand tu essaies de faire ce pour quoi tu es recruté tu te heurtes à des blocages, on te prend pour une folle, on te dit ' reposes toi ! ici, il n'y a pas autant de travail'* ».

5.c. Perception, interprétation, brouillage des normes

Les décalages entre les normes officielles et les pratiques des professionnels renseignent sur les perceptions et les représentations des acteurs par rapport à ces règles de conduite imposées tant par les programmes nationaux à la périphérie que par les grandes institutions et les bailleurs de fonds à ces programmes nationaux. Un autre aspect non moins important reste que les structures de santé sont constituées de différentes catégories de personnels : de ce fait, les relations entre soignants y sont structurées autour des compétences et des niveaux de qualifications. Ceci introduit un niveau de hiérarchisation assez élaboré mais qui se trouve souvent remis en cause par la délégation des tâches à un corps qui n'est pas souvent apte à les gérer. En partant de divers travaux sur le fonctionnement des structures de santé, on constate que les comportements réels des praticiens de santé ne sont pas seulement des dysfonctionnements ou des entraves faites aux normes officielles, mais relèvent plutôt de réadaptation de ces dernières voire même de ce que J.-P. Olivier de Sardan appelle « *normes, non dites, [...] normes pratiques* » (2001 : 67). Autrement dit, les comportements, dont on constate qu'ils ne suivent pas les normes officielles, ne sont pas simplement aléatoires mais sont réglés par d'autres normes « de fait » qu'il convient de décrire et d'analyser. « *On ne peut pas toujours appliquer les normes, quelques fois on ferme les yeux, on négocie, pour ne pas perdre le malade* » nous dit-on. En Côte d'Ivoire par exemple, le malade peut négocier sa dotation de médicaments : au lieu de deux semaines, il peut en avoir pour un mois. Cela suppose qu'il avance des raisons acceptables pour le soignant : voyage occasionné par un problème familial, incapacité à se déplacer vers le centre pour une raison de santé personnelle, etc.

Les normes sont sans cesse réinterprétées, réajustées pour s'intégrer à la culture professionnelle des services dans lesquelles elles s'appliquent ; personnels de santé et malades sont intégrés dans un réseau de négociation qui est à la base des interactions entre différents acteurs dans les structures de santé. Les écarts aux normes finissent donc par trouver leurs justifications dans les négociations qu'elles imposent aux malades et aux soignants, dès l'instant où chacun y trouve son compte. Le malade a par exemple la dotation qu'il ne devrait pas avoir en principe, et le soignant soulage sa conscience non seulement en venant en aide au malade, au nécessiteux, mais en même temps, il trouve là l'occasion de justifier sa conduite, contrevenant au règlement trop rigide que lui impose la hiérarchie. La négociation s'érige donc comme une norme, un processus structurant les relations entre les différents protagonistes de la structure de santé. Les descriptions qui suivent visent à situer l'importance de la négociation sur l'application rigoureuse des normes et recommandations.

6. Ajustements et réajustements : la place de la négociation dans l'application des normes

Dans les pratiques quotidiennes des soignants, on note des ajustements aux normes. Celles-ci répondent souvent à des logiques individuelles de réinterprétation et de réintégration des normes élaborées par les organismes internationaux par la voie des programmes. Ces réajustements qui prennent la forme d'« arrangements » ou de négociations visent à prendre en compte les intérêts des acteurs sur le terrain et servent, par ailleurs, à légitimer leurs comportements. En Côte d'Ivoire, on remarque que la négociation s'est institutionnalisée. Elle se retrouve au niveau des sphères institutionnelles : en effet, pour des raisons financières liées au statut socio-économique des malades, le comité de lutte a décidé de l'échelonnement de la paie des timbres antituberculeux (qui coûtent 5000Fcfa) sur toute la durée du traitement. La négociation intervient dès lors que le patient se trouve dans l'incapacité de payer cette somme en une seule fois, le soignant lui propose alors de donner « un peu » chaque fois qu'il le peut, et à sa convenance. Le plus important étant qu'il s'acquitte de l'intégralité de la somme au terme de son traitement. Comme le montraient R. Bourque, & C. Thuderoz, étant intégrée à tous les domaines sociaux, la négociation s'est banalisée et est devenue « *un principe légitime de régulation sociale* » (2002 : 4).

Le processus continu de négociation participe du brouillage des frontières d'action des différents acteurs. Les structures de santé peuvent alors être perçues comme des lieux de négociation permanente entre personnels de santé, entre soignants et soignés. En effet, se présentant généralement comme des lieux fortement hiérarchisés, elles sont structurées par des rapports de pouvoir, des enjeux d'autonomie et des quêtes de légitimité. La présence de situations de négociations contribue à modeler la délivrance et l'interprétation des messages de prévention, l'accès aux soins dans un contexte donné et influe sur les conditions de suivi des conseils reçus et d'observance des prescriptions médicales. La négociation vise alors à établir un réseau de soutien entre acteurs.

Dans le suivi du traitement en ambulatoire en Côte d'Ivoire comme au Sénégal, la négociation est au cœur de la relation soignant/soigné. Le malade peut négocier une dotation plus importante en médicaments. Cette négociation peut se faire avec l'aide d'une tierce personne (ami, parent ou collègue du soignant) qui se pose comme un médiateur entre le responsable de traitement et le malade, dans le but de faciliter la transaction. Ce qu'un malade peut obtenir de sa relation avec le soignant, un autre peut ne pas l'avoir. C'est l'exemple de ce malade qui est arrivé du village en pensant obtenir une quantité importante de médicaments avant de repartir au village et revenir plus tard pour prendre le reste de ses remèdes. Sa venue en ville indispose son frère qui est son tuteur à cause des sommes à engager pour son hébergement, son transport… : « *Je veux aller au village, parce que je n'ai plus d'argent sur moi. Je suis venu les voir pour voir si on peut me donner des médicaments pour partir en attendant. Quand j'aurais l'argent, je vais revenir. Je dois les prévenir parce qu'ils disent que faut pas voyager, quand on a une maladie comme ça* ». Ce malade n'a pas eu droit aux médicaments demandés et il est reparti au village sans sa dotation, alors même que le patient venu avant lui avait reçu cette dotation. Selon les explications d'un responsable de structure, il faut que le malade soit expressément recommandé par un soignant avant qu'on lui attribue des antibiotiques, ce que nombre de malades ignorent.

La négociation déborde le cadre restreint de la relation thérapeutique pour investir des registres sociaux qui prennent alors le dessus sur cette première forme de relation. En effet, elle fait intervenir des « tiroirs sociaux » comme les liens de parenté à plaisanterie, et la relation thérapeutique repose alors plus sur des valeurs sociales comme la déférence par exemple, que sur la compréhension que l'on a de la maladie et la nécessité de suivre correctement son traitement. Au Sénégal on a pu observer que certains malades recevaient des comprimés alors qu'ils n'ont fait aucun examen leur permettant de bénéficier du traitement et qu'ils ne sont pas enregistrés dans le registre du PNT : « *On leur donne pour les arranger, ils viennent toujours demander des médicaments. On leur donne pour éviter la discussion, pour nous débarrasser d'eux* ». Le TDO exige une présence quotidienne du malade dans le centre de santé, ce qui implique des coûts additionnels au traitement dont les effets de la gratuité disparaissent. Ainsi, pour pouvoir se soigner correctement certains malades peuvent « discuter » avec le responsable de traitement pour ne pas avoir à se rendre chaque jour dans le centre : « *Il y avait des jours où je n'avais même pas de quoi acheter le petit déjeuner à plus forte raison prendre le car pour venir ici donc j'ai discuté avec la responsable de traitement qui me donnait des comprimés pour un temps* ». Dès lors, la négociation apparaît comme un moyen de légitimer les actions des différents acteurs en relation dans les structures de santé. Face à la rigidité des modèles organisationnels, les usagers, à l'instar des personnels de santé, mettent en œuvre des stratégies de contournement des règles. Les observations menées dans les unités de traitement de la tuberculose tendent à montrer que les malades cherchent à créer des liens de proximité avec les responsables de traitement afin de bénéficier de certains privilèges notamment de pouvoir se faire consulter dans un autre service sur recommandation de ces professionnels de santé ou encore de disposer de médicaments pour une durée assez longue.

7. Conclusion : spécificités de la tuberculose et rapports aux normes

Dans les centres diagnostiquant et traitant la tuberculose, aussi bien en Côte d'Ivoire qu'au Sénégal, s'impose la verticalité des systèmes de prise de décisions, l'autosuffisance financière et la relative gratuité des médicaments : situations qui ont pour conséquence le confinement des activités de prise en charge à quelques acteurs. Cette logique de marginalisation ne s'observe pas seulement au niveau de l'unité centrale des programmes nationaux et des centres antituberculeux. Elle est systématiquement reproduite dans les structures sanitaires. On note alors un décalage entre les normes et pratiques des programmes nationaux au Sénégal et en Côte d'Ivoire, d'une part, et les activités des agents sur le terrain en matière de prise en charge de la tuberculose, d'autre part. Cette situation est la conséquence d'une logique de confinement. En effet, au Sénégal comme en Côte d'Ivoire, depuis la décentralisation, les activités des programmes se superposent à l'organisation des formations sanitaires dans lesquelles elles s'exercent. Dès lors, la détection et le traitement des cas de tuberculose apparaissent comme un surplus de travail pour les agents qui s'en occupent. Ces agents, démotivés par un programme qui n'offre pas de perspective de carrière, agissent en fonction de logiques qui, de fait, ne permettent pas un respect des normes et recommandations des programmes nationaux. L'application stricte de normes est en effet souvent ressentie par les personnels de santé comme limitant leurs possibilités d'actions et inhibant du coup les compétences acquises avec l'expérience. Dès lors ils mettent en œuvre des mécanismes de contournement, de négociation et de réadaptation de ces normes. En outre, au fil de l'exercice, les activités liées à la prise en charge de la tuberculose deviennent routinières pour les agents qui s'en occupent, ce qui se ressent au niveau de l'application des normes par des erreurs de posologie ou l'absence d'enregistrement des malades en traitement. A ces différents facteurs s'ajoute le fait que les ajustements opérés face aux normes intègrent une démarche de négociation qui se retrouve aussi au cœur des interactions entre malades et soignants, voire même entre professionnels de santé. Des logiques sociales, économiques, politiques viennent alors se superposer aux critères professionnels souvent perçus comme rigides et inadaptés pour la gestion d'une pathologie.

Nous voudrions faire ici une dernière remarque. Au delà de la verticalité des programmes, le profil de la pathologie tuberculeuse semble échapper aux canaux classiques de la médecine. Comme toutes les maladies dont le traitement s'inscrit dans une certaine durée, la tuberculose est une maladie sociale ; face au malade qui est dans l'incapacité de s'assurer un repas après la prise de médicaments, le professionnel de santé est très souvent démuni. En effet, la tuberculose pose de réels problèmes sociaux, économiques et même affectifs devant lesquels la médecine et la santé publique sont désarmées. Face, à ces problèmes, les professionnels de santé établissent des rapports personnalisés avec les malades. Ce qui, incidemment, leur permet d'introduire une certaine flexibilité dans l'application des directives des programmes nationaux. De ce point de vue aussi, il apparaît que l'application rigoureuse des normes et recommandations des programmes dans les structures de santé semble difficile à réaliser.

CHAPITRE 9

Radiographie et tuberculose au Sénégal : pratiques, croyances et imaginaires en question

par Jean-François WERNER[119]

« Car les industries du savoir s'enchevêtrent intimement avec celles du croire et leur corollaire : celles du faire croire. Plus s'affirme la méconnaissance des dispositifs de vision, mieux s'exerce la fonction politique des images. »
(Sicard, 1998:11)

1. Entrée en matière

1.a. Considérations contextuelles et objectifs

Alors que depuis l'invention de la radiologie en 1895, les innovations techniques qui se sont succédé dans le champ de l'imagerie médicale[120] ont bouleversé la pratique médicale au point que ces images apparaissent comme des médiations incontournables dans le processus d'élaboration du savoir médical et dans les relations soignants/soignés, paradoxalement, les chercheurs en sciences sociales ont été jusqu'à présent peu concernés par ce phénomène, aussi bien en France (*a contrario* Boullier, 1995 ; Pasveer, 1995 ; Fellous ; 1991 ; Le Breton, 1990 et 1997 ; Sicard, 1994 et 1998) qu'en Afrique où les travaux sur la question sont très rares (Tautz et al., 2000). Car, même si les chercheurs œuvrant dans le domaine de la santé s'intéressent de plus en plus

---

[119] J'exprime ici toute ma reconnaissance aux membres du personnel médical des différents services de santé dans lesquels j'ai été amené à travailler, qui par leur disponibilité et leur sens de la « teranga » (hospitalité) ont fait de l'enquête de terrain une expérience passionnante. Je suis évidemment seul responsable des interprétations que j'ai pu faire de leur travail.

[120] Par imagerie médicale, il faut entendre (1) l'ensemble des dispositifs techniques et scientifiques permettant de fabriquer des images du corps humain, (2) les images produites par ces dispositifs ainsi que (3) les savoirs et les acteurs mobilisés par leur interprétation. A priori, les techniques d'investigation endoscopiques ne sont pas incluses dans le champ d'investigation à moins qu'elles débouchent sur la réalisation d'images fixes ou animées. Sont donc concernées les technologies suivantes : photographie médicale, radiographie, échographie, tomodensitométrie et IRM.

aux pratiques et savoirs de la biomédecine après s'être pendant longtemps focalisés sur les représentations et pratiques populaires relatives à la maladie et au malheur, c'est au détriment de leurs aspects les plus techniques (imagerie médicale mais aussi techniques de laboratoire). Cette situation est à mettre en rapport notamment avec le fait qu'il n'existe pas de questionnement du côté des médecins par rapport à des techniques qui sont considérées comme allant de soi et, par voie de conséquence, ne font pas l'objet d'une demande adressée aux chercheurs en sciences sociales. Il en est ainsi de cette étude sur le rôle de la radiographie dans la prise en charge de la tuberculose au Sénégal qui n'a pas été initiée en réponse à une demande des professionnels de la santé de ce pays, mais s'inscrit dans le prolongement d'un itinéraire de recherche qui, depuis 1991, m'a conduit à étudier successivement les usages sociaux de différents médias visuels en Afrique de l'Ouest, d'abord la photographie (Werner, 2002) puis la télévision (Werner, 2005).

L'objectif initial du projet était d'étudier la mise en œuvre de la radiographie dans diverses structures de soins sénégalaises dans le cadre du dépistage de la tuberculose en sachant que cette technique y est encore largement utilisée malgré les directives du Programme National de lutte contre la Tuberculose (PNT) qui préconisent que le diagnostic et le suivi de l'évolution de la maladie doivent reposer uniquement sur la clinique et la mise en évidence ou non de bacilles tuberculeux par l'examen de crachats. Dans ces conditions, l'usage de la radiographie en première intention est non seulement considéré comme inutile mais de plus néfaste dans la mesure où cela rend la démarche diagnostique plus coûteuse et pourrait donc empêcher certains patients d'accéder au traitement qui est gratuit dans le secteur public. En conséquence, l'usage de cette technique est indiqué seulement dans la tuberculose à microscopie négative et chez les patients VIH + en raison du fait que 50% d'entre eux présentent des localisations extra pulmonaires.

Si, dans une perspective appliquée, cette recherche se proposait de favoriser un meilleur usage de cette technique d'imagerie par des soignants confrontés à une pathologie qui constitue toujours un problème de santé publique au Sénégal[121], d'un point de vue anthropologique, c'est plus largement la « fabrique du regard médical » (Sicard, 1998) dans une société africaine contemporaine qui était questionnée dans ses aspects à la fois cognitifs et pratiques. Dans cette perspective, j'ai privilégié dès le départ un point de vue critique vis-à-vis d'une représentation très répandue de la radiographie comme technique capable de produire des images qui seraient dotées d'un « pouvoir de vérité », qui occulte complètement le fait qu'elles sont le résultat d'une série

---

[121] Le risque annuel d'infection est de 2 pour mille et par ailleurs, on note un taux de dépistage peu élevé (65%) et un taux de guérison (54% en 1999) largement en dessous de l'objectif fixé par l'OMS selon les chiffres fournis par le PNT.

d'actions effectuées par différents acteurs au moyen de dispositifs techniques et institutionnels variés. Dans le cas de la radiographie, son statut de preuve visuelle s'enracine, d'une part, dans l'imaginaire d'une profession qui s'est appropriée de façon active et volontaire cette technique dans les années qui ont suivi son invention en 1895 et, d'autre part, dans un imaginaire collectif profane qui la conçoit comme une sorte de photographie à même de révéler « ce qui est caché à l'intérieur du corps », avec toutes les connotations attachées à l'image photographique en termes de pouvoir de vérité et de marchandise faisant l'objet d'une consommation de masse (Werner, 2004).

De fait, la radiographie partage avec la photographie un rapport analogue au référent qui est de l'ordre de l'empreinte. Elle appartient à cette catégorie de signes qu'à la suite de Peirce, j'appellerais « indice » par opposition au « symbole » et à l'« icône ». Pour mémoire, un indice (par exemple, une image photographique) est défini comme un signe qui entretient ou a entretenu, à un moment donné, une relation de contiguïté physique (de l'ordre d'une empreinte) avec son référent alors qu'une icône (par exemple, une sculpture figurative ou un portrait peint) se définit par une simple relation de ressemblance avec son référent et qu'un symbole (par exemple, un signe linguistique) entretient avec ce dernier une relation arbitraire. (Werner, 2002).

Du point de vue physico-chimique, la fabrication d'une radiographie s'apparente de très près à celle d'une image photographique, à la différence près que les rayons lumineux constitués de photons sont remplacés ici par des rayons X qui sont en fait des ondes électromagnétiques dotées d'une énergie si grande qu'elle leur permet de traverser la matière et d'en laisser une empreinte sur une surface sensible recouverte de cristaux de bromure d'argent qui seront plus ou moins excités par les rayons X qui les atteignent, l'image latente ainsi obtenue étant ensuite révélée et fixée au moyen d'une série d'opérations chimiques.

Cette prise en compte méthodologique de la dimension technique de l'imagerie médicale s'inscrit dans le fil d'une anthropologie contemporaine des médias visuels qui met l'accent autant sur la matérialité de l'image, ses conditions de production, de circulation et de consommation que sur son contenu (le message), dans le cadre d'une approche qui recentre l'attention des chercheurs sur les propriétés physiques et sensorielles des technologies visuelles, remettant ainsi en cause leur neutralité et leur supposée transparence (Ginsburg, Abu-Lughod et Larkin, 2002:1-36). En France, cette introduction des objets au sein du champ d'investigation des sciences humaines s'est faite sous l'égide d'une anthropologie des sciences soucieuse de rendre aux médiations techniques la place qui leur revient dans les rapports entre la société et la science. Du point de vue méthodologique, ceci entraîne la nécessité de « *prendre en compte ce que font ces images et ce qui en est dit pour comprendre ce qu'elles sont afin de substituer une lecture iconique à une lecture purement documentaire. A ce prix s'établiront les connexions entre les appareils de vision et leurs effets de connaissance...* » (Sicard, 1998 : 10-11). Autrement dit, il s'agit d'ouvrir cette « boîte noire » qu'est devenue la pratique de la radiographie au quotidien afin de mettre à jour les processus techniques, sociaux, politiques et scientifiques qui font d'une image radiographique une preuve visuelle, stable et objective de l'existence ou non d'une pathologie[122].

1.b. « Le scanner du pauvre »

Ces considérations théoriques et méthodologiques ont servi de fondement à une stratégie de recherche qui appréhende les pratiques et usages de la radiographie, de manière globale, c'est-à-dire par rapport au système dynamique constitué par l'interrelation des différentes techniques d'imagerie médicale et leur expansion dans le temps et dans l'espace.

Ici, l'approche systémique est de rigueur, dans la mesure où le rôle médical dévolu à la radiographie au Sénégal de nos jours ne peut se comprendre que par rapport à l'usage qui est fait des autres technologies visuelles présentes dans ce pays - échographie, tomodensitométrie (scanner) voire techniques endoscopiques - et de leur accessibilité. Car, si elles ont fourni aux praticiens des moyens d'investigation plus performants du point de vue diagnostique et moins nocifs en termes d'impact sur la santé des patients, en contrepartie elles sont moins accessibles tant financièrement que géographiquement, à l'instar de la technique la plus sophistiquée (la tomodensitométrie) dont les équipements sont concentrés exclusivement dans la capitale. De ce point de vue, la radiographie est l'image médicale la plus accessible, tant du point de vue de sa fabrication technique par des techniciens que de sa consommation massive par les patients. Elle est, dans les pays du Sud, ce « scanner du pauvre» (une expression entendue dans la bouche d'un médecin sénégalais) dont l'utilisation échappe en grande partie aux médecins spécialistes. Je fais ici référence au fait que la tendance actuelle, dans un pays comme le Sénégal, est une appropriation des nouvelles technologies (échographie, scanner) par des médecins spécialistes ou « imageurs » au détriment des techniciens médicaux qui sont souvent exclus de la fabrication de ces images. De ce point de vue, le fait que la réalisation et parfois même l'interprétation d'images radiologiques dite conventionnelles (c'est-à-dire en dehors des examens dits spéciaux nécessitant l'injection de produits opaques)

---

[122] L'expression de « boîte noire » empruntée aux cybernéticiens fait référence à la façon dont travail scientifique et travail technique peuvent être complètement occultés quand une machine a fait la preuve de son efficacité. Dans ce cas, on s'intéresse uniquement aux inputs et outputs et pas à la complexité interne de la machine (Latour, 2001 : 329).

soient encore entre les mains de techniciens constitue une exception remarquable.

Enfin, pour clore ce préambule méthodologique, il faut ajouter que la place de plus en plus importante accordée à l'imagerie médicale dans le processus diagnostique est telle que l'on est en droit de se poser la question de son impact sur la pratique clinique. Il s'agit d'une question sensible sur laquelle les spécialistes en imagerie médicale répugnent à se prononcer ouvertement même si, dans le vif de leurs pratiques, ils émettent volontiers des jugements critiques envers ces praticiens qui prescrivent des examens d'imagerie sans être allés au bout de leur démarche clinique. En conséquence, dans le cadre de cette étude, l'usage de la radiographie sera examiné en relation avec la pratique clinique des praticiens concernés par la prise en charge de la tuberculose.

1.c. L'enquête de terrain

Le recueil de données a été effectué par la mise en œuvre de techniques d'enquête ethnographiques classiques (observation directe, entretiens semi-dirigés, récits de vie) à différents niveaux de l'appareil de soins public dakarois - services hospitaliers et centres de santé - en dehors des postes de santé situés à la base du système de santé, qui ne sont pas équipés en appareil de radiologie et qui, *a priori*, ne sont pas prescripteurs d'examens radiographiques.

En pratique, l'enquête de terrain a débuté par un séjour de deux semaines dans le service d'imagerie médicale d'un hôpital dakarois qui constituait un lieu d'observation privilégié, d'une part parce qu'il offrait la gamme complète des techniques d'imagerie médicale actuellement disponibles au Sénégal (radiologie dite conventionnelle, radiologie spéciale, échographie et le seul scanner en activité dans le secteur public à ce moment là) et, d'autre part, en raison de l'importance de son activité. Cette enquête a fait fonction également de stage de formation en me donnant l'occasion d'acquérir les bases du vocabulaire technique utilisé par les soignants et les techniciens, dont la maîtrise constitue une condition nécessaire à l'établissement d'une communication viable avec ces derniers. C'est à l'occasion de ce premier terrain que s'est posée la question du recueil de documents radiographiques originaux en tant que matériel d'étude.

En effet, au delà de l'analyse extemporanée de clichés radiographiques telle qu'elle peut être faite au cours d'entretiens ponctuels avec des soignants ou des patients, il est rapidement apparu nécessaire de disposer d'une trace visuelle permanente des images réalisées afin de pouvoir, par exemple, soumettre un même cliché à une interprétation comparative par différents soignants ou encore disposer de matériel iconographique à des fins de publication ou d'enseignement. Par ailleurs, étant donné l'orientation méthodologique choisie, il était important de pouvoir disposer de clichés radiographiques originaux ne serait ce que parce qu'il existe une *physis* de l'image radiographique, en termes de format, de consistance, de grain, d'inscriptions manuscrites à même le cliché qui joue un rôle certain dans sa réception que ce soit par les soignants ou par les patients eux-mêmes. Je me suis donc résolu, dans un petit nombre de cas considérés comme particulièrement significatifs du point de vue médical et/ou iconographique, à faire réaliser des duplicata des clichés en question, avec l'autorisation des patients et à mes frais, il va sans dire. Ce procédé n'est pas sans poser un problème éthique étant donné la nocivité bien connue des radiations ionisantes, même si, d'après les spécialistes, la dose reçue à l'occasion d'une radiographie pulmonaire (soit un milli sievert) est négligeable et même si, dans le cas de ces patients, ils sont rarement ou même exceptionnellement exposés à ce risque pendant leur durée de vie.

En fin de compte, je suis rentré dans le vif de mon sujet avec une enquête approfondie qui a duré plusieurs mois (de décembre 2002 à juin 2003), dans un centre de santé situé à la périphérie de l'agglomération dakaroise. Ce centre présentait la particularité de disposer d'un service très actif sur le plan du dépistage de la tuberculose (de 400 à 500 nouveaux malades tuberculeux par an) et d'être équipé, par ailleurs, d'un appareil de radiologie conventionnelle servi par un technicien capable non seulement de réaliser des clichés techniquement corrects mais aussi de les interpréter.

Après avoir étudié rapidement le fonctionnement de cette structure, j'ai choisi comme poste d'observation privilégié la consultation générale, dénommée « tri » par le personnel, avec comme objectif de recueillir, à la source, des informations de première main sur les modalités de prise en charge des patients venus consulter pour une symptomatologie pulmonaire, tout en m'efforçant d'identifier les facteurs qui entraient en ligne de compte pour la prescription ou non d'examens radiographiques. En pratique, cette méthode d'enquête s'est révélée parfois difficile à mettre en œuvre lorsque, par exemple, deux infirmières interrogeaient simultanément leurs patients, en passant sans arrêt du wolof au français et vice-versa, un problème que je n'ai pu résoudre qu'en mobilisant mes compétences linguistiques en wolof. Ces observations ont été complétées par des entretiens semi-directifs avec un certain nombre de soignants intervenant dans le processus de production d'images médicales, que ce soit en tant que prescripteurs (médecins, infirmières du tri) ou réalisateurs (manipulateurs, stagiaires en radiologie). Je me suis tout particulièrement penché sur le cas du technicien qui dirigeait le service de radiologie de ce centre de santé en multipliant les voies d'abord : observation directe du fonctionnement du service, recueil de son récit de vie et entretiens approfondis portant sur sa méthode d'interprétation des clichés pulmonaires.

Dans un deuxième temps, lorsqu'un examen radiologique mettait en évidence des images interprétées comme tuberculeuses, je recueillais des informations concernant les mesures prises par les infirmières en termes d'examens complémentaires (analyses de crachats) et de traitement avant de procéder à des entretiens avec les patients eux-mêmes, au cours desquels je cherchais à en savoir plus sur leurs itinéraires thérapeutiques et leurs rapports aux images médicales.

Au terme de cette enquête, je dispose d'une douzaine d'études de cas de patients, accompagnées de clichés radiographiques qui, après avoir été interprétés par le technicien en question, ont fait l'objet d'une interprétation comparative, à la fois par des spécialistes en imagerie médicale (en l'occurrence, des médecins hospitaliers) et un spécialiste de la tuberculose (un chercheur de l'IRD).

1.d. Les biais méthodologiques

Etant donné le peu de temps dont je disposais pour mener cette enquête, je me suis limité à la région de Dakar en laissant de côté les villes secondaires de l'intérieur du pays et les zones rurales où l'accès aux techniques d'imagerie médicale est beaucoup plus difficile en raison du sous-équipement des structures de soins locales et de la pauvreté d'une grande partie de la population concernée. Ce biais urbain mériterait d'être corrigé lors d'études ultérieures.

Autre limite de cette étude, le fait qu'il n'a pas été possible, faute de temps, de réaliser ne serait ce qu'un complément d'enquête dans le secteur privé où quelques spécialistes et des généralistes interviennent dans le dépistage de la tuberculose. Ceci dit, ces professionnels ne jouent qu'un rôle marginal dans la prise en charge de la tuberculose qui est une affection touchant principalement les gens appartenant aux couches sociales les plus pauvres de la population qui ont rarement les moyens de consulter dans le privé[123].

Par ailleurs, on peut supposer que la présence d'un chercheur, à la fois anthropologue et médecin, a modifié les comportements et pratiques du personnel soignant au sein des structures de santé où il a mené ses enquêtes. En effet, en dépit des explications qui ont été fournies à ces dernières sur la nature et les objectifs de l'enquête en question, il s'avère qu'elle a été souvent perçue par les soignants concernés comme une évaluation déguisée de leurs pratiques

---

[123] Les seuls éléments d'information dont je dispose pour le secteur privé à Dakar émanent d'une enquête réalisée en 2002 par E. Massi dans le cadre d'un programme de recherche « sur l'amélioration de l'observance des traitements de la tuberculose au Sénégal » dirigé par les docteurs Sylla Thiam et Christian Lienhardt de l'IRD.

ce qui a pu les inciter à prescrire davantage d'examens radiographiques qu'en temps normal.

Enfin, last but not least, il faut évoquer les modifications du milieu observé qui ont été provoquées par l'observateur du fait de son intervention active dans le processus de soins. Ainsi, pour des raisons déontologiques, j'ai été amené dans un petit nombre de cas à communiquer aux infirmières de la consultation de « tri » des informations que j'avais pu recueillir lors des entretiens avec les patients (par exemple, sur leurs antécédents ou bien l'histoire de leur maladie) et qu'elles ignoraient. Dans la mesure où ces renseignements pouvaient accélérer le processus diagnostique ou la mise sous traitement du patient, j'ai jugé que l'intérêt du patient avait la priorité sur celui du chercheur. Mais, dans l'ensemble, en dehors de ces quelques exceptions, je me suis efforcé de ne pas intervenir dans le fonctionnement des structures de soins dans lesquelles j'ai travaillé et de ne pas gêner par ma présence le travail des soignants qui m'avaient accordé leur hospitalité.

2. De la prescription à l'interprétation d'une radiographie des poumons

2.a. Organisation et fonctionnement du centre de santé (en abrégé C.S.)

Edifié au début des années quatre-vingt-dix sur le site d'un dispensaire qui existait déjà depuis plusieurs années, ce C.S. dessert en théorie cinq quartiers de la périphérie de Dakar regroupant environ dix mille personnes. En pratique la population qui le fréquente est beaucoup plus nombreuse, comme le montre l'origine géographique des patients qui viennent y consulter, en provenance non seulement de la ville de Dakar mais aussi de la banlieue et même de l'intérieur du pays.

Il offre des consultations en médecine interne, pédiatrie, gynécologie-obstétrique, cardiologie et urologie avec la possibilité d'hospitaliser des malades en médecine et à la maternité. Cette offre médicale est complétée par un certain nombre de services annexes : soins infirmiers, salle d'injections, pharmacie, cabinet dentaire. Le laboratoire d'analyses médicales, le service de radiologie et l'antenne du Programme National de Lutte contre la Tuberculose (PNT) installée à demeure dans le centre, jouent un rôle central dans le dépistage et la prise en charge thérapeutique des patients tuberculeux aux côtés des infirmiers et infirmières qui s'occupent de la consultation générale réservée aux adultes.

Le Programme National de lutte contre la Tuberculose

Ce centre de santé a une activité importante dans le dépistage de la tuberculose puisque les données auxquelles j'ai eu accès montrent que, pour la seule année 2002, deux cent soixante dix nouveaux patients tuberculeux ont été enregistrés et pris en charge, thérapeutiquement parlant. En fait, le nombre de patients tuberculeux dépistés est bien plus important que ça (sans doute le double) dans la mesure où, une fois le diagnostic de tuberculose établi, les patients qui résident ailleurs que dans la zone de couverture du C.S. en question, sont invités à aller se faire traiter dans le centre de santé ou l'hôpital le plus proche de leur domicile et ne sont donc pas comptabilisés dans les registres tenus par la responsable du PNT.

Cette assistante sociale qui a reçu une formation en éducation pour la santé, joue un rôle de formateur et de superviseur au niveau de tout un district sanitaire en plus de son activité dans ce centre de santé, ce qui explique qu'elle ne soit pas toujours disponible pour recevoir chaque matin les malades et leur remettre leur dotation hebdomadaire de médicaments. Une fois le diagnostic de tuberculose établi, son travail consiste à enregistrer le patient, à sélectionner un protocole thérapeutique selon qu'il s'agit d'une primo-infection ou d'une rechute, à fournir au patient son traitement sans interruption, à s'assurer que ce dernier est pris régulièrement et à surveiller l'évolution de la maladie par des examens de crachats pratiqués périodiquement.

Un service de radiologie performant

L'existence d'un service de radiologie dans ce centre de santé s'inscrit dans le cadre du développement de l'imagerie médicale au Sénégal qui, depuis l'introduction de la radiographie à la fin des années cinquante, s'est effectué dans deux directions : d'une part l'introduction successive de nouvelles technologies visuelles et d'autre part la diffusion d'équipements radiologiques vers le bas de la pyramide sanitaire. Le système d'imagerie médicale sénégalais a été bouleversé ces vingt dernières années par l'introduction de nouvelles techniques d'investigation visuelles qui ont complété un appareillage limité jusqu'au début des années quatre-vingt à la radiographie. Celle-ci qui est encore la technique reine pour tout ce qui concerne « l'os et le poumon » a vu son champ d'application se rétrécir dans d'autres domaines de la pathologie. Il en a été ainsi, par exemple, pour les affections de l'appareil digestif, où elle a été supplantée par l'échographie (introduite au Sénégal au début des années quatre-vingt) et surtout par les techniques endoscopiques qui ont connu une diffusion rapide depuis une dizaine d'années. Pour compléter ce rapide tour de vue de l'imagerie médicale sénégalaise, signalons que le premier tomodensitomètre (scanner) a été mis en service au milieu des années quatre-vingt dix (on comptait en 2003 huit scanners en activité à Dakar) et qu'il existe, à l'heure où j'écris ces lignes (2004), deux projets, dans le public et dans le privé, visant à implanter un équipement IRM à Dakar.

Dans le centre de santé en question, le service de radiologie a été mis en place en 1995, en même temps que le laboratoire. Equipé d'un appareil de radiologie simple[124] et servi par un personnel qualifié, ce service effectue en pratique tout l'éventail des examens radiographiques : examens dits conventionnels (squelette, poumons) mais aussi examens dits « spéciaux » nécessitant l'utilisation de produits opaques (Urographie Intra-Veineuse ou UIV, Transit Oeso-Gastro-duodénal ou TOGD, Hystéro-Salpyngographie ou HSG), malgré le fait que l'appareil en question est techniquement « limite », par manque de puissance et absence d'écran de contrôle : « *Mais j'arrive à faire des grands examens avec l'appareil parce que j'ai mes repères sur le malade. Pour un TOGD, par exemple, tout le monde fait ça en scopie ou bien en télévision mais moi, j'ai mes repères. Je peux le faire à l'aveuglette. C'est-à-dire sans scopie, sans télévision ni rien, je vous fais un TOGD et je ne rate jamais le cadre bulbo-duodénal... La cholécystographie aussi j'ai des repères : j'ai tout de suite le foie et la vésicule biliaire...*» (Le technicien en radiologie).

L'examen des registres de consultation pour les années 1998 et 1999 permet d'avoir une idée à la fois quantitative et qualitative de l'activité du service.

Première constatation, l'activité globale est importante puisqu'environ 4500 actes ont été pratiqués pour chacune des deux années en question. En conséquence, ce service est un de ceux, avec le laboratoire et la pharmacie, qui « rapportent » le plus au comité de santé du centre. Pour donner une idée des revenus qu'il génère, il faut savoir que le chiffre d'affaires brut du service de radiologie pour l'année 2002 a été de 15 millions Fcfa (soit environ 23 000 €) sans compter les malades hospitalisés et les patients bénéficiant du tiers-payant. Cette somme sert en partie à acheter les consommables (réactifs, films), à rétribuer le personnel et à régler les dépenses afférentes à l'entretien des machines (appareil de radiologie et développeuse), y compris le remplacement (tous les quatre/cinq ans) du tube à rayons X qui coûte extrêmement cher (environ 13 millions Fcfa, soit 20 000 €).

Deuxième constatation : quand on examine la nature des actes pratiqués, on remarque qu'ils se répartissent à peu près également entre radiographies pulmonaires (51 %) et radiographies du squelette (45%), le reste étant représenté par les examens dits « spéciaux » (TOGD, HSG, UIV). Les tarifs pratiqués pour ces différents examens sont inférieurs à ce qui est demandé dans

---

[124] Il s'agit d'un Ovnix 300 (chiffre indiquant la puissance de l'appareil en Milliampères) qui est l'équipement standard des centres de santé sénégalais.

d'autres structures publiques et a fortiori dans le privé : 3000 Fcfa (env. 4,5 €) pour une radio des poumons ou une radio simple du squelette (membre, articulation), 6 000 francs Fcfa (env. 9 €) pour une radio du crâne ou du rachis cervical[125].

Né en 1939, le technicien en charge du service de radio a d'abord été formé comme infirmier à la fin des années cinquante avant d'apprendre la radiologie quelques années plus tard sous la houlette de médecins militaires français qui lui ont enseigné non seulement à réaliser des examens radiologiques mais aussi à les interpréter. Ensuite il a été affecté dans différents hôpitaux d'abord à Dakar puis en province avant de terminer sa carrière comme responsable du service de radiologie d'un grand hôpital dakarois. Il est en poste dans ce centre de santé depuis 1995, date à laquelle il a été mis à la retraite par son administration. Sa compétence est reconnue par le corps médical dakarois et de nombreux médecins lui adressent des patients pour examen. Il est secondé dans son travail par une de ses filles, formée par ses soins, qui réalise les examens radiographiques simples et par deux aides qui s'occupent de développer les clichés et de recharger les cassettes en films.

Hormis les examens spéciaux pour lesquels il officie en personne, il supervise la réalisation des examens simples en commençant par prendre connaissance de la demande, puis en s'assurant que la prise de vue est correctement effectuée par le manipulateur (en cas d'incidences particulières, par exemple) et enfin, en contrôlant après coup la qualité technique des clichés. C'est encore lui qui va tenir le registre dans lequel sont notés tous les examens réalisés, identifier et orienter les clichés à l'aide d'indications manuscrites, et inscrire les résultats de l'examen sur le bulletin qui va être remis au patient avec sa radio. Au total, tous les clichés réalisés dans le service lui passent entre les mains dans la mesure où il est la seule personne disposant des compétences pour les interpréter.

La consultation générale pour adultes ou « tri »

Au sein du centre de santé, à côté d'une consultation destinée aux enfants de moins de quinze ans, existe une consultation générale dite « tri adultes » qui prend en charge vingt-quatre heures sur vingt-quatre et sept jours sur sept les patients qui se présentent, à la manière d'un service d'urgences hospitalier. La continuité du service est assurée par des infirmiers et infirmières qui se relaient toutes les huit heures. Les patients relevant d'un traitement chirurgical ou ceux

---

[125] A titre de comparaison, les examens dits spéciaux sont beaucoup plus onéreux : 22 000 Fcfa tout compris (env. 34 €) pour une UIV ou un TOGD ; environ 25 000 Fcfa (env. 38 €) pour une HSG.

qui sont trop gravement atteints pour être traités sur place sont évacués sur les hôpitaux publics de Dakar (CHU de Fann, Hôpital Le Dantec, Centre de Traumatologie) au moyen d'une ambulance.

Les observations effectuées par mes soins au niveau du « tri » l'ont été à l'occasion de la consultation du matin - elle commence vers neuf heures et se termine vers quatorze heures - qui est la plus fréquentée. En l'absence de données quantitatives fiables (de nombreux registres de consultations ont disparu à la suite de travaux effectués dans le centre) il est difficile de chiffrer avec précision l'activité de ce service et son évolution dans le temps. Cependant, à partir de mes observations et de quelques indices recueillis dans les registres, on peut estimer que le nombre moyen de consultations par période de vingt-quatre heures varie dans une fourchette comprise entre soixante-dix à cent consultations, ce qui est un chiffre important vu l'exiguïté du local - une trentaine de mètres carrés - dans lequel se relaient les soignants : « *Nos conditions de travail sont déplorables. Nous sommes trois dans un petit bureau, deux infirmières pour les consultations et la responsable du PNT. Il n'y a pas d'intimité....* »[126].

Les patients qui ont acheté un ticket à la caisse[127] se présentent à la consultation les uns après les autres, en fonction de leur ordre d'arrivée, après un temps plus ou moins long passé dans le hall qui fait fonction de salle d'attente. Ce flux de patients, qui peut aller du « jet continu » au « goutte-à-goutte » en fonction de l'affluence, est pris en charge le matin par deux infirmières qui consultent en même temps dans le même bureau. Etant donné que la responsable du PNT y reçoit également les patients dont elle a la charge, il y a en permanence de six à huit personnes en présence simultanément, sans compter l'enquêteur ou le chercheur de passage, les visiteurs médicaux, les parents et connaissances qui forcent la porte du bureau pour une consultation, un conseil ou une ordonnance tandis que, à longueur de journée, des membres du personnel féminin se faufilent dans la pièce pour accéder aux toilettes qui leur sont réservées. De temps en temps, la succession des consultations est interrompue pour livrer passage à une urgence médicale (crise d'asthme, par exemple) ou chirurgicale (traumatisme) : dans ce cas, le/la patient(e) est étendu(e) sur un des deux lits d'examen disposés dans un coin du bureau puis fait l'objet d'un examen clinique approfondi grâce à la relative intimité qu'offrent des rideaux coulissants.

---

[126] Propos tenus par une infirmière du tri et recueillis par F. Hane en 2002.
[127] Le coût de la consultation par une infirmière est de 300 Fcfa (env. 0,50 €) et par un médecin de 1500 Fcfa (env. 2,30 €).

Les infirmières s'adressent aux patients en français ou en wolof[128] en fonction du langage utilisé de prime abord par les patients eux-mêmes (elles vont répondre en français à des patients qui s'adressent à elles en français) ou bien en fonction des compétences linguistiques présumées de ces derniers sur la base de différents critères (âge, genre, statut social). Ainsi, elles s'adresseront d'emblée en wolof à une femme âgée qui est censée ne pas avoir été scolarisée et en français à une jeune fille au « look » de lycéenne.

Plusieurs consultations étant conduites simultanément, il n'est pas facile pour un observateur extérieur d'en suivre le déroulement, d'autant plus que celui-ci est interrompu, à répétition, par des parents ou des connaissances qui viennent saluer l'une ou l'autre des infirmières présentes, par des membres du personnel médical du C.S. qui accompagnent une connaissance et court-circuitent le « rang » ou encore par des patients qui reviennent pour montrer une radiographie, les résultats d'un examen de laboratoire ou faire préciser la posologie et le mode d'administration des médicaments qui leur ont été prescrits, etc. Mais cette agitation de surface cache un ordre que les infirmières tentent de faire respecter tant bien que mal par les patients dans la mesure où elles estiment que ce désordre les empêche d'effectuer correctement leur travail. Ainsi toute personne étrangère au service ou qui ne fait pas partie de leurs connaissances et qui interfère avec le déroulement ordonné de la consultation en essayant par exemple, de forcer la porte de leur bureau, se voit rappeler sans ménagement à l'ordre. Il en est de même pour le patient prolixe dont le bavardage pourrait allonger indûment la durée de la consultation ou celui qui se mêle de proposer d'emblée un diagnostic au lieu de se contenter d'énoncer des symptômes.

En pratique, il n'y a pas deux consultations semblables, les modalités de la relation entre le soignant et le soigné étant également déterminées par des facteurs qui tiennent à l'âge, au genre, au statut social, à l'existence ou non de relations de parenté ou de voisinage, à l'appartenance ethnique ou religieuse. En bref, la consultation médicale est traversée par des logiques sociales qui en modifient le déroulement et déterminent en partie la façon dont soignants et soignés vont interagir.

Les infirmières en charge du « tri » : formation, itinéraires professionnels, savoirs

La pathologie à laquelle sont confrontées les personnes en charge du tri est d'une grande diversité - une caractéristique dont rend compte l'expression

---

[128] Quoique parlé par une majorité de la population, le wolof n'est qu'une des langues nationales usitées au Sénégal tandis que le français a un statut de langue officielle.

« tout-venant » qu'elles utilisent pour la caractériser - et recouvre presque tout le spectre de la pathologie à l'exception des problèmes qui relèvent de la sphère gynécologique et/ou obstétricale : traumatismes divers, affections respiratoires ou cardio-vasculaires, affections dermatologiques, pathologie infectieuse (grippe, paludisme, tuberculose, infections urinaires), atteintes de l'appareil digestif, du système locomoteur, de la sphère ORL, troubles psychiatriques, etc.

Les soignants qui ont la tâche difficile de répondre à cette demande de soins importante et variée sont exclusivement des femmes, du moins dans la journée. Ce sont des infirmières chevronnées, (elles ont entre 40 et 50 ans) qui, au gré des affectations successives sont passées par différents services et différentes structures de soins, ce qui leur a permis d'acquérir une expérience riche et diverse. En l'absence d'une formation spécifique en imagerie médicale pendant leurs études, c'est au cours de leurs passages dans des services de pneumologie ou de réanimation qu'elles en ont appris les rudiments sur le tas.

En ce qui concerne la tuberculose, elles en connaissent les signes cardinaux tels qu'ils peuvent être mis en évidence au cours d'un interrogatoire : toux de longue durée, amaigrissement, fièvre, qui peuvent être associés ou non à de l'asthénie, à des crachats sanglants (hémoptysie). Quant à l'auscultation pulmonaire qu'elles pratiquent peu dans l'exercice de leurs fonctions (elles se limitent essentiellement à la recherche de râles sifflants évocateurs d'asthme), elle n'est pas mise en œuvre dans le cas de patients suspects de tuberculose envers lesquels elles manifestent plutôt des conduites d'évitement et de mise à distance. Si elles connaissent les directives du PNT concernant la place centrale attribuée aux examens de crachats dans le dépistage de la tuberculose, cela ne les empêche pas d'avoir recours quasi systématiquement à la radiographie en cas de suspicion de tuberculose, y compris pour elles-mêmes[129] dans la mesure où elles sont convaincues que la radiographie peut non seulement éliminer une tuberculose (diagnostic négatif) mais aussi la mettre en évidence (diagnostic positif) en association ou non avec le laboratoire. De plus, la radiographie donne des indications sur l'étendue des lésions qui vont orienter la prise en charge du patient, non pas tant au niveau du traitement médicamenteux qui est le même quelle que soit la sévérité de l'atteinte que sur le fait de savoir s'il faut lui dire la vérité ou non : « *En cas d'atteinte localisée, on dit la vérité. En cas d'atteinte étendue, on ne dit rien* » (Une infirmière du tri).

Malgré leurs connaissances limitées dans le domaine de l'imagerie médicale en général et de la radiographie en particulier, ces soignantes sont amenées à prescrire quotidiennement des examens radiologiques : non

---

[129] Au moindre signe suspect (toux), ces soignantes qui sont en contact journalier avec des patients tuberculeux se font faire des radiographies pulmonaires pour vérifier qu'il ne s'agit pas de tuberculose. Il en est de même pour le personnel du service de radiologie.

seulement des radios des poumons mais aussi des examens du squelette (rachis, thorax, membres, bassin, crâne) voire des examens de l'appareil digestif (TOGD). En ce qui concerne l'interprétation des clichés radiologiques, alors qu'elles sont capables de voir par elles-mêmes un trait de fracture, elles se fient aux interprétations du technicien en radiologie pour tout ce qui touche à la sphère pulmonaire.

Pour terminer, signalons qu'en dehors des raisons strictement médicales, deux autres facteurs jouent en faveur d'un recours fréquent aux examens radiographiques par ces soignantes. Il s'agit, d'une part, de la demande des patients « *qui croient que si on ne fait pas de radio, on ne va pas trouver la maladie* » (une infirmière du tri) et, d'autre part, de l'expérience positive qu'elles ont pu faire, à titre personnel, de l'une ou l'autre technique d'imagerie médicale et notamment de l'échographie pendant leurs grossesses.

2.b. *Les différentes étapes du processus de transformation d'un patient en un « bulletin de radio »*

Le déroulement normal d'une consultation

Après avoir remis à l'infirmière le ticket attestant le paiement de la consultation, le patient est invité à s'asseoir puis à décliner son nom, son prénom, son adresse (le quartier où il réside), son âge, éventuellement sa profession. Toutes ces informations sont immédiatement reportées dans le volumineux registre de consultation dont chaque infirmière est pourvue. Dans le cours de la consultation, feront également l'objet d'une inscription dans les registres le ou les symptômes ayant motivé la consultation, éventuellement le diagnostic s'il a pu être établi et le traitement prescrit.

Une fois l'identité du patient enregistrée, l'infirmière commence l'interrogatoire en posant la même question sous une forme ou l'autre, dans une langue ou l'autre : « Qu'est-ce que vous avez ? », « *Lu lay metti*[130] ? » (De quoi souffrez-vous ?), « *Fan lay metti* ? » (Où avez-vous mal ?) - qui va déclencher l'exposé de sa plainte par le patient. L'écoute est très sélective et, étant donné le manque de temps, le patient trop bavard est fermement invité à s'exprimer avec précision et concision. L'énoncé d'un symptôme (toux, fièvre, douleur, etc) va être le point de départ d'un interrogatoire succinct à la recherche de signes associés, dans le cadre d'une démarche qui vise à faire un diagnostic différentiel entre plusieurs pathologies. Cette première étape sera suivie au besoin par un examen clinique directement orienté par l'interrogatoire : examen

---

[130] La transcription des termes en wolof a été faite selon les normes mises au point par le Centre de Linguistique Appliquée de l'Université de Dakar (Fal et al., 1990).

visuel des conjonctives, de la gorge, d'une atteinte de la peau ou des cheveux, mesure de la tension artérielle (par une aide qui ne fait que ça), éventuellement auscultation pulmonaire, palpation d'un abdomen ou d'un membre douloureux. Au terme de la consultation, des examens complémentaires seront demandés si nécessaire. Il s'agit d'analyses biologiques (urines, sang, crachats) et/ou d'examens radiologiques qui seront effectués en général dans le centre lui-même. Enfin, une fois le diagnostic établi, un traitement est prescrit sous la forme d'une ordonnance dûment tamponnée, datée, signée, dont le contenu sera expliqué au patient.

Faire la distinction entre affections relevant ou non de la sphère pulmonaire

Dans le cadre de la consultation de tri, deux symptômes vont mettre les soignantes sur la voie d'une atteinte de la sphère pulmonaire. Il s'agit en premier lieu de la toux qui attire immédiatement et sans équivoque l'attention sur l'appareil respiratoire et plus rarement d'une douleur située au niveau du thorax. Dans ce dernier cas, les soignantes vont immédiatement tâcher de préciser la localisation de cette douleur afin de distinguer entre douleurs proprement thoraciques (« *dënn buy metti* ») et douleurs épigastriques (« *xol buy metti* »).

Un autre symptôme peut attirer l'attention sur la sphère pulmonaire, c'est la difficulté plus ou moins importante à respirer en rapport avec ce que les soignants et le grand public rangent dans la catégorie « asthme ». Ici, il s'agit pour les infirmières de distinguer avant tout entre ce qui relève d'une affection respiratoire qui s'inscrit dans la durée et d'une affection aiguë (crise d'asthme). Dans ce cas, la symptomatologie (dyspnée intense), l'interrogatoire du patient ou des accompagnants, complétés au besoin par une auscultation pulmonaire à la recherche de sifflements, sont suffisamment évocateurs pour que le diagnostic soit porté sur la seule clinique et un traitement institué parfois en urgence : « Des hommes font irruption dans le bureau en portant un jeune homme inconscient qui est allongé sur une des deux tables d'examen. Il s'agit d'un patient connu pour être asthmatique qui porte d'ailleurs une boite de Ventoline sur lui. Après avoir pris sa tension, l'infirmière de garde le fait transporter dans la salle d'injections et fait appeler l'adjointe du médecin chef qui est présente sur les lieux. Celle-ci prescrit un corticoïde qui est administré en urgence au patient » (Notes de terrain).

Faire la distinction entre affections pulmonaires aiguës et chroniques

Mais, en pratique, dans l'immense majorité des cas, l'attention des soignantes est orientée immédiatement vers l'appareil respiratoire par des patients qui vont se plaindre spontanément de tousser (« *soqot* » en wolof). L'énoncé de ce symptôme va entraîner un interrogatoire qui vise, en premier lieu, à en faire préciser la durée au moyen de la question : « Est-ce que ça a duré ou non ? » (« *Yàggna walla yàggul ?* »), de façon à distinguer entre affections chroniques et aiguës.

En cas d'atteinte de courte durée, les infirmières vont s'appuyer principalement sur la clinique et le contexte épidémiologique pour faire la distinction entre atteintes de nature virale (grippe) ou broncho-pneumopathie d'origine bactérienne. Elles chercheront à savoir si la toux est ou non associée à l'émission de crachats (dont elles feront préciser l'aspect muqueux ou purulent), à une fièvre ou des douleurs thoraciques. Ici, il sera rarement fait appel à la radiographie pour confirmer le diagnostic à moins qu'une altération importante de l'état général soit présente sous la forme d'une fatigue, d'un amaigrissement. En cas de toux de longue durée, c'est par la recherche de signes associés (fièvre, altération de l'état général, crachements de sang, fatigue, etc) que les soignantes vont s'efforcer de faire la distinction entre les affections pulmonaires d'origine tuberculeuse et les autres. A ce sujet, il faut souligner que si les spécialistes de la tuberculose estiment qu'une toux ayant duré plus de trois semaines doit faire envisager le diagnostic de tuberculose, en pratique, l'appréciation de ce qu'est une toux de longue durée est variable selon les soignantes : cela peut aller de plus de trois jours à plus de trois semaines.

Faire la distinction entre pathologie pulmonaire chronique d'origine tuberculeuse et non tuberculeuse

Parfois, le tableau clinique est si net que le diagnostic de tuberculose est évoqué d'emblée, comme chez cette jeune femme de 22 ans qui présentait une symptomatologie associant toux depuis un mois, expectorations, fièvre, amaigrissement et perte d'appétit. Dans ce cas, il a été demandé simultanément une analyse des crachats et une radiographie pulmonaire qui ont confirmé rapidement le diagnostic.

Mais le plus souvent le tableau clinique n'est pas aussi franc et devant un ensemble de signes évoquant une atteinte de la sphère respiratoire sans qu'il soit possible de faire la distinction entre une banale broncho-pneumopathie et une atteinte tuberculeuse, une radiographie pulmonaire sera demandée « pour voir ». Elle permettra de lever le doute en mettant en évidence un épanchement pleural, des signes de broncho-pneumopathie ou bien, au contraire, des lésions évoquant une tuberculose.

Le recours à la technique

Au total, malgré l'absence de données quantitatives fiables (registres de consultation manquants, incomplets et/ou illisibles), on peut avancer qu'il est fait un usage important de la radiographie au niveau de la consultation de tri dans le cas des affections pulmonaires. En particulier, lorsque les soignantes sont confrontées à des affections de la sphère respiratoire évoluant dans la durée, nos observations montrent qu'elles prescrivent presque à chaque fois une radiographie des poumons en première intention. La prescription simultanée ou non d'une analyse des crachats dépend du tableau clinique. Si ce dernier n'est pas net, il sera demandé uniquement une radio des poumons pour voir. Au contraire, s'il est fortement évocateur de tuberculose avec l'association d'une toux de longue durée, d'un amaigrissement, de fièvre et d'asthénie, il sera demandé simultanément une radio des poumons et un examen des crachats. Il en sera de même si les soignants ont connaissance d'antécédents tuberculeux chez le patient ou de la présence de malades tuberculeux dans l'entourage de ce dernier (notion de contage).

Prescrire une « radio des poumons »

La demande d'examens radiologiques se fait sur des formulaires spécialement conçus pour favoriser la transmission par écrit et toujours en français, d'informations entre les prescripteurs et les différents services concernés (radio, laboratoire, consultations spécialisées). Chaque formulaire est divisé en deux parties d'égale importance (voir page suivante). Dans la moitié gauche réservée à la prescription de l'examen, sont indiqués l'identité du malade (nom et prénom), le diagnostic clinique et la nature de la « recherche demandée », le tout étant daté et signé par le prescripteur. La moitié de droite est réservée à la description des résultats de l'examen radiographique ou de l'examen de laboratoire.

En ce qui concerne les informations portées dans la rubrique « Diagnostic clinique », le soignant se contente en général d'indiquer le symptôme le plus saillant recueilli au cours de l'interrogatoire et il ne donne pratiquement jamais au radiologue de précisions sur les antécédents du patient ou l'histoire de sa maladie. L'analyse des motifs qui sous-tendent la demande montre que la toux est le symptôme le plus fréquemment mentionné sur les bulletins de radio, associé parfois à des informations sur sa durée - « Toux de longue durée », « Toux de courte durée », ou le fait qu'elle soit productive ou non : « Toux sans crachats », « Toux + hémoptysie ». Parfois des indications supplémentaires sont données au radiologue dans le but d'attirer son attention vers la tuberculose : « Radio de contrôle après abandon de traitement antituberculeux », « Toux de longue durée rebelle au traitement antibiotique ». Parmi les autres symptômes qui reviennent fréquemment, on note : amaigrissement, douleurs thoraciques, fièvre et plus rarement dyspnée ou asthénie.

Dans la rubrique « Recherche demandée », il est simplement indiqué : « radio des poumons » ou « radio pulmonaire », le mot radio étant le plus souvent écrit en abrégé « Rx ». Par ailleurs, il est entendu entre le radiologue et les soignants qu'il s'agit de radiographies de face, l'incidence de profil n'étant jamais demandée par ces derniers.

2.c. Le rituel radiographique

Une fois muni de son bon d'examen et d'un ticket d'une valeur de 3000Fcfa (env. 4,5 €) acheté à la caisse du centre, le patient peut ensuite gagner le service de radiologie situé dans le même bâtiment. La salle d'attente est un long et étroit couloir, mal ventilé, meublé de bancs alignés contre un mur, sur lesquels se serrent les patients installés plus ou moins près de la porte du service en fonction de leur ordre d'arrivée.

Il faut souligner que si les murs du local de radiologie ont été plombés, il n'en est pas de même de la porte d'entrée qui laisse donc passer une quantité non négligeable de rayons X, susceptibles d'atteindre les patients assis juste en face. Au fur et à mesure que les patients en auront terminé avec leurs examens et auront récupéré leurs résultats, des places se libéreront engendrant un lent mouvement des patients en direction de la porte du service.

En général, malgré l'affluence est importante, le temps d'attente pour une « radio des poumons » est relativement court (deux, trois heures au maximum). A noter qu'en cas de suspicion forte de tuberculose chez un patient qui tousse, les soignants feront leur maximum pour écourter la durée du contact qu'il pourrait avoir avec les autres patients afin de diminuer le risque de contamination : la radiographie est alors réalisée en urgence et le patient renvoyé le plus vite possible à la consultation pour mise sous traitement.

A intervalles irréguliers, un aide sort du service par la porte qui est habituellement fermée à double tour et récupère les bulletins de radio et les tickets de caisse qui sont déposés sur le bureau du chef de service. Ce dernier va les classer en fonction de leur ordre d'arrivée, puis note l'identité des patients et la nature de l'examen demandé dans le registre de consultation avant d'écrire le nom et le prénom du patient sur la pochette de papier dans laquelle sera glissé *in fine* le cliché.

Bulletin de radio

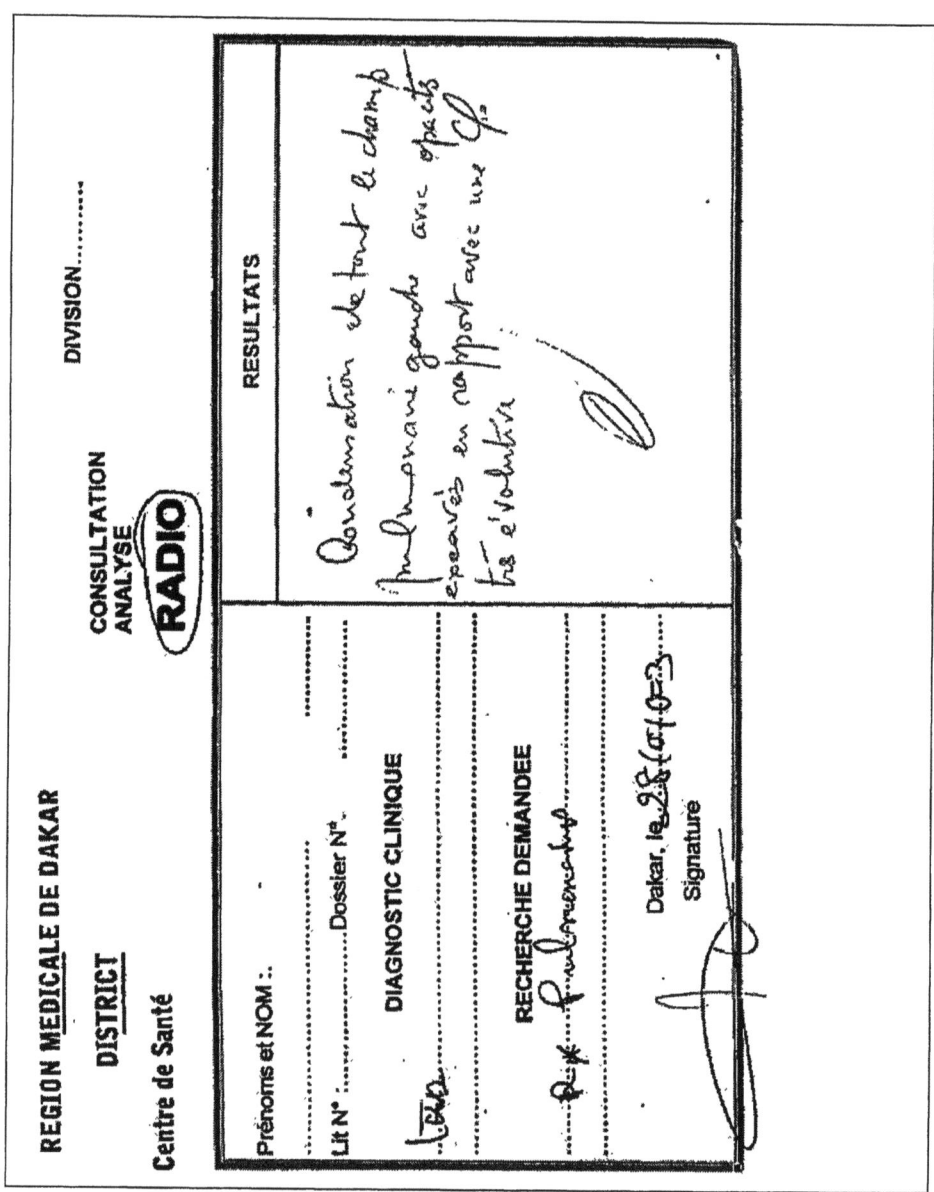

A partir de ce moment, le patient est une radiographie pulmonaire en attente qui va être fabriquée par le technicien et ses aides au moyen de toute une série d'opérations qui visent à adapter le patient à la machine et vice-versa en fonction de la demande exprimée par le prescripteur. A ce propos, la lecture du bulletin de radiologie tourne parfois à la devinette quand la demande est illisible ou encore lorsqu'elle n'est pas accompagnée d'un diagnostic. Dans ce cas, le technicien est obligé d'interroger le patient et même de l'examiner rapidement pour se faire une idée du problème à traiter et de la meilleure manière de s'y prendre. Une fois rentré dans la salle d'examen, le patient est invité à se déshabiller, *première étape du processus qui vise à adapter le patient à la machine.* Dans le cas d'une radiographie pulmonaire, on demande simplement au patient de dénuder sa poitrine et de retirer éventuellement les talismans (« gri-gri ») ou colliers qu'il porte autour du cou ou du thorax. Pendant ce temps, le manipulateur configure l'appareil de façon à ce que le patient puisse être radiographié en position debout, tournant le dos au tube émetteur de rayons, le torse appliqué contre la plaque à l'envers de laquelle a été insérée une cassette métallique contenant un film au format adéquat (en général, 30 x 40 cms dans le cas d'une radiographie pulmonaire chez un adulte).

La posture habituelle exige un certain effort de la part du patient puisque les épaules et le torse doivent être appliqués fermement contre la plaque, ce qui implique d'arrondir le dos et de tenir cette position pendant quelques minutes sans bouger. Une fois le patient correctement positionné, le technicien vérifie, grâce à un rayon lumineux, qu'il est bien centré par rapport à la source de rayons X, puis demande au patient de rester immobile pendant qu'il effectue les ultimes réglages de la machine.

Pendant cette phase d'adaptation du patient à la machine, le patient doit faire preuve de coopération et de docilité et se soumettre sans discuter et rapidement aux instructions qui lui sont données en wolof ou en français. Dans le cas d'enfants, de personnes âgées ou bien de personnes ne parlant ni le wolof ni le français la présence d'accompagnants, qui sont en pratique souvent des femmes, s'avère nécessaire, pour aider la personne à se déshabiller ou traduire les instructions du manipulateur. Je reviendrai plus loin sur le problème posé par l'exposition aux rayons X de ces accompagnant(e)s qui restent habituellement dans la salle pendant la prise de vue.

Debout derrière sa console, le technicien va devoir à présent *adapter la machine au patient* en fonction de tout une série de variables dont, au premier chef, la nature de l'organe à radiographier et la corpulence du patient. Pour ce faire, le manipulateur peut jouer sur trois « éléments » qui sont la « puissance » (exprimée en kilovolts)[131], « le temps de pose » ou durée d'exposition (exprimé en centièmes de seconde) et « l'intensité » (en milliampères)[132]. Les connaissances mobilisées à cette étape sont plus des savoir-faire que des savoirs dans la mesure où les connaissances théoriques des techniciens sont réduites. C'est donc par la pratique que le manipulateur va apprendre à faire varier les « éléments » à sa disposition, en tenant compte non seulement de la nature de l'organe à radiographier, de la corpulence et de la taille du patient, mais aussi de la sensibilité des films dont il dispose et même de l'état des réactifs dans la développeuse (en termes de température et d'usure). Une fois la machine réglée, l'obscurité est alors faite dans la pièce et il est enjoint au patient de ne plus respirer : « Bul nooyi ! ». Alors seulement, le technicien, installé derrière sa console (à l'abri d'un écran protecteur et revêtu normalement d'un tablier de plomb) appuie sur le bouton qui déclenche la prise de vue, celle-ci étant quasi-instantanée.

Pendant le court instant de la prise de vue, la radiographie à l'instar de la photographie devient une empreinte : celle d'un corps traversé par des rayons X qui vont modifier plus ou moins la composition chimique des sels d'argent fixés à la surface du film sensible en fonction de la densité des tissus traversés[133]. Mais cette empreinte n'est pas neutre : elle correspond à un instant précis, à un cadrage donné, à des réglages particuliers et à tout un ensemble de variables, par exemple, au fait que les poumons soient pleins d'air ou non. Ainsi, alors que les radiographies pulmonaires sont réalisées normalement à poumons bloqués en inspiration afin d'obtenir un déplissement maximum des alvéoles pulmonaires, ici, l'ordre de bloquer sa respiration est donné sans tenir compte du cycle respiratoire du patient, ce qui va influer sur la qualité de l'image radiographique.

Dès que l'examen est terminé, le patient est invité à se rhabiller et à quitter la pièce sans délai. Au total, pour une radio des poumons, il s'écoule en moyenne moins de cinq minutes entre le moment où un patient entre dans la salle et celui où il en sort. Pendant que le patient se rhabille, la cassette est récupérée par une aide qui la transporte dans la chambre noire adjacente, en sort le film exposé et l'insère dans une machine (développeuse) qui va révéler

---

[131] La tension en kilovolts appliquée dans le tube entre la source d'électrons (anode) et la cible en tungstène (cathode) est responsable de la puissance de pénétration des rayons X. Pour un organe donné, la tension varie principalement en fonction du volume du patient (Aubert et Laissy, 1995 : 28-32).

[132] L'intensité ou quantité de rayons X émise est proportionnelle à l'intensité du courant (en milliampères) appliqué à l'anode du tube à rayons X (Aubert et Laissy : 28).

[133] Lorsque les rayons X traversent le corps humain, ils subissent une atténuation dont l'importance est fonction non seulement de l'énergie des rayons incidents mais aussi de la nature du milieu traversé et de son épaisseur. Les composants de l'organisme humain ayant des densités très diverses, ces différences d'atténuation sont à la base de l'image qui va se former sur le film radiographique.

l'image jusqu'ici latente, la fixer et la laver. A la différence de la photographie dans laquelle le négatif va être transformé en positif lors de son tirage sur papier, l'image radiographique finale est une image en négatif dans laquelle les zones les plus claires correspondent aux tissus les plus denses (l'os, par exemple) et les zones les plus sombres aux tissus les moins denses (comme les poumons)[134]. La lecture d'une radiographie nécessite donc la présence d'un négatoscope (une table lumineuse fixée à la verticale sur un mur), sur lequel le cliché va être disposé pour être lu en transparence.

A ce stade, le technicien évalue d'un coup d'œil la qualité technique du cliché (en termes de cadrage, de densité, de définition, de contraste) et peut éventuellement demander à ce qu'il soit refait s'il n'est pas satisfait du résultat. En ce qui le concerne, une « bonne radio » est une radio qui doit être à la fois « bien cadrée », c'est-à-dire sur laquelle on doit voir l'ensemble du thorax (en particulier, les os) et son contenu (poumons, cœur, vaisseaux), y compris les coupoles diaphragmatiques et les cul-de-sac pleuraux et « bien pénétrée » c'est-à-dire ni trop blanche, ni trop noire de façon à ce que les parois des bronches soient visibles. A ce propos, le technicien précise : « *Il y a des radiologues qui aiment les images noires, d'autres les images claires. Moi, je préfère les moyennes. Quand une image est bien pénétrée, on voit à peine le doigt à travers la partie noire du cliché, si elle est trop claire, vous allez voir tout le doigt et si elle est trop pénétrée, vous ne voyez rien* ».

Une fois que le cliché est sec, des indications permettant de l'orienter dans l'espace (droite/gauche) et surtout de le mettre en relation avec un patient donné, sont inscrites à la main, à la surface même du cliché. Ce n'est que lorsque ces opérations auront été effectuées que le technicien pourra passer à l'interprétation du cliché, ultime et décisive étape qui consiste à donner du sens à cette image au moyen d'une opération qui nécessite la mise en œuvre d'un savoir très spécialisé en l'absence duquel elle resterait indéchiffrable.

---

[134] Plus la quantité de rayons X atteignant le film est importante (après traversée de volumes contenant de l'air, les poumons par exemple), plus les cristaux excités sont nombreux et plus le noircissement du film est élevé ; à l'opposé, moins les rayons X arrivent nombreux à la surface du film (après absorption par des structures osseuses, par exemple), moins il y a de cristaux excités et plus le film sera clair après son développement.

2.d. Les différentes étapes du processus d'interprétation d'une radiographie pulmonaire

Y a t-il ou non une pneumopathie ?...

La première étape consiste à distinguer entre une image radiologiquement normale et une image anormale. Pour ce faire, le technicien procède à un examen méthodique de la radiographie, en commençant par une appréhension globale de la transparence des deux champs pulmonaires, de la position et du volume cardiaque et de la position respective des deux hémi coupoles diaphragmatiques, avant de passer à une lecture détaillée des champs pulmonaires à la recherche d'images anormales évoquant l'existence d'une pneumopathie.

En leur absence, on parle d'un aspect radiologiquement normal des poumons, c'est-à-dire ne présentant aucune anomalie parenchymateuse et dont « les zones de sécurité corticales[135] » sont bien « respectées ». De plus, les sommets des poumons comme les culs-de-sac pleuraux doivent être « libres » de toute image, les hiles en position normale et les bronches non visibles au-delà de la deuxième division de l'arbre bronchique.

Diagnostic différentiel entre pneumopathies tuberculeuses et non tuberculeuses

Lorsque l'image des poumons n'est pas radiologiquement normale, étant donné le contexte épidémiologique particulier dans lequel travaille ce technicien qui voit passer des centaines de patients tuberculeux chaque année, son premier souci est de distinguer entre affection tuberculeuse et non tuberculeuse.

A ce propos, il faut préciser que l'interprétation d'un cliché pulmonaire ne se fait pas *ex nihilo* mais s'inscrit dans un contexte particulier, à la fois clinique et épidémiologique, qui en détermine largement l'orientation. Ainsi, les indications cliniques fournies par le prescripteur sur le bulletin de radio vont jouer un rôle déterminant, de même que l'état du patient tel qu'il peut être observé directement par un personnel attentif à se protéger d'une possible contamination par des patients présumés tuberculeux : « *On reconnaît d'emblée un patient tuberculeux à sa physionomie, sa maigreur, au fait qu'il tousse et on*

---

[135] Par zone de sécurité corticale, on entend une zone tout autour du poumon qui fait un centimètre et demi de largeur et dans laquelle on ne doit rien voir. A contrario, si l'on voit quelque chose dans cette zone, c'est qu'il y a un problème.

sait immédiatement que c'est un malade suspect pour lequel il faut prendre des précautions » (Le technicien du service de radio). La différenciation entre des images évoquant une pneumopathie tuberculeuse et des images en rapport avec une affection non tuberculeuse, se fait par un examen attentif portant principalement sur l'aspect des lésions et sur leur localisation.

En ce qui concerne leur aspect, les images en faveur d'une atteinte pulmonaire sont à type d'*opacités* - c'est-à-dire qu'elles apparaissent légèrement plus claires que le parenchyme pulmonaire sain qui est d'une tonalité gris foncé - dont il s'agit de préciser dans un premier temps le volume, la morphologie (elles sont excavées ou non), l'étendue et, surtout, le *degré d'homogénéité* qui fait référence au fait que l'opacité en question peut se présenter sous la forme d'une multiplicité d'opacités (image dite peu homogène) ou, au contraire, d'une opacité d'un seul tenant (image dite homogène ou condensée), avec tous les aspects intermédiaires possibles entre ces deux extrêmes. La *localisation de ces opacités* par rapport à chacun des champs pulmonaires, en fonction d'une cartographie des deux poumons en différents lobes (trois à droite et deux à gauche), est également un élément clef du diagnostic différentiel. Par exemple, dans la tuberculose, on observe fréquemment une atteinte bilatérale des deux sommets ou des deux lobes supérieurs car le BK atteint d'abord les sommets, après avoir été inhalé et véhiculé jusqu'aux poumons par les bronches.

En fin de compte, le processus d'interprétation consiste à construire la représentation médicalement signifiante d'un phénomène visuel singulier - une configuration particulière de taches plus ou moins claires se détachant sur un fond de couleur foncée, qui ne sont en fait que les ombres portées de phénomènes physio-pathologiques complexes (inflammation, destruction, prolifération cellulaire, etc) - qu'il s'agit ensuite de mettre en correspondance avec une affection donnée. Ce praticien est aidé dans cette tâche difficile par une expérience fondée sur l'examen de milliers de clichés, ses connaissances anatomiques (il a été infirmier avant de se spécialiser en radiologie) et les indications cliniques dont il dispose.

Ainsi, par exemple, certaines images, comme des opacités nodulaires disséminées dans les deux champs pulmonaires ou une opacité excavée située au sommet d'un poumon, sont nettement en faveur de la tuberculose. A l'inverse, on peut écarter définitivement une tuberculose pulmonaire au vu d'autres images : par exemple, une condensation (c'est-à-dire une opacité complètement homogène) ne peut être qu'une tumeur ou une pleurésie.

Au final, cet assemblage complexe de savoirs médicaux, de coup d'œil et de maîtrise technique va pousser ce praticien à émettre des diagnostics catégoriques en faveur de la tuberculose alors même que, à l'occasion d'un premier entretien, il avait affirmé qu'il n'y avait pas « d'image typique de la tuberculose », une assertion avec laquelle tous les « imageurs » sont d'accord en théorie. Mais, à ce sujet, des entretiens menés avec différents spécialistes de la radiologie (techniciens et médecins) ont permis de mettre en évidence un hiatus important entre leurs discours et leurs pratiques. Dans le feu de l'action, face à certaines images particulièrement évocatrices, ces praticiens expérimentés parlent volontiers de « forte ou très forte suspicion de tuberculose » même s'ils ne vont pas jusqu'à affirmer, comme le technicien en question que telle image « ne peut évoquer autre chose qu'une tuberculose ».

Quoiqu'il en soit, une fois l'analyse du cliché achevée, le résultat fait l'objet d'une inscription à la main sur le bulletin de radio, sous la forme d'un diagnostic souvent lapidaire et catégorique - « RAS », « BPP » (Broncho-pneumopathie), « Tuberculose pulmonaire gauche», « Tuberculose très évolutive », « Image typique d'infiltrat tuberculeux » - accompagné souvent d'une description succincte des images observées : « Opacité lobaire gauche », « Opacités macro-nodulaires excavées en rapport avec une tuberculose évolutive », « Condensation du lobe moyen en rapport avec une pneumonie ». Parfois, le diagnostic est énoncé sous une forme moins affirmative : « Tuberculose probable », « Infiltrat probable ».

Ce bulletin est glissé dans la pochette contenant le cliché radiographique dûment identifié au nom du patient auquel le résultat de l'examen n'est pas transmis oralement. C'est donc muni de ces deux documents que ce dernier va retourner à la consultation de tri, en quête d'une solution thérapeutique à son problème.

2.e. Le retour du patient à la consultation de tri

Le retour du patient à la consultation de tri sera plus ou moins rapide selon qu'il aura été demandé simultanément ou non des examens de laboratoire (analyse de crachats). Dans le premier cas de figure, le délai entre la consultation initiale et le retour du patient avec le résultat des examens radiographiques et biologiques sera au minimum de 48 heures, voire davantage si un dimanche ou un jour férié s'interpose entre la remise au patient des contenants dans lesquels il doit cracher, leur retour au laboratoire pour analyse et la récupération des résultats. En revanche, si le seul examen complémentaire demandé a été une radiographie, les patients feront tout leur possible pour raccourcir le délai entre la prescription de l'examen et sa réalisation afin d'être en mesure de retourner au tri avant la « descente » de l'infirmière qui les a vus en consultation et lui transmettre ainsi les résultats de l'examen radiographique.

Il faut souligner ici que, du fait de l'alternance de périodes d'activité et de repos et de la rotation du personnel entre consultation du matin et de l'après-midi, l'infirmière qui va prendre connaissance des résultats de l'examen radiographique n'est pas obligatoirement la même que celle qui a vu le patient en consultation et a prescrit l'examen. A noter que cette absence de continuité dans la prise en charge du patient a pour effet de renforcer le pouvoir de l'examen radiographique, associant image et écriture, par rapport à un savoir clinique qui n'a pas laissé d'autres traces que celle du « diagnostic » succinct porté sur le bulletin de radio. De telle sorte que le délai très court qui existe entre le moment de la prescription et celui où ils vont disposer du résultat de l'examen radiographique est un élément important dans l'appréciation positive de l'examen radiographique tant par les soignants que par les soignés, par rapport à la technique du laboratoire beaucoup plus lente et compliquée à mettre en œuvre.

Enfin, lorsque le patient se présente de nouveau à la consultation, les infirmières, qui n'ont pas été formées pour interpréter elles-mêmes les radiographies, vont se contenter de prendre connaissance des conclusions du radiologue auxquelles elles accordent une confiance littéralement aveugle. Lorsque le diagnostic de tuberculose pulmonaire est affirmé ou évoqué par la radiographie, une analyse de crachats est immédiatement prescrite au cas où cela n'aurait pas déjà été fait, ce qui a pour effet de retarder de quelques jours la prescription d'un traitement anti-tuberculeux dit « spécifique » qui ne sera mis en route que s'il existe une concordance entre les deux techniques d'examen. Dans le cas contraire, la décision de mettre en route un traitement anti-tuberculeux sera prise en tenant compte de la clinique et au premier chef de l'état général du patient mais aussi de l'existence ou non d'antécédents tuberculeux, d'un risque de contamination dans l'entourage proche ou encore de la persistance de l'affection malgré un ou plusieurs traitements antibiotiques prescrits auparavant. Dans les cas difficiles, la décision thérapeutique sera prise par les soignantes en concertation avec la responsable du PNT et après en avoir discuté parfois avec un des médecins du centre. Je rappelle que le traitement anti-tuberculeux standard d'une durée de huit mois est dispensé gratuitement au patient, dans les structures publiques, dans le cadre d'un programme géré par le PNT sénégalais avec l'aide d'une ONG européenne.

3. Entre pratiques et croyances : l'usage de la radiographie en question

3.a. L'écart par rapport aux normes du PNT

Les observations effectuées dans ce C.S. montrent qu'en pratique, les soignants confrontés à une pathologie pulmonaire, qu'elle soit associée ou non à des signes évoquant une atteinte tuberculeuse, ont recours de manière quasi systématique à la radiographie dans leur démarche diagnostique. Lorsque la symptomatologie clinique les oriente vers une étiologie d'origine tuberculeuse, c'est-à-dire dans les trois quarts des cas étudiés, les soignants demandent simultanément une analyse des crachats. Il faut ajouter que, lorsque l'interprétation du cliché pulmonaire est en faveur de la tuberculose, l'analyse des crachats a été ensuite systématiquement demandée, si elle n'avait pas été prescrite d'emblée. A l'inverse, je n'ai jamais observé durant mon enquête, qu'une analyse de crachats ait été prescrite sans être associée à un examen radiographique même si cette éventualité ne peut être écartée a priori étant donné le petit nombre de cas étudiés.

Pour résumer la situation : lorsque la symptomatologie oriente le diagnostic vers la tuberculose, le recours - simultané ou non - à la radiographie et au laboratoire est la règle, ceci en dépit du fait que cette démarche aille à l'encontre des directives du PNT qui stipulent, je le rappelle, d'utiliser *en premier lieu et uniquement* les examens de laboratoire dans le dépistage de masse de la tuberculose pulmonaire, la radiographie ne devant être utilisée que dans les cas problématiques, seulement sur avis médical et jamais en première intention.

J'ouvre ici une parenthèse pour dire que des observations ponctuelles effectuées dans le système hospitalier comme dans le privé font penser que l'écart constaté entre les pratiques des soignants et les directives du PNT concerne l'ensemble des acteurs intervenant dans le dépistage de la tuberculose, aussi bien dans le public que dans le privé et toutes catégories confondues, c'est-à-dire médecins et infirmiers. En effet, des entretiens réalisés en 2002 avec une demi-douzaine de médecins exerçant dans la région de Dakar[136] et impliqués à un titre ou un autre dans le dépistage et le traitement de patients tuberculeux montrent que le recours à la radiographie est systématique non seulement pour établir le diagnostic de tuberculose pulmonaire mais aussi pour suivre l'évolution de la maladie sous traitement. Pour ces praticiens - il s'agit soit de médecins hospitaliers (médecine interne, pédiatrie) soit de médecins exerçant en libéral (un pneumologue, des médecins généralistes) - il apparaît que le bilan standard de dépistage comporte toujours une radiographie pulmonaire et souvent *mais pas toujours* une analyse des crachats associée éventuellement à d'autres examens (IDR, analyse de sang). Par la suite, une fois le traitement mis en place, des radiographies sont demandées pour suivre l'évolution de la maladie en parallèle avec les examens de crachats (recherche de BAAR). Après la fin du traitement, la radiographie est encore souvent utilisée (au bout de six mois et/ou un an) afin de s'assurer que le malade est définitivement guéri.

Pour revenir à l'usage qui est fait de radiographie dans ce C.S., il est temps de souligner un point important : à savoir qu'il ne semble pas que

---

[136] Entretiens réalisés en 2002 par E. Massi auprès de six médecins libéraux exerçant à Dakar, dans le cadre du programme de recherches « sur l'amélioration de l'observance des traitements de la tuberculose au Sénégal » dirigé par Sylla Thiam et Christian Lienhardt.

l'utilisation de la radiographie ait un impact négatif sur la prescription d'examens de crachats. Au contraire, dans un contexte marqué par une surinterprétation des radios pulmonaires en faveur de la tuberculose, le recours fréquent à la radiographie augmenterait plutôt la prescription d'examens de laboratoire et pourrait même avoir un effet positif sur sa mise en œuvre en améliorant son acceptation par des patients qui seraient rebutés par cette méthode d'investigation (cf. infra). Par ailleurs, si l'utilisation de la radiographie peut alourdir, ralentir voire compliquer parfois le processus de dépistage, il ne semble pas qu'elle diminue l'accessibilité aux soins, du moins pour la population urbaine considérée, pour laquelle le financement d'un examen radiographique ne semble pas poser de difficulté majeure dans la majorité des cas.

Pour autant, la multiplication des examens radiographiques n'est pas sans poser problème en raison des effets iatrogènes induits par l'exposition des patients, et surtout des patientes, aux rayonnements ionisants. Aussi, avant de poursuivre mon analyse sur le rôle que l'on fait jouer à la radiographie dans la prise en charge de la tuberculose au Sénégal, j'aimerais m'arrêter quelques instants sur ce problème mis en évidence de façon fortuite au cours de mon enquête.

3.b. Danger Rayons X

En effet, dès que j'ai commencé mon travail de terrain, je me suis rendu compte que la gestion du risque constitué par l'exposition aux radiations ionisantes n'était pas conforme aux normes internationales en la matière tant dans les services hospitaliers que dans les centres de santé où j'ai enquêté. Pour mémoire, les effets des rayons X sur les organismes humains sont de deux types : déterministes (ils sont dus à de fortes doses et n'apparaissent qu'au-dessus d'un certain seuil) et stochastiques (c'est-à-dire régis par la loi du tout ou rien). Ces derniers ne sont pas prévisibles et leur sévérité n'est pas proportionnelle à la dose reçue. Quelque soit leur mode d'action, les rayons X provoquent essentiellement des cancers et des troubles génétiques, ce qui explique, en particulier, que la grossesse constitue une contre-indication absolue à un examen radiographique.

La radioprotection repose sur la mise en place de moyens de protection mais aussi de détection (dosimètres, par exemple). Ces moyens ont pour objectif de limiter au maximum l'irradiation des personnels et des patients, notamment par la mise en place de mesures de protection spécifiques (murs plombés) dans les locaux abritant des équipements radiologiques ainsi que par le port de tabliers et de gants plombés par les techniciens. Or mes observations montrent que si les connaissances sur la radioprotection existent, quoique de façon lacunaire, au niveau du personnel technique, il existe un hiatus important entre savoirs et pratiques (Werner, 2003). Car, si les techniciens connaissent la dangerosité des rayons X « *surtout pour les cellules des ovaires et des testicules* » (comme me l'a précisé un stagiaire), en pratique, ils ne respectent pas ou pas suffisamment les consignes de sécurité vis-à-vis d'eux-mêmes (port d'un tablier de plomb, port de dosimètres, mise à l'abri derrière des cloisons de protection pendant la prise de vue). Par ailleurs, si la plupart d'entre eux savent que faire passer un examen radiographique chez une femme enceinte est dangereux pour le fœtus, en pratique ils pensent rarement à demander aux patientes et aux accompagnants qui sont le plus souvent des femmes en âge de procréer si elles sont « en état » ou non.

De plus, les locaux abritant des équipements radiologiques, surtout dans les centres de santé, sont rarement aménagés selon les normes internationales en la matière (murs et portes plombés, surface du local égale ou supérieure à 150 mètres carrés) ce qui expose aux effets des radiations ionisantes les patients qui attendent parfois pendant des heures à proximité immédiate de ces équipements.

3.c. La demande des soignants : pratiques, savoirs et culture médicale

Les facteurs susceptibles de favoriser l'usage de la radiographie par les soignants sont les suivants :
- l'existence d'une tradition médicale au sein de laquelle tuberculose et radiographie ont partie liée depuis longtemps,
- sa diffusion au Sénégal par l'intermédiaire d'une culture médicale héritée de la colonisation française,
- une croyance largement partagée dans l'efficacité diagnostique de la radiographie vis-à-vis de la maladie tuberculeuse,
- une pratique clinique guidée par le principe « deux précautions valent mieux qu'une ».

Radiographie et tuberculose ont partie liée depuis 1895

Pour comprendre le recours fréquent à la radiographie dans le diagnostic de la tuberculose, nous allons à présent par nous pencher sur les savoirs et croyances qui sous-tendent les pratiques des soignants qui prescrivent et réalisent ces images. Ces savoirs et croyances s'enracinent dans une construction technico-scientifique au sein de laquelle tuberculose et radiographie sont indissociablement liées comme l'établit clairement Pasveer (1995). Cette auteure montre que, en dépit du fait que, dès la fin du XIXe siècle, tout le monde s'accordait pour reconnaître que l'observation directe au microscope du bacille tuberculeux dans les crachats était indispensable pour porter le diagnostic de tuberculose[137], la radiographie allait acquérir rapidement une autorité certaine en matière de tuberculose infantile, parce qu'elle permettait, d'une part, de faire un diagnostic précoce de la maladie et, d'autre part, de mettre en évidence que la primo-infection tuberculeuse était localisée au niveau des hiles pulmonaires plutôt qu'aux sommets, c'est-à-dire dans une région hors d'atteinte des méthodes d'examen clinique et bactériologique. Dans ces conditions, les images radiologiques ont fini par constituer la maladie selon « *un double mouvement qui conduit progressivement à faire se correspondre la maladie, soit la tuberculose, à une certaine représentation de la maladie, à savoir les images aux rayons* » (Pasveer, 1995 : 12).

Progressivement, la radiographie va s'imposer également comme un instrument diagnostique indispensable chez l'adulte non seulement parce qu'elle permettait de détecter une infection tuberculeuse bien avant les autres méthodes diagnostiques mais surtout à cause de sa capacité à montrer l'étendue des lésions. Ici encore, c'est l'idée même de ce que devait être le diagnostic de la tuberculose qui a été modifiée par la radiologie : « *Quand les rayons ont fait leur apparition, ils ont conduit à l'idée qu'il fallait connaître le stade du développement de la maladie, alors même qu'ils constituaient le principal moyen d'arriver à ce résultat* » (Pasveer, 13-14). En bref, *la tuberculose a été constituée autant par la radiologie que cette dernière a été constituée par la tuberculose* (Pasveer, 1995 : 16).

Ceci dit, la tuberculose n'est jamais devenue une « maladie radiologique » et les autres techniques d'investigation sont toujours d'actualité même si leur importance relative et l'ordre dans lequel elles sont mobilisées ont pu être durablement modifiés comme on l'a vu avec les soignantes du C.S. qui sont en quelque sorte les héritières lointaines de cette conception qui leur a été transmise à travers ce filtre particulier qu'a été la colonisation par les Français.

L'enracinement dans une culture médicale héritée de la colonisation

En ce qui concerne le dépistage de la tuberculose, il existe une culture médicale française qui privilégie une approche individuelle du patient en opposition à une tradition anglo-saxonne davantage orientée vers une approche collective du problème de type santé publique[138]. Dans cette perspective, les

---

[137] Opinion résumée par la formule « Il n'y a pas de tuberculose sans bacille tuberculeux ». En 1882, Koch a identifié le bacille responsable de la tuberculose.
[138] Cette partie de mon analyse doit beaucoup aux informations qui m'ont été transmises par C. Lienhardt.

Anglo-saxons ont mis en avant la microscopie en tant que seule technique à même d'affirmer le diagnostic et aussi parce qu'elle était plus facile à mettre en œuvre que la radiologie dans les campagnes de dépistage de masse qu'ils ont menées en Afrique dans les années soixante et soixante-dix. Il s'agissait d'une approche de type pragmatique fondée sur la reconnaissance que c'est le patient qui crache des BK qui doit être traité en priorité afin d'arrêter la transmission de l'infection tandis que l'on peut prendre son temps avec le patient qui ne crache pas de BK. Dans le cadre de cette approche, il n'était pas besoin de faire une radiographie d'autant plus qu'elle peut très bien ne rien montrer chez un patient tuberculeux.

A l'inverse, en Afrique francophone, les médecins passaient tout de suite à la radio après l'examen clinique et avaient recours seulement dans un troisième temps aux examens de laboratoire présentés comme des examens laborieux et difficiles à mettre en œuvre : « *De fait, les cliniciens français fonctionnent beaucoup à la radio puis au traitement d'épreuve dont l'efficacité est vérifiée ultérieurement par l'amélioration clinique et radiologique* » (C. Lienhardt, communication orale).

En bref, dans cette optique, le hiatus existant entre les pratiques des soignants et les directives du PNT serait, au moins en partie, la reproduction locale d'une opposition historiquement construite entre, d'un côté, une approche française plutôt centrée sur l'individu et associée à un usage quasi-systématique de la radiographie et, de l'autre une approche anglo-saxonne de santé publique, fondée sur le laboratoire, qui s'est à présent imposée comme une norme internationale sous l'égide de l'OMS et que le PNT s'efforce d'imposer avec beaucoup de difficultés au Sénégal compte tenu de la difficulté à modifier les comportements de soignants par ailleurs convaincus de l'efficacité diagnostique de la radiographie vis-à-vis de la tuberculose pulmonaire.

Une croyance bien partagée dans l'efficacité diagnostique de la radiographie

« *Moi, je crois beaucoup à la radiologie car en quelques minutes, on peut confirmer ou infirmer un diagnostic de tuberculose ou, du moins, on peut éliminer une tuberculose ou orienter vers une tuberculose...* » (Un médecin radiologue dakarois). Cette croyance dans le pouvoir d'élucidation de la radiographie énoncée par un médecin radiologue français ayant longtemps exercé en Afrique de l'Ouest est partagée, au Sénégal, non seulement par un grand nombre de prescripteurs de radiographies pulmonaires comme le montrent nos observations, mais aussi, avec des nuances importantes, par une majorité de médecins et de techniciens radiologues sénégalais, à l'instar de celui en poste dans le C.S. étudié.

Or, si l'efficacité de la radiographie pour éliminer une tuberculose pulmonaire ne pose pas de problème à condition que la personne responsable de l'interprétation soit suffisamment compétente, par contre, son efficacité pour faire des diagnostics positifs est plus incertaine comme le montre l'analyse de la douzaine de cas que nous avons pu documenter lors de notre enquête de terrain et pour lesquelles nous disposons d'un examen bactériologique de contrôle et d'une interprétation comparative des clichés. En effet, alors que le diagnostic de tuberculose pulmonaire a été affirmé onze fois de manière catégorique par le technicien en question, il n'a pas été confirmé par le laboratoire dans six cas: (1) chez deux anciens patients tuberculeux présentant des lésions séquellaires et dont les antécédents n'avaient pas été portés à la connaissance du technicien, (2) chez un patient où le diagnostic de tuberculose pulmonaire a été porté manifestement par erreur par le technicien et enfin (3), à trois reprises, chez des patients présentant une symptomatologie clinique et des images très évocatrices de tuberculose pulmonaire.

Si, dans les trois premiers cas, on peut affirmer que le diagnostic de tuberculose, porté par excès, a été heureusement corrigé par les analyses de crachats, par contre, dans les trois derniers cas, la non confirmation du diagnostic par le laboratoire pose la question de la fiabilité de la technique biologique et, par voie de conséquence, de la pertinence de l'abstention thérapeutique prônée par le PNT en cas de résultat négatif. Car une application rigide des directives du PNT peut s'avérer contre-productive, individuellement parlant, comme le montre le cas de cet homme de 26 ans qui a consulté à plusieurs reprises pour une symptomatologie évoquant fortement la tuberculose (toux chronique, fièvre, amaigrissement, asthénie) et qui n'a pas été mis sous traitement malgré un état général très altéré et une image radiographique anormale qui montrait « une condensation pulmonaire de tout le champ pulmonaire gauche avec des opacités excavées en rapport avec une tuberculose très évolutive », du fait que les résultats des examens de laboratoire pratiqués à répétition étaient négatifs. Lors d'une ultime consultation, une nouvelle radiographie pulmonaire a mis en évidence une rétraction quasi complète du poumon gauche sous la pression d'un énorme pneumothorax en rapport avec la rupture d'une caverne. Il a été hospitalisé en urgence dans un hôpital dakarois où les médecins ont tenté sans succès de sauver son poumon gauche complètement détruit.

Une clinique très pragmatique : deux précautions valent mieux qu'une

Objectivement, il existe donc un certain nombre de tuberculoses pulmonaires qui ne sont pas dépistées par le laboratoire. Et ça, les soignants le savent qui ont chacun en mémoire au moins un exemple de tuberculose avérée qui n'a pas été diagnostiquée par le laboratoire. Or ceux-ci mettent en œuvre comme je l'ai montrée une autre logique que celle que cherche à promouvoir le PNT. Alors que, dans une optique de santé publique, une tuberculose pulmonaire à microscopie négative est perçue comme un moindre mal en vertu du principe déjà mentionné que « c'est le patient qui crache des BK qui doit être traité en priorité afin d'arrêter la transmission de l'infection », dans l'optique clinico-individualiste partagée par l'immense majorité des soignants et des patients, chaque individu a son importance et la logique comptable de l'épidémiologie apparaît non seulement inopérante mais encore scandaleuse.

De ce point de vue, les pratiques des soignantes du C.S., sont tout à fait rationnelles : il s'agit pour elles de dépister le plus grand nombre possible de cas de tuberculose pulmonaire en faisant feu de tout bois. Afin de se prémunir contre une erreur toujours possible de l'une ou l'autre des deux techniques diagnostiques dont elles disposent, elles les utilisent simultanément ou successivement. Dans cette perspective, une image radiographique permet de fournir un élément de comparaison avec les résultats de l'analyse des crachats qui peuvent se révéler négatifs tandis qu'à l'inverse l'analyse des crachats peut infirmer un diagnostic radiologique porté par excès.

A ce propos, l'examen des statistiques élaborées par la responsable de la cellule du PNT apporte des arguments au scepticisme des infirmières quant à la capacité du laboratoire de diagnostiquer à lui seul des tuberculoses pulmonaires. Ainsi, par exemple, en 2002, sur les 247 nouveaux cas de tuberculose pulmonaire qui ont été enregistrés par le PNT et mis sous traitement, il n'a pas été mis en évidence de bacilles tuberculeux chez 21,3% d'entre eux. En fin de compte, « *la bactériologie de la tuberculose n'est peut-être pas aussi simple qu'il y paraît* » comme me l'a confié un des médecins radiologues interrogés. En effet, la recherche de BK dans les crachats n'est pas sans poser de multiples problèmes qui peuvent interférer avec le bon déroulement de l'examen, à commencer par les difficultés inhérentes au recueil des crachats. Lorsqu'un patient se présente au laboratoire muni de son bulletin d'analyses et d'un ticket acheté pour un montant de 1000 francs CFA (env. 1,50 euro) à la caisse du dispensaire, on lui remet trois pots en plastique dans lesquels il est invité à cracher, selon un protocole précis, soit à vingt-deux heures puis à six heures du matin (obligatoirement à jeun) et une dernière fois à huit heures du matin. Comme on le voit, les modalités de recueil des crachats sont strictes et pas évidentes à comprendre d'où la nécessité pour le personnel du labo de disposer de temps afin de fournir des explications parfois longues aux patients, ce qui n'est pas toujours possible étant donné leur emploi du temps chargé. Rapportés au laboratoire le lendemain, les prélèvements sont ensuite étalés sur des lames, fixés au feu et colorés dans la journée, leur lecture étant effectuée en général le jour d'après selon un protocole précis[139].

Dans ces conditions, les causes de faux négatifs sont nombreuses : recueil de salive au lieu de crachats, réactifs périmés, coloration mal faite, lecture mal faite car trop rapide. Et, de fait, des enquêtes ont montré qu'il y avait une énorme variabilité de l'efficacité diagnostique de la méthode du frottis de telle sorte qu'il y aurait un gros travail de recyclage et de formation à faire pour améliorer la fiabilité du laboratoire[140].

De plus, si les risques d'erreur sont nombreux, la technique de laboratoire présente également de nombreux désavantages pour le patient : il est obligé de se déplacer à trois reprises jusqu'au laboratoire (pour récupérer les récipients, les ramener et chercher les résultats), il doit patienter au moins quarante-huit heures avant d'obtenir les résultats sans parler qu'il est obligé de manipuler des substances considérées comme sales dans une société où le grand partage entre pur et impur est un déterminant essentiel du comportement des gens.

Du point de vue du patient, l'image radiographique n'a donc que des avantages par rapport à l'analyse des crachats : elle est propre, sa réalisation ne présente pas de complications particulières et, de plus, on peut l'obtenir pratiquement sur le champ et disposer ainsi rapidement d'un diagnostic à partir duquel peut être mis en place sans tarder un traitement.

Mais il y a encore autre chose qui pourrait expliquer la prédilection partagée par les soignants et les soignés pour l'image radiographique : c'est qu'elle permettrait de réduire au minimum le contact physique entre les corps, celui du soignant, celui du patient, tel qu'il est actualisé dans le cadre de l'examen clinique. Autrement dit, il faudrait également s'interroger sur la fonction qu'elle joue au sein de la relation soignants-soignés dans le cadre particulier d'une culture où la honte (*rus*), la pudeur (*kersa*), la discrétion (*sutura*) sont des vertus cardinales et dans laquelle tout ce qui concerne le rapport au corps de l'autre, notamment entre genres et entre générations, fait l'objet d'une régulation sociale stricte sous la forme d'interdits et de procédures d'évitement qui sont inculqués très tôt aux enfants.

Dans ces conditions, même si le contexte culturel ne peut expliquer à lui seul l'importance secondaire accordée à l'examen clinique dans les structures

---

[139] Classiquement, une vingtaine de minutes sont nécessaires pour examiner une lame de façon rigoureuse, c'est-à-dire rechercher la présence de BK dans une centaine de champs au minimum.
[140] Selon les études, entre 60 et 80 % seulement des patients bacillifères seraient dépistés. (Communication orale du Dr. Lienhardt).

où j'ai mené mon enquête[141], il est de fait que la médiation iconique que constitue l'image - qu'elle soit radiographique ou échographique - fait l'affaire de tout le monde : des patients qui ne désirent pas livrer leur corps aux attouchements et au regard de personnes inconnues, comme des soignants qui n'ont sans doute pas envie d'entrer dans une relation de proximité physique avec des patients susceptibles de les contaminer dans le cas de la tuberculose.

La demande des patients : pratiques et croyances

« *Les patients préfèrent la radio aux examens de crachat : ils ont la tuberculose en tête et ils veulent faire la radio tout de suite. Et puis avec la radio, ils ont le résultat rapidement tandis que le résultat des BAAR n'est pas immédiat* » (la responsable du PNT).

Le recours fréquent à la radiographie par les soignants est déterminé également par l'existence d'une demande forte de la part des patients qui ont en commun avec les soignants une même croyance dans le pouvoir d'élucidation de l'image radiographique. En effet, du côté des patients, l'image radiographique, qui est souvent comparée à « une photographie de l'intérieur du corps humain », constitue une preuve indubitable de l'existence ou non d'une pathologie. C'est la raison pour laquelle ils disent fréquemment qu'une radio les « rassure » davantage que les explications orales que peuvent donner les soignants à partir du seul examen clinique.

A l'exemple de cet homme de 49 ans qui se présente comme un guérisseur traditionnel (« *fajkat* ») et tousse depuis plusieurs jours suite à un accès de « *sibirru* [142] ». C'est lui qui demande à ce qu'on lui passe une radio des poumons pour voir (« *seet* ») ce qu'il avait. L'infirmière prescrit une radio des poumons pour « toux persistante après *sibirru* » qui est interprétée par le technicien comme une « BPP » (Broncho-pneumopathie). Bien que ce soit la première fois qu'il pratique un examen de ce genre, le patient affirme que la radio « c'est plus sûr » (« *Moo gënn woor* »), car « *la machine ne ment pas* » (« *machine du fen* ») au contraire des êtres humains qui, eux, sont faillibles et peuvent se tromper.

Cette croyance dans la neutralité de la technologie visuelle par rapport aux êtres humains, est partagée par tous les patients recueil de salive au lieu de crachats que j'ai pu interroger, quelque soit la technique mise en œuvre

---

[141] Bien d'autres facteurs rentrent en jeu : le manque de temps, le manque d'intimité, le manque de formation du personnel soignant.
[142] « *Sibirru* » est un mot wolof qui est employé habituellement en tant que synonyme d'accès palustre. C'est le seul exemple que j'ai observé de l'utilisation écrite d'un terme wolof en milieu médical.

(radiographie, échographie, scanner). Ainsi, par exemple, à propos de l'évaluation de l'âge de la grossesse, les femmes accordent de façon générale plus de crédit à l'image échographique qu'aux dires des sages-femmes et des médecins qui sont fondés uniquement sur des constatations cliniques (toucher vaginal, mesure de la hauteur utérine). De ce point de vue, le savoir du laboratoire est doublement suspect : d'une part, parce qu'il est le résultat d'un processus qui peut être perturbé par d'innombrables facteurs humains (le mensonge, la ruse, l'incompétence, la négligence des soignants impliqués) et, d'autre part, parce qu'il est transmis au patient au moyen d'une langue (le français) qu'une majorité de la population ne maîtrise pas et dont on se méfie secrètement parce qu'elle est celle du pouvoir (médical mais aussi judiciaire, politique).

En effet, contrairement à la radiographie où l'opération technique se fait sous les yeux mêmes du patient et avec sa participation active, dans le laboratoire, elle s'effectue en dehors de son contrôle visuel, on ne sait pas de quelle manière, ni par qui et puis les résultats lui sont remis sous la forme d'un bout de papier sur lequel sont portés des signes incompréhensibles (voir page suivante).

Dans ces conditions, le pouvoir de vérité du laboratoire est bien moindre que celui de la radiographie pour des patients qui accordent une plus grande confiance à ce qu'ils voient et à ce qu'ils touchent qu'aux discours de leurs semblables : un microbe, ça ne se voit pas directement, ça ne se touche pas, tandis qu'une radiographie, non seulement ça se voit, mais ça se touche et on peut même l'emporter chez soi. Cette matérialité de l'objet radiographique est un aspect important de son pouvoir d'attraction dans la mesure où le patient va repartir chez lui en emportant la preuve visuelle de sa maladie ou de l'absence de maladie, sous la forme d'un objet tangible, qu'il pourra conserver pendant des années, montrer à ses proches ou, éventuellement, à d'autres soignants. Les patients tuberculeux finissent par se constituer ainsi des dossiers radiologiques qui peuvent comporter plus d'une dizaine de clichés radiologiques montrant, examen après examen, la même image cicatricielle qui prouve que le patient est bien guéri.

Dans cette perspective, la demande d'images médicales par les patients s'inscrit dans une consommation élargie d'images (ou signes iconiques) qui sont dotées non seulement d'un fort pouvoir de vérité mais participent d'une consommation ostentatoire des signes et produits que la post-modernité occidentale déverse dans les sociétés du Sud, comme le met en exergue l'anecdote suivante à propos de la mise en service, dans les années soixante-dix, du premier appareil de radiologie avec écran de télévision et amplificateur de brillance à l'hôpital Le Dantec de Dakar :

Bulletin d'analyses

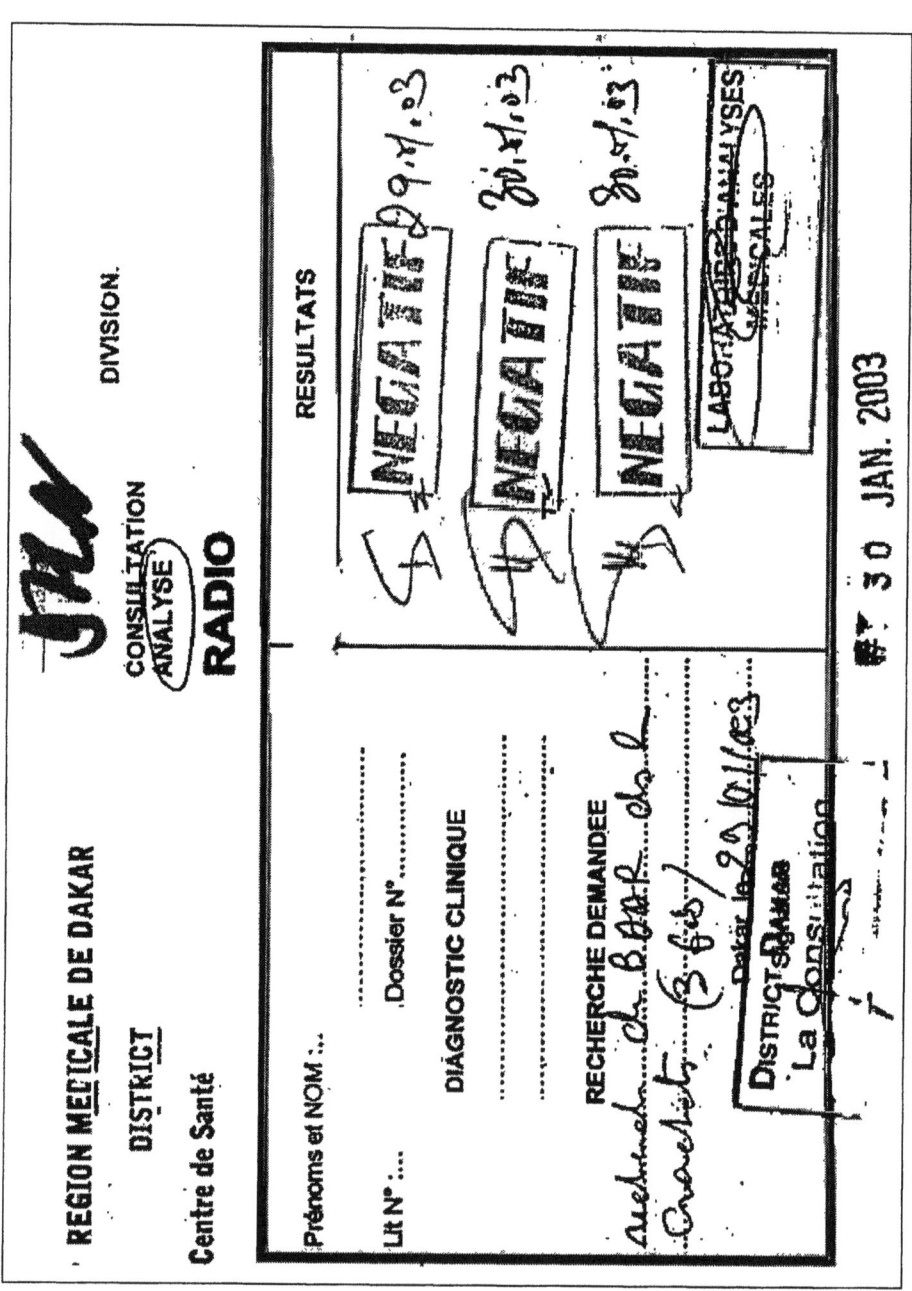

« *A ce moment là, quand ils ont appris qu'il y avait un appareil de télévision, tous les ministres, tous les députés et même le premier ministre Abdou Diouf ont voulu qu'on leur fasse des radios.... Seul le président Senghor n'a pas fait sa radio là-bas* » (Communication orale du technicien du service en question).

Autrement dit, au-delà de leur efficacité diagnostique réelle ou supposée, les gens entendent consommer des images médicales comme ils consomment des photographies, des émissions de télévision, des films de cinéma, des rituels domestiques filmés en vidéo, sans parler des images qui leur parviennent via Internet dans les « cyber-cafés » qui poussent comme des champignons dans les villes ouest africaines. Ce faisant, ils participent à leur façon à cette modernité cosmopolite, urbaine et techniquement branchée dont les personnages de telenovelas, ces séries télévisées d'origine latino-américaine regardées chaque jour par des millions de personnes à travers toute l'Afrique de l'Ouest, sont les héros charismatiques (Werner, 2005)[143]. De ce point de vue, la radiographie pulmonaire, en raison de ses dimensions impressionnantes, de l'enveloppe qui la contient, de la matière à la fois souple et résistante dont elle faite, du contraste vigoureux entre le noir et le blanc, de sa durabilité, est un marqueur valorisant du statut social.

3.e. *L'offre d'images radiographiques : techniques, pratiques et savoirs*

Si les infirmières du centre de santé en question ont l'habitude de recourir à la radio pour faire le partage entre pathologie tuberculeuse (dite spécifique) et tout ce qui relève de la pathologie broncho-pulmonaire (dite non spécifique), on peut supposer que l'existence d'un service de radiologie performant situé à proximité immédiate et qui permet d'obtenir des clichés dans l'heure qui suit la consultation favorise certainement ce comportement.

Or, la tendance actuelle est à la multiplication d'équipements de ce type et à leur installation dans les centres de santé en même temps que l'on observe une diminution de la qualification professionnelle des techniciens nouvellement formés. Ainsi, en ce qui concerne les seules structures publiques sénégalaises, il y aurait actuellement en service : dix-huit équipements radiologiques dans les hôpitaux de la région de Dakar, quinze dans les hôpitaux régionaux (CHR) et neuf dans des centres de santé dakarois. A court terme, le nombre d'équipements radiologiques dans les centres de santé devrait être doublé puisque, dans le cadre d'un projet financé par la Banque Mondiale, une dizaine d'équipements vont être installés en 2004 dans des structures de ce type. Cette évolution technologique a eu comme effet un accroissement régulier et

---

[143] Un médecin gynécologue m'a confié que des femmes étaient venues demander une échographie après avoir vu un personnage de telenovela faire de même à l'écran.

important de la consommation de films radiographiques au Sénégal qui est passée entre 1998 et 2002 de trente à quarante mille mètres carrés, ce qui fait du Sénégal un pays relativement dynamique par rapport aux autres pays de la sous-région.

Contrairement à ce qui se passe avec les autres techniques d'imagerie médicale en usage au Sénégal (échographie, scanner), dans lesquelles les médecins interviennent à la fois aux stades de la réalisation des images et de leur interprétation, dans le cas de la radiologie conventionnelle, ce sont les techniciens qui jouent un rôle primordial dans la réalisation des images même si leur interprétation est théoriquement réservée aux seuls médecins. Or, depuis quelques années, la formation des techniciens a évolué en ce sens qu'elle met à présent l'accent davantage sur la dimension technique de l'image que sur son aspect médical.

En effet, depuis 1996, les techniciens en imagerie médicale sont formés à l'Ecole Nationale de Développement Sanitaire et Social (ENDSS) sise à Dakar, qui accueille non seulement des ressortissants sénégalais mais aussi des élèves venus d'autres pays de la sous-région. Dans le cadre du cursus en imagerie médicale mis en place dans cette école, les modalités de recrutement ont changé. Alors que jusque là, la formation était réservée à des infirmiers souhaitant acquérir une spécialisation, à présent elle est ouverte aussi bien à des infirmiers qu'à des bacheliers scientifiques cherchant un débouché professionnel pour l'instant quasiment assuré dans la mesure où la demande est supérieure à l'offre[144]. C'est ainsi que parmi les six élèves interrogés à l'occasion de stages effectués dans les services où s'est déroulée l'enquête, quatre d'entre eux étaient rentrés à l'école avec un bac scientifique en poche et n'avaient pas d'autres connaissances médicales que celles qui leur avaient été dispensées dans le cadre de leur formation. Un état de fait que regrette amèrement le technicien du C.S. qui voit passer de nombreux stagiaires dans son service : « *La formation des radiologues maintenant au Sénégal, c'est du n'importe quoi !... C'est le titre qui est là mais pas les connaissances... Quelqu'un qui n'a jamais tenu une seringue.... Quelqu'un qui ne peut même pas prendre une température... Quand le malade a des problèmes, il ne sait pas... Quand il voit un cliché, il ne sait pas...* ».

Cette contradiction entre une diffusion élargie de la technique radiologique et une qualification professionnelle limitée des jeunes techniciens - dont la plupart seront affectés en province où ils travailleront dans un relatif isolement professionnel - risque à terme de créer des problèmes au niveau de l'utilisation de ces images puisque les seules personnes qui pourront les

---

[144] A souligner, une féminisation sensible de la profession puisque les femmes représentent entre un quart et un tiers des deux dernières promotions qui comptaient chacune entre huit et dix élèves.

interpréter sont les médecins et qui sont, d'une part, en nombre insuffisant et, d'autre part, n'ont pas toujours les compétences requises pour cela.

La Banque Mondiale joue un rôle clef dans le développement de cette imagerie de proximité au Sénégal puisqu'elle finance à la fois l'achat de nouveaux équipements et la formation des techniciens appelés à les faire fonctionner, par l'octroi de bourses d'étude[145]. J'aurais aimé en savoir plus sur les tenants de l'action de la Banque Mondiale dans ce domaine et les arguments sur lesquels elle se fonde pour favoriser la diffusion de l'imagerie médicale dans l'appareil de soins sénégalais, mais je n'ai malheureusement pu me rendre à Abidjan pour rencontrer les responsables qui prennent ces décisions. Affaire à suivre donc....

4. Conclusions

Au terme de cette analyse, il apparaît que la compréhension du phénomène « usage de la radiographie dans la prise en charge de la tuberculose au Sénégal » nécessite un élargissement du cadre conceptuel proposé au départ – soit l'inscription de la radiographie dans un imaginaire collectif qui lui attribue un pouvoir de vérité – afin de prendre en compte la relation complexe, à la fois concurrentielle et complémentaire, que la technique radiographique entretient avec la technique biologique dans le cas particulier de la tuberculose. En effet, chemin faisant, nos observations ont montré que l'usage de la radiographie était déterminé par la perception qu'avaient les soignants et les soignés du laboratoire et de son efficacité. Les représentations populaires et médicales concernant ces deux techniques sont constituées par toute une série d'éléments qui s'opposent terme à terme en formant une suite d'oppositions binaires.

La fabrication d'une radiographie s'effectue sous le contrôle visuel du patient alors que l'examen des crachats est réalisé dans le secret du laboratoire. L'image radiographique est propre, belle (il existe une esthétique de l'imagerie médicale) et sa consommation prestigieuse du point de vue social tandis que l'analyse de crachats est du côté du sale, du laid et que son usage n'est pas socialement valorisant. La radiographie est rapide tandis que la technique de laboratoire est lente, compliquée à mettre en œuvre. Alors que la fiabilité de cette dernière est sujette à caution, celle de la radiographie ne fait aucun doute.

En fin de compte, nous avons affaire à une représentation dotée d'une efficacité permanente dans le temps, autrement dit quelque chose de l'ordre

---

[145] Elle favorise par exemple le développement de l'échographie pour la surveillance de la grossesse en finançant l'acquisition d'une dizaine d'appareils la formation des sages-femmes qui seront appelées à s'en servir.

d'une construction mythique dans laquelle ces oppositions binaires acquièrent une fonction signifiante en tant que *paquets de relations* (Lévi-Strauss, 1958 : 233-234). Autrement dit, quelque chose s'est noué de façon durable et solide entre la radiographie et le laboratoire par rapport à la tuberculose, à la manière d'un récit fondateur qui se transmettrait de génération en génération. Il semble donc irréaliste de vouloir modifier de façon autoritaire les pratiques des soignants pour les mettre en conformité avec les directives du PNT d'autant plus que la diffusion d'équipements radiologiques dans les régions va accentuer le recours à la technique radiologique. Dans une perspective appliquée, il semble préférable « tailler selon le fil du bois » plutôt que de nager à contre-courant, en améliorant la formation des techniciens radio dans les domaines de la radio-protection et de l'interprétation des radiographies pulmonaires.

Par ailleurs, du point de vue anthropologique, cette étude a mis en évidence qu'il n'existait pas une entité pathologique tuberculose stable et définie une fois pour toute mais quelque chose de complexe et de dynamique où s'entremêlent des savoirs, des pratiques, des croyances, des images, des stratégies individuelles et collectives, des logiques institutionnelles, des intérêts économiques, des enjeux politiques. Les différents acteurs concernés - le patient, le médecin de santé publique, les infirmières du tri, le médecin radiologue, le technicien de laboratoire, le technocrate de la Banque Mondiale, les patients - ont tous un point de vue particulier sur la maladie en termes de définition, d'étiologie, de mode de transmission, à partir duquel ils mettent en œuvre des procédures diagnostiques et des stratégies thérapeutiques qui font sens dans les systèmes de référence particuliers auxquels ils appartiennent.

Dans cette optique, l'image radiographique apparaît jouer un rôle essentiel dans l'articulation de ces différentes « cultures » et cadres de référence en tant que médiation à la fois technique et sociale. Elle circule entre les différents acteurs concernés à la manière d'un objet qui serait à la fois dans le langage et hors du langage et qui aurait la particularité d'être simultanément dans deux temporalités, dans l'ici et maintenant du temps de celui/celle qui la regarde et dans le « Ça-a-été » du temps photographique (Barthes, 1980 : 120). Cette combinaison de deux systèmes temporels - le premier appartenant à un temps réversible, le second à un temps irréversible - confère une dimension proprement mythique aux discours mettant en scène les rapports qu'entretient la radiographie avec la tuberculose et, par voie de conséquence, pose la question de la fonction d'une telle construction mythologique. Elle est, peut-être, de «transformer l'histoire en nature», pour reprendre une expression de R. Barthes (1970 : 215) ce qui reviendrait, dans le cas présent, à faire du recours à la technique radiographique un acte objectivement adapté à la nature même de la maladie tuberculeuse. Ce faisant, on masquerait le fait que la tuberculose est une maladie causée avant tout par des facteurs sociaux et économiques, au premier rang desquels la pauvreté et l'ignorance, et que la résolution de ce problème relève davantage du politique que de la technique médicale.

Conclusion

Les professionnels de santé à l'épreuve de la routine

par Abdou Salam FALL,
Laurent VIDAL
& Dakouri GADOU

A l'origine cette recherche sur les professionnels de la santé se veut un essai pour comprendre comment les savoirs biomédicaux et les pratiques des acteurs de la santé s'élaborent et évoluent, au contact notamment des multiples facettes et contraintes du travail quotidien du soignant. Ce projet passe par une analyse des savoirs dans leurs aspects formels (directives, protocoles...) et leurs modalités d'acquisition, ainsi que par une lecture anthropologique du moment où ce savoir est supposé être convoqué : face au malade. Pour ce faire, les sources de données ont été diversifiées : articles de la presse quotidienne, articles scientifiques, thèses de médecine et de pharmacie, documents des programmes nationaux et des organisations internationales et, bien entendu, entretiens avec les professionnels de santé, les malades et les responsables de la lutte contre la tuberculose et le paludisme. La force de la démarche anthropologique est de répéter ces entretiens et de les associer à des observations : les chercheurs sont restés plusieurs mois dans les structures, pour comprendre de l'intérieur comment les patients sont accueillis, comment les maladies sont dépistées et traitées, comment vivent au quotidien les équipes soignantes et, enfin, comment les malades et leurs proches perçoivent les traitements et les conseils reçus.

Il s'agit donc d'une recherche en sciences sociales qui a souhaité prendre quelques distances avec les études habituelles sur les « représentations » que les malades ou les populations, en général, ont de tel ou tel problème de santé. En effet, nous avons voulu décrire et comprendre de façon précise et documentée ce qui se passe dans les structures de santé, et non pas uniquement dans les familles. Notre regard s'est donc porté sur les pratiques des professionnels de santé. Mais plutôt que de les aborder de façon générale nous avons choisi de nous intéresser d'abord aux prises en charge du paludisme et de la tuberculose, et ensuite aux pratiques de prévention « en général » : soit deux pathologies dont la prise en charge revêt une dimension de santé publique, et une action (la prévention) qui est elle aussi au cœur du dispositif sanitaire.

Les études dans les structures de santé ont concerné les deux capitales (Dakar et Abidjan) et deux villes moyennes de l'intérieur : elles se sont déroulées dans des services hospitaliers, des centres de santé et des postes de santé. Au total 26 structures ont été étudiées, 300 professionnels de santé et 200 malades ont été rencontrés. Au terme de la collecte des données, nous avons effectué des séries de comparaisons (entre les prises en charge du paludisme et de la tuberculose ; entre les pratiques au Sénégal et en Côte d'Ivoire).

Pour mener à bien cette recherche les anthropologues se sont familiarisés avec les aspects les plus techniques des diagnostics et traitements : l'anthropologue doit en effet relever le « défi technique » représenté par des objets de recherche « scientifiques » pour comprendre ce que font les soignants dont on observe les faits et gestes, et pour décrypter leur discours. Partant de là, nous avons développé une réflexion sur ce que signifie faire de l'anthropologie des structures de soins « modernes » : les implications dans les activités de soignants (jusqu'où aller ?), voire les pressions subies pour témoigner sur des pratiques « hors normes » (comment y « résister » ?) questionnent la pratique de l'anthropologie dans son ensemble : dans le même temps, nous avons la conviction que ces questions déontologiques sont incontournables si on veut saisir de l'intérieur les ressorts des pratiques médicales. Ce type de démarche est salutaire et profitable à la fois pour les systèmes de santé et ses acteurs, et pour la recherche anthropologique sur la santé.

Que savons-nous des professionnels de santé ?

On peut avoir plusieurs lectures des traits identitaires des professionnels de santé. L'une d'elle privilégie les dynamiques hybrides qui façonnent les sociétés urbaines ouest africaines et mettent les professions médicales au défi de se redéfinir en s'ajustant à ces mondes sociaux changeant assez fortement. La santé ne peut se lire en dehors des enjeux de société. A-t-elle voulu dans le passé barricader son espace et édicter des règles, garantes de la protection des identités professionnelles ? Perspective vaine car le système de santé est plus que par le passé exposé au caractère composite des références des sociétés urbaines et donc des professionnels dont on peut se demander s'ils entendent être entièrement à son service ou plus simplement faire carrière.

1. La routinisation et l'étiolement des ferments d'identités professionnelles

Il nous apparaît dans l'itinéraire des professionnels de santé, plusieurs cycles, des moments distincts où les pratiques se rigidifient sans cesse. Pour résumer, un premier moment serait constitué d'une période longue d'apprentissage durant laquelle l'idéal est convoité. Il est suivi par un moment d'euphorie caractérisé par des marques de générosité dans l'effort, un engagement individuel à « livrer » les résultats attendus par les malades et leurs accompagnants. Ensuite se glisse de la routine[146] dans la pratique des soignants qui progressivement prend plus de place tout en amplifiant ses règles : réinterpréter les directives, se fier davantage à son intuition, privilégier son expérience empirique, se référer à ses habitudes qui se sont durcies avec le temps. Certes, les cercles vertueux circonscrivent encore le champ de la santé pour une part non négligeable, mais il est loisible de se représenter dans le domaine de la santé des espaces ouverts d'étiolement des ferments d'identité professionnelle dans les villes étudiées.

Loin d'être linéaire, l'itinéraire de professionnel de santé est parsemé de doutes, de déboires que les succès ne peuvent supplanter durablement. Face aux échecs (le malade sur lequel le soignant a posé des actes « sûrs » et qui lui revient plus tard dans une situation grave, faute d'avoir pu respecter la prise de médicaments ou n'avoir pas eu accès aux médicaments dispendieux, ou aussi couramment, être passé longuement mais sans succès chez le guérisseur), le sentiment d'estime de soi, sans se perdre, déplace ses déterminants. Le professionnel est pris au jeu de la routine, le doute suscite des raccourcis et quelques fois on observe une sorte de cristallisation des pratiques chez certains soignants laissant de la place à plus d'indifférence, de marques d'inertie, des signes de renoncement au pouvoir d'agir, toutes choses qui s'assimilent à un certain cynisme. Nous ne sommes pas dans l'ordre du jugement mais bien plus de l'observation. En effet, la culture organisationnelle des formations sanitaires concourt nettement à laminer l'engagement des soignants en les mettant devant de nouveaux dilemmes auxquels rien ne les avait préparés. Les objets de pouvoir sont en fait également déplacés constamment vers les plans de carrières des agents, et des corporations sectorielles plus que vers l'accroissement du pouvoir de guérir. Il convient donc de tenter d'identifier ce qui détourne le soignant de sa mission de soulager le malade et l'aider à guérir dans des conditions humainement acceptées.

---

[146] La routinisation est définie par Anthony Giddens (1987 : 443) comme étant le « *caractère habituel, tenu pour acquis, de la vaste majorité des activités qu'accomplissent les agents dans la vie sociale de tous les jours. Des styles coutumiers et des formes de conduite usuelles qui servent d'appui à un sentiment de sécurité ontologique qui, en retour, favorise ces styles et ces formes de conduite* ». La sécurité ontologique est aussi définie par Giddens par la « *confiance que les mondes naturel et social sont tels qu'ils paraissent être, y compris les paramètres existentiels de base du soi et de l'identité sociale* » (1987 : 443).

2. La culture organisationnelle, l'espace de subvertissement ?

Selon la théorie de la rationalisation de l'action mise au point par A. Giddens (1987), certains acteurs développent des capacités à fournir les fondements de leurs actions au moment de l'action même. C'est ainsi qu'on peut entendre des médecins préciser la logique d'action qui met en relief un positionnement singulier dans l'ordre organisationnel pour tirer son épingle du jeu : « plus on s'éloigne des malades, plus on s'enrichit ». Administrer et gérer (confectionner les statistiques sanitaires, participer ou donner des formations, évaluer et suivre d'autres soignants, gérer des ressources, etc.) sont des niches plus gratifiantes que l'exercice d'actes médicaux. Ainsi se glisse le cynisme. Un des tenants de la théorie de la rationalité limitée, E. Friedberg (1997 :60) invite à « *accepter une vision moins intentionnelle et linéaire de l'action humaine. Celle-ci ne se résume pas dans les objectifs que se donne - ou que croit poursuivre un individu. Elle laisse aussi la place à des coïncidences, au hasard comme à la découverte* ». La routine tend à absorber l'espace d'innovation et de créativité propre aux professions alors qu'elle pouvait bien mieux refléter davantage de maîtrise d'actes posés au quotidien et donc servir de rampe à plus de dépassement, de dextérité et de finesses impulsées par cette habitude normée à agir.

C'est donc moins la citoyenneté des professionnels de santé - certes, se délitant - qui est en cause que la culture organisationnelle qui s'empare des institutions de santé ou qui se trouve générée dans son espace, tout en les submergeant de facteurs de dysfonctionnement et de rupture avec les traits identitaires constitutifs des professions en question. Ainsi que le montre R. Sainsaulieu (1998), l'expérience du travail refaçonne les identités professionnelles. Ce que nous désignons par cynisme serait donc des « réactions stratégiques aux contraintes de la situation » pour reprendre la formule de M. Crozier telle que reprise par R. Sainsaulieu (1998 :118). De telles réactions prospèrent cependant comme pour corroborer les individualismes qui se construisent dans les creux de vagues déplaçant les enjeux de la santé dans la sempiternelle compétition pour le contrôle des ressources au sein des sociétés urbaines en général, dans le milieu de la santé en particulier. Dans d'autres contextes, E. Freidson évoque ce malaise identitaire en Occident lorsqu'il mentionne comment la routinisation au sein de l'espace de santé se traduit par une perte de repère, de sorte que les soignants oublient leur raison d'être, celle de guérir. Au total, la saturation des professionnels de santé assaillis de toutes parts par tant d'occupations, leur déficit d'estime de soi qui s'installe à mesure que se déroule leur carrière, le mode de gestion peu efficient des structures sanitaires, l'influence des réseaux clientélistes qui se densifient après avoir étalé leurs connexions qui transgressent bien des barrières, sont autant de manifestations d'une culture organisationnelle qu'il convient d'interroger. Spécificités de la culture institutionnelle ou organisationnelle, qui concourt alors à l'improvisation des comportements et conduites sociaux des professionnels, et explique les délégations des tâches des professionnels de santé.

3. De la délégation des tâches aux risques de la déprofessionalisation

La large pénétration des structures de santé par des non professionnels est un phénomène attesté. Nous en avons étudié les formes et les conséquences, au premier rang desquelles la délégation des tâches des professionnels « en titre » aux non professionnels ou aux professionnels non formés à cet effet. Une série d'inconvénients découlent de cette situation : il y a un risque de confusion des tâches, chez les personnels de santé mais aussi de la part des malades. A tel point que le professionnel qui a délégué ses tâches à autrui dans la structure perd peu à peu son identité, puisque ce qui la caractérisait est maintenant approprié par d'autres. Situation qui amoindrit fortement l'avantage évoqué pour déléguer : avoir plus de temps libre, pour mener d'autres activités, y compris en dehors du service. A force de déléguer à l'échelon inférieur des tâches courantes, les professionnels qualifiés se trouvent débordés et finissent par saborder les barrières de protection de leurs professions menacées. La délégation de tâches constitue la voie pour les subalternes pour s'imposer. Mais la délégation des tâches conduit à un exercice bâclé voire sommaire des procédures qui fondent les métiers dans le sens de l'effritement de l'art, le manque de précision et le non intérêt pour la finesse. La prise de risque est adjacente à cet empirisme débridé, une « culture de service » confondant métiers et occupations circonstancielles. La délégation ne s'accompagne pas de supervision des préposés par les titulaires des fonctions. Elle est le plus souvent synonyme de cumul de tâches, qui conduit à délaisser les moins valorisées et gratifiantes.

Sous ce rapport, la routinisation prépare le lit à la perte d'identité professionnelle. Les reconversions qu'elle entraîne n'explicitent pas l'affirmation de nouveaux métiers. On peut se demander si les tâches spécifiques à une catégorie d'intervenants suffisent pour fonder une profession médicale ? Les occupations émergentes dans les structures sanitaires sont tenues par des non professionnels ou des professionnels non formés aux fonctions qu'ils exercent. Les bénévoles, comme on les appelle, s'insèrent dans les structures sanitaires pour combler des vides inhérents aux refus de recrutement de professionnels édictés par près d'un quart de siècle de plan d'ajustement structurel. Il s'en suit une suppléance qui se cherche une vocation de pérennité. Lorsque ces bénévoles continuent de poser des actes médicaux en lieu en place des professionnels, ils contribuent à décrédibiliser les métiers de la santé, enlèvent à ces métiers leurs finesses voire leurs symboles et exposent les malades à davantage de risques. Les raisons fonctionnelles l'emportent sur la qualité des prestations.

Dans certains cas, la reconversion des bénévoles dans la fonction d'accueil et d'orientation en structures hospitalières devient un facteur qui les mine de l'intérieur pour asseoir des pratiques plus raffinées de corruption en raison de la connaissance antérieure du milieu qu'avait ce personnel. Ce type de reconversion ouvre la voix à ce que C. Paradeise (1984 : 352) appelle « un marché du travail fermé » qu'elle définit comme étant : « *Ces espaces sociaux où l'allocation de la force de travail aux emplois est subordonnée à des règles impersonnelles de recrutement et de promotion* ». Le marché de travail fermé (Dubar & Tripier, 1998 : 207-224) favorise le clientélisme et l'accaparement des ressources illicites entre les mains de groupes qui revendiquent la légitimité de l'ancienneté et la proximité sociale avec ceux qui les ont introduites subrepticement dans l'organisation.

4. Des risques à la fois sous-estimés et sur-estimés

S'agissant du rapport aux risques des professionnels, des constats nuancés, pouvant laisser penser à des comportements contradictoires s'imposent. Nous avons ainsi noté la difficulté, pour les soignants, d'avoir une juste mesure du risque. Plus exactement, dans les laboratoires, les salles de traitement ou d'hospitalisation les soignants tantôt exagèrent le risque de contracter la maladie, soit, au contraire, le minimisent largement. Dans le premier cas, les soignants on en fait plus peur du malade que de la maladie, ce qui les conduit à prendre des mesures disproportionnées au regard du risque infectieux. Cela peut aller jusqu'à des attitudes d'évitement du malade tuberculeux ou de confinement dans des espaces réservés, y compris lorsque le malade n'est objectivement plus contagieux. Parallèlement à ces comportements, nous avons observé, notamment dans les laboratoires, des personnels qui exercent leur activité avec un véritable sentiment d'immunité. Ils estiment que cette immunité s'est développée suite à une longue fréquentation et proximité avec les malades, et ceci a pour conséquence la non utilisation des mesures de protection élémentaires. Plusieurs pistes d'explications peuvent être explorées. Contentons-nous de celle qui considère que la connaissance préalable des facteurs de risque ne suffit pas à éviter aux professionnels évoluant dans un milieu peu prévenant de tomber dans le piège de la banalisation des risques. Si on se fie à l'analyse du calcul des risques faite par R. Sainsaulieu (1998 : 260-264), les professionnels de santé dont nous avons observé les pratiques ont besoin que leur connaissance des risques soit activée assez régulièrement au sein de groupes d'échanges entre professionnels pour qu'ils intègrent au quotidien les mesures de précaution idoines. La routinisation conduit les plus consciencieux des professionnels de santé à se laisser emporter par l'élan à agir les mains nues, comme pour démontrer que la présomption d'efficience comportementale n'est pas gage de pratiques quotidiennes sécurisées.

5. Des normes de prise en charge négociées

Compte tenu de la variété et de la complexité des traitements disponibles, en particulier pour le traitement du paludisme, nous nous sommes penchés sur les pratiques diagnostiques et thérapeutiques en essayant de comprendre, dans quelle mesure, les normes édictées par les programmes nationaux sont respectées. Plutôt que d'effectuer une comptabilité des soignants respectant ou ne respectant pas ces consignes, nous avons voulu décrire les pratiques qui s'éloignent de ces directives et en comprendre les ressorts. Deux phénomènes majeurs caractérisent ces comportements : l'expérience et la négociation. Tout d'abord, l'imposition puis le respect des normes peut aller à l'encontre du principe d'expérience auquel tiennent les soignants (en particulier les médecins) : pour résumer, ils estiment savoir ce qui est « bon » pour le malade, et n'ont pas besoin de se voir guider dans leur démarche, par le niveau supérieur, alors qu'ils sont quotidiennement au contact des malades. Certains expriment alors des exigences quelque peu contradictoires : ils sont disposés à respecter les normes tout en voulant préserver leur liberté de prescription. Ceci a pour conséquence des attitudes de compromis, de négociation de ces normes, plus ou moins accentuées. Ainsi les visiteurs médicaux peuvent inciter les prescripteurs à s'éloigner des recommandations de traitement officielles ; de même, une plus grande personnalisation des relations soignant/malade peut s'accompagner d'une plus grande liberté prise avec ce qui est demandé dans les directives nationales ; enfin, la démotivation de personnels insérés dans un programme national qui, de leur point de vue, ne leur permet pas d'avancer dans leur carrière ne les place guère dans les meilleures conditions pour respecter ces consignes venues d'« en haut ».

On observe un processus de construction de stratégies individuelles de valorisation d'une légitimité de soignants. L'expérience donne une légitimité aux écarts, elle fonde une réinterprétation des normes. De même, les normes sont parfois perçues comme dans leur enveloppe rigide qui entre en conflit avec la créativité des professionnels : « je connais les directives mais je me donne la responsabilité de les penser dans mon environnement local ». Cette négociation engagée par les professionnels est une demande à l'instauration d'un dialogue entre acteurs de terrain et faiseurs de directives. Les écarts aux normes sont à la fois des essais d'adaptation aux conditions réelles des malades, à l'environnement social et à l'état d'acceptabilité de certaines prescriptions. Ils peuvent signifier un déficit d'information dans un contexte de relâchement de la supervision et du « counselling » comme modalité d'accompagnement des professionnels. Situation qui prend une forme particulière dans des activités de soins partie prenante de programmes verticaux consacrés à une pathologie (ici la tuberculose et le paludisme, ailleurs le sida) et qui valorise la directive, le conseil, la recommandation venus d'« en haut ».

6. Les formations : demandes décalées et offres inadaptées

On perçoit de plus en plus un hiatus entre les types de formations demandées par les professionnels et leurs besoins réels pour leur activité quotidienne. Cet écart entre les souhaits individuels et les besoins objectifs du service est accentué par les interventions des laboratoires pharmaceutiques et des visiteurs médicaux qui proposent parfois des formations qui ne sont pas prioritaires si l'on veut améliorer la pratique du professionnel. La recherche de formations, qu'elles soient ou non adaptées aux exigences du métier exercé, est aussi le lieu de tensions, voire de conflits, au sein des équipes soignantes, compte tenu des revenus qu'elles génèrent : conflits entre professeurs et assistants ou internes ; entre médecin-chef et médecin ou infirmier. Dans le cas particulier de la radiologie pour la prise en charge de la tuberculose, on a constaté le nombre insuffisant de formations dispensées. Problème qui renvoie à la question du respect des normes de diagnostic de cette maladie. En effet, les directives ne préconisent la radiographie pulmonaire qu'en complément de l'examen de crachat pour diagnostiquer ou suivre l'évolution de la tuberculose. Mais, à côté de cette norme, nous avons les pratiques et les souhaits des professionnels : or ceux-ci valorisent fortement la radiographie comme outil diagnostic, et donc demandent des formations. De façon remarquable, les malades et leurs proches aussi valorisent la radiographie, au point d'estimer qu'elle doit faire partie de leur prise en charge.

7. Des actions de prévention rarement interrogées

Dans la presse quotidienne les actions du système de santé sont rarement mises en question, alors que l'« ignorance » des populations ou les « comportements » des individus sont largement évoqués. Faible regard critique qui amène à s'interroger sur ce qui fait le travail du journaliste (quelle autonomie a-t-il vis-à-vis des « décideurs » ?), en général, et du journaliste spécialisé sur les questions de santé, en particulier. Autrement dit, l'objet « santé » possède-t-il des caractéristiques qui empêchent la critique et la prise de distance ? Concrètement, on constate une forme de connivence entre journalistes et chargés de communication des agences internationales intervenant dans le domaine de la santé : ces derniers forment les journalistes, les invitent à des réunions, et donc les journalistes perdent insensiblement leur esprit critique.

Dès lors, la presse se contente d'amplifier les messages prédéfinis par les organismes de développement qui ont l'initiative de créer des réseaux de journalistes. C'est à se demander si la fidélisation des journalistes n'inhibe pas leur regard critique ? Notre recherche tend à montrer des médias partie intégrante du système de santé mais confinés dans le rôle passif de « passeurs d'informations ». Le regard critique des journalistes s'exerce seulement sur les populations dont on décrit l'ignorance, l'analphabétisme, le non changement de comportement.

8. Les actions de prévention sous-estiment les spécificités de leurs destinataires

Aussi bien dans les articles de presse que dans les actions de prévention à destination des « jeunes », on observe une ignorance des spécificités de l'individu et des contextes de vie des collectifs de personnes appelés « populations » : situation qui débouche sur de vastes et vagues catégorisations. On parlera de « jeunes », de « femmes », de « travailleurs », de « commerçants » alors que ces catégories recouvrent des expériences individuelles et des situations de vie extrêmement diverses. Cette même tendance à la généralisation qui empêche de comprendre les ressorts profonds des comportements se retrouve dans le discours de santé publique produit par les instances internationales et nationales. Lorsqu'il est question, de façon régulière et répétée, de « lutte », de « sensibilisation » ou d'une « DOT appliquée », on dispose en réalité de peu d'informations sur le contenu de cette « lutte », la signification de cette « sensibilisation » et les façons variées d'aborder la DOT dans les structures de prise en charge de la tuberculose.

9. Des relations soignants/soignés difficiles mais évolutives

Dans le cadre de la prise en charge de la tuberculose, les relations entre professionnels et malades sont évolutives : on a constaté qu'il était nécessaire de nuancer les appréciations exclusivement négatives que l'on a l'habitude de proposer (le soignant ne prend pas le temps d'écouter le malade qui attend longtemps avant d'être reçu tout en étant victime de racket et, en général, d'un mauvais accueil). En effet, on ne peut pas les analyser en évoquant simplement des pratiques d'occultation de la souffrance et des attentes des malades ; inversement, la durée de la prise en charge de la tuberculose ne débouche pas non plus sur une forte empathie entre les uns et les autres. Néanmoins, on voit nettement, au fil des semaines et des rendez-vous, que les professionnels (médecins, infirmiers mais aussi techniciens de laboratoire) sont progressivement amenés à prendre le temps de mieux comprendre les conditions de vie et les attentes des malades. De ce point de vue, les professionnels de santé en général gagneraient à s'inspirer de la relation au malade telle qu'elle se construit dans le cas particulier d'une maladie longue comme la tuberculose.

Le passage qui s'opère lentement de méthodes directives à des approches négociées mérite qu'on s'y arrête. On sait que dans la réussite de nombre d'actions, l'approche est essentielle, en particulier dans des sociétés communautaires qui ont subi une domination pendant une longue période de sorte que, dans toutes leurs entreprises, une recherche d'identité propre est constante. Généralement, dans la vie courante, certains agissent comme si les problèmes sont d'une telle ampleur qu'il est difficile d'y apporter des changements importants ; ils se contentent donc de vivre avec, de subir certains des problèmes et dysfonctionnements pendant que d'autres pensent que par l'action il est possible d'atteindre la qualité de service dans une société plus épanouissante. Dans le cas des personnes atteintes de tuberculose, les soins ou le traitement dont ils font l'objet peuvent les fidéliser lorsqu'ils sont persuadés de guérir.

10. De la directivité à l'amorce de négociation

La prise supervisée du traitement (TDO) introduit de fait le recours à une personne de soutien, un médiateur dont le rôle est de faciliter le suivi convenable du traitement. Ce rôle de mise en confiance devient essentiel pour fidéliser, pour s'assurer de la prise de médicaments selon une périodicité précise, pour inciter le malade à subir les examens de contrôle à temps et pour approvisionner le malade de sorte à éviter les ruptures éventuelles de traitement. L'accent est alors mis sur le fait que le savoir être du soignant et de l'accompagnant est autant considéré que les compétences prévalant à la mise sous traitement. Le comportement du soignant est le moyen de créer de la synergie, d'intéresser les différentes personnes concernées et de rendre les gestes, les idées et les comportements, empreints de naturel. Par rapport à la mise sous traitement antituberculeux, on peut distinguer un style fondé sur la mise en confiance du patient qui diffère d'un autre style basé sur le commandement.

Notons qu'un traitement accepté et convenablement suivi est établi pour un malade convaincu de guérir, rassuré par la qualité de l'offre de services et soutenu par des interlocuteurs soucieux d'humaniser leurs liens. Même si on observe, dans la vie en société, un effritement des liens sociaux, il reste évident que la vie de groupe facilite des mécanismes de « coveillance », des formes de médiation, des modes de réseaux de soutien. L'existence de ces modes relationnels n'est pas suffisante pour garantir leur efficience. Dans le cadre de la prise supervisée du traitement antituberculeux, on sait que dans certains cas, les relations sont portées à des rapports qui privilégient plus la reproduction de normes et la reconduction des rapports hiérarchiques, donc une approche de commandement. Ce style ne gomme pas les distances, ne facilite pas la confidence et ne lubrifie pas les interactions alors qu'on peut lui substituer une approche où les relations sont des choix. Ces relations laissent de la place à des rapports négociés où le soutien est possible dans une démarche patiente, fondée sur la persuasion, le comportement d'aide et un intérêt commun. Selon le type d'approche et le style, on est soit dans le commandement et les normes, soit on favorise la négociation qui suppose que l'on développe de la persuasion et du soutien.

Ce mode d'organisation entraîne le plus souvent des liens plus froids comme la directivité et l'autorité. La personne susceptible d'apporter un soutien a tendance à surestimer son rôle en créant de la dépendance et en déresponsabilisant l'intéressé sans le vouloir. Les contraintes pratiques de la vérification et du contrôle sont nombreuses. Ce mode oblige la présence du soignant qui dirige : il est en effet difficile de prétendre contrôler sans être présent ; qu'il s'agisse de contrôler le travail des autres soignants ou, bien sûr, de contrôler les démarches des patients et en particulier la prise de médicaments. Cette présence interdit la délégation, donc peut être difficile à assurer de façon systématique. Elle oblige le soignant à imposer son autorité : il s'agit d'amener, par l'imposition, autrui à adopter tel ou tel comportement ; ce qui ne peut se faire sans affirmation de son autorité de soignant ou son autorité hiérarchique. Or tous les soignants n'ont pas une autorité « naturelle » et, plus généralement, sont-ils formés à exercer leur autorité ? Par ailleurs, lorsque le soignant veut justifier vis-à-vis du patient la démarche de contrôle il peut être amené à renvoyer à des directives, des règlements. Or ceux-ci ne sont pas forcément persuasifs et, par ailleurs, ils peuvent changer. Dans ce cas, la démarche de contrôle du soignant est fondée sur des choix évolutifs ce qui peut mettre l'autorité de ce soignant en porte-à-faux.

Au contraire, elle peut se fonder sur une personnalisation de la relation avec la personne « commandée » : dans la démarche d'imposition, une autre technique de persuasion peut être basée sur une démarche personnalisée qui ne renvoie pas forcément à des règles : mais cette stratégie est risquée et difficile à maintenir systématiquement. En effet, elle reste directive donc sans négociation. De plus elle doit être répétée à chaque contact avec un patient ce qui suppose une faculté d'adaptation du soignant qui, compte tenu du nombre de consultations effectuées, n'est pas toujours possible. En revanche, la négociation vise à établir un réseau de soutien entre différents acteurs. Le malade exprime des attentes vis-à-vis des soignants, du médiateur et du milieu. Il sollicite quotidiennement le responsable de traitement afin de pouvoir accéder aux soins et aux comprimés. Cependant, puisqu'il lui est donné la possibilité d'inclure une tierce personne, en l'occurrence un médiateur, dans la prise en charge quotidienne de sa maladie, le malade doit être en mesure de décliner ses attentes vis-à-vis de ce médiateur. En principe donc il ne se met pas dans une position d'« assisté », il a la possibilité de choisir son superviseur.

Dès lors, le médiateur doit être capable de proposer au malade une offre de soutien adéquate, de même que les personnels de santé qui s'appuient généralement sur les normes et recommandations médicales pour assurer une offre de soins de qualité aux malades. Cette offre de soins intègre les autres services impliqués dans l'organisation du traitement de la tuberculose, il s'agit en outre de l'unité de traitement, de la consultation et du laboratoire. A tous les niveaux de gestion de la tuberculose, l'offre de soins et l'offre de soutien doivent reposer sur certaines caractéristiques essentielles de la négociation notamment la persuasion qui est la capacité du médiateur ou du soignant à convaincre le patient d'adhérer au traitement ; la « pro activité » c'est-à-dire la décision d'adhérer au traitement découle de la responsabilité et de l'initiative personnelle du patient ; le comportement d'aide qui consiste à favoriser, par des gestes banals et affectifs, chez le patient, l'intérêt à suivre correctement son traitement. La prise de médicaments dans le cadre du TDO suppose une présence quotidienne du malade dans le centre de santé. Elle implique également un investissement économique pour accéder au centre de traitement, un arrêt des activités. Elle peut susciter ainsi la paresse, l'oubli, la banalisation du traitement.

Dans une démarche négociée[147] le soignant doit pouvoir positiver ces contraintes : par la liberté qui est donnée au patient de choisir un superviseur ou

---

[147] Selon A. Strauss (1992 :245), la négociation est un terme qui renvoie à plusieurs synonymes : marchandage, accords après désaccords, tractation, troc, compromis, marché, entente tacite, médiation, échange et collusion. On la définit généralement comme : « *traiter pour obtenir, ou arranger par un marchandage, une discussion ou un accord* » ou encore « *traiter ou marchander avec une ou plusieurs personnes. Se concerter avec une autre personne pour arriver au règlement d'une affaire* ». R. Bourque et C. Thuderoz (2002 : 8) quant à eux, définissent l'activité de négociation comme un processus social, cheminant d'étape en étape, à la fois symétrique et indéterminé. Il vise à résoudre des conflits ou des querelles. Il s'agit d'un processus de prise de décision, entre des parties interdépendantes mais dont les intérêts sont différents ou divergents.

un médiateur dans son entourage, il lui accorde la faveur de recevoir une dotation pendant un nombre de jours ; le médiateur ou le personnel de santé peut mettre à contribution des anciens malades pour qu'ils puissent convaincre et rassurer les nouveaux cas de l'efficacité thérapeutique du traitement. En effet on a vu que dans les unités de traitement de la tuberculose, les anciens malades n'hésitent pas à vanter les mérites du traitement, à dire l'importance de créer une relation de proximité avec le responsable de traitement en partant de leur propre expérience. Le comportement d'aide est un accompagnement consistant à aider le malade à prendre ses médicaments. C'est une facilitation qui est nécessaire quand on connaît l'esseulement inhérent malencontreusement à la tuberculose. Le comportement d'aide c'est aussi arriver à convaincre un malade de prendre ses comprimés soit devant le médiateur, soit devant le personnel de santé sans qu'il ne se sente contrôlé. C'est toute l'ambiguïté du TDO qui, tout en réhabilitant la vie relationnelle dans le traitement, enlève au malade la responsabilité de l'assiduité et du respect du protocole thérapeutique. Sous couvert d'un meilleur soutien, se réintroduisent donc des pratiques de contrôle par les soignants et par l'entourage familial ou professionnel du malade.

Par ailleurs, la tuberculose n'est pas de fait l'affaire de tous les soignants. Cette perception décalée confine la connaissance des normes aux seuls agents préposés à traiter la tuberculose. Les autres professionnels et agents prennent les directives liées à la tuberculose comme un supplément de travail et sont désarmés face aux demandes des malades qui d'emblée ne peuvent trier parmi les professionnels de santé qui sont au fait du traitement de la pathologie qui les implique. Il s'avère donc nécessaire de faire connaître encore plus le cycle de construction des normes relatives aux pathologies.

Des perspectives de recherche qui interpellent les sciences sociales de la santé

L'accent mis sur la culture organisationnelle dans les structures de santé et son potentiel de dérives, n'enlève rien de l'intérêt d'observer l'évolution du parcours des soignants depuis les formulations de carrières les conduisant plus tard aux professions médicales. C'est donc le signal que notre recherche ouvre des pistes d'investigations futures. Il apparaît ainsi stimulant de développer des travaux sur les formations académiques des professionnels de santé afin de comprendre les attentes des étudiants au début de leurs formations, les images qu'ils ont de leur futur métier et comment les unes et les autres évoluent au fil des études, et au contact de la réalité du travail dans une structure de santé. De plus, il conviendra de multiplier les sources (thèses de sciences, mémoires universitaires, documents d'agences internationales...) permettant de tracer la genèse des savoirs médicaux sur le paludisme et la tuberculose, de façon à comprendre comment ils ont évolué face aux normes de prise en charge. Les observations tendant à expliciter ce qui détourne les professionnels de leur métier sont appelées à se poursuivre et, dans ce cadre, elles pourraient concerner l'étude de la production de statistiques imposées aux structures de santé : exercice qui a des effets sur la pratique des soignants et qui révèle des enjeux de compétition entre structures et, en leur sein, entre acteurs. Autant de questions posées pour des recherches à venir en sciences sociales de la santé, dont cet ouvrage s'est voulu un jalon.

REFERENCES BIBLIOGRAPHIQUES

ADEKOLU-JOHN E., 1979, « The role of dispensaries in community health care in the Kainji Lake area of Nigeria», *Journal of Epidemiology and Community Health*, 2, 33 : 145-149.

ANTOINE P. & ADJAMAGBO A., 2002, *Le Sénégal face au défi démographique*, Document de travail DIAL-UR CIPRE (DT 2002/07), 29p.

ANTOINE P. & NANITELAMIO J., 1989, « Statuts féminins et urbanisation en Afrique », *Politique Africaine*, 36 : 129-133.

ANTOINE P., RAZAFINDRAKOTO M. & ROUBAUD F., 2001, « Contraints de rester jeunes ? Evolution de l'insertion dans trois capitales africaines : Dakar, Yaoundé, Antananarivo », *Autrepart*, 18 : 17-36.

ARBORIO A.M., 1995, « Quand le "sale boulot" fait métier : les aides-soignantes dans le monde professionnalisé de l'hôpital », *Sciences Sociales et Santé*, 13, 3 : 93-125.

ARBORIO A.M., 2001, *Un personnel invisible. Les aides soignantes à l'hôpital*, Paris, Anthropos-Economica.

AUBERT, F. & LAISSY, J.P., 1995, *Radiologie et imagerie médicale*, Paris, PUF.

BA H., BADIANE W., MANE B. & NDIAYE M.D., 1997, *Besoins des jeunes en matière de santé de la reproduction. Rapport de base*, Vision 2000-Asbef-Ased, 93p. + annexes (multigr.)

BADAKA M., 2000, « Profession : médecin », *Afrique contemporaine*, 195 : 250-258.

BADO J.-P., 1996, *Médecine coloniale et grandes endémies en Afrique*, Paris, Karthala.

BADO J.-P., 1999, « Histoire, maladies et médecines en Afrique Occidentale, XIXè – XXè siècles », *Revue française d'histoire d'Outre-mer*, 86, 322-323 : 237-268.

BALLESTER P. 1981, *Influence d'une chimioprophylaxie sur les indices paludométriques d'une population rurale en savane soudanienne au Mali*, Thèse de médecine. Aix-Marseille II, 109 p.

BARTHES R., 1970 (1ère ed 1957), *Mythologies*, Paris, Seuil.

BARTHES R., 1980, *La chambre claire. Note sur la photographie*, Paris, Ed. de l'Etoile.

BAUDON D., 2000, « Les paludismes en Afrique subsaharienne », *Afrique contemporaine*, 195 : 36-45.

BAUR P., 1954, *Attitudes médicales actuelles en face de certains problèmes posés par la Tuberculose*, Thèse de médecine, Bordeaux, 63p.

BECK U., 1986, *La société du risque. Sur la voie d'une autre modernité*, Paris, Aubier.

BECKER C. & COLLIGNON R., 1998, « Epidémies et médecine coloniale en Afrique de l'Ouest, *Cahiers Santé*, 8, 6 : 411-416.

BERESNIAK A., 1991, *Approche des limites de la planification de la santé en Afrique Sub-Saharienne*, Thèse de médecine, Aix-Marseille II, 131p.

BODET D., 1992, *Paludisme et dyekuadio : étude d'une maladie traditionnelle auprès de tradipraticiens baule (Côte d'Ivoire)*, Thèse de pharmacie, Université de Montpellier I.

BONNET D. & GUILLAUME A., 1999, *La santé de la reproduction : concept et acteurs*, Paris, IRD, multigr., 20p.

BORDES F., 1955, *La Tuberculose chez l'Africain*, Thèse de médecine, Bordeaux, 103p.

BORGES DA SILVA G., 1976, *Essais de chimioprophylaxie collective anti-onchocerquienne et anti-paluduéenne dans deux villages maliens : aspects socio-économiques, psychologiques, médicaux et techniques*, Thèse de médecine, Aix-Marseille II, 75p.

BOULLIER D., 1995, Du patient à l'image radiologique : une sociologie des transformations, *Techniques et culture*, 25-26 : 19-34.

BOURQUE R. & THUDEROZ C., 2002, *Sociologie de la négociation*, Paris, La Découverte-Syros.

BROUAT-CESARI C., 1988, *La prévention du paludisme. Enquête auprès de médecins exerçant en région tropicale*, Thèse de médecine, Aix-Marseille II, 73 p.

CALVEZ M., 1992, « Perception et fonction sociale du risque », *Journal du Sida*, 40 : 24- 26.

CANGUILHEM G., 1991, *Idéologie et rationalité dans l'histoire des sciences de la vie*, Paris, Vrin.

CHAUVEAU J.-P., LE PAPE M. & OLIVIER DE SARDAN J.-P., 2001, « la pluralité des normes et leurs dynamiques en Afrique. Implications pour les politiques » : 145-162 in G. Winter (éd), *Inégalités et politiques publiques en Afrique. Pluralité des normes et jeux d'acteurs*, Paris, Karthala-IRD.

CHEYRONNAUD J., 1998. *La contagion*, Paris, Seuil.

CHRETIEN F., 1954, *La tuberculose de l'enfant noir en AOF. Travail du service de pédiatrie de l'hôpital Aristide-Le-Dantec et du Service du BCG de l'Institut Pasteur de Dakar*, Thèse de médecine, Bordeaux, 12 p.

CHUECA M., 1990, *Contribution au programme de lutte contre les maladies diarrhéiques en Afrique : étude d'acceptabilité d'une solution de réhydratation prête à l'emploi*, Thèse de médecine, Bordeaux II, 78p.

CLOAREC J., 1955, *Contribution à l'étude de la T splénique*, Thèse de médecine, Bordeaux, 83p.

COMAROFF J. & COMAROFF J., 2000, « Réflexions sur la jeunesse. Du passé à la post-colonie », *Politique Africaine*, 80 : 90-110.
CRAVERO G., 1964, *Les médecins praticiens et la médecine préventive*, Thèse de médecine, Bordeaux, 89p.
CROZIER M. & FRIEDBERG E., 1996, *L'acteur et le système*, Paris, Seuil.
DELMOTTE C., 1987, *Mise en place et développement d'un programme élargi de vaccination en zone rurale à Dikodougou en République de Côte d'Ivoire*, Thèse de médecine, Aix-Marseille II, 117p.
DESCLAUX A., 2003, « Stigmatisation, discrimination : que peut-on attendre d'une approche culturelle ? » : 1-9 In UNESCO, *VIH/ SIDA Stigmatisation et discrimination : une approche anthropologique*, Etudes et rapports, série spéciale n°20.
DESGREES DU LOU A., MSELLATI P., VIHO I. et al., 1999, « Le recours à l'avortement provoqué à Abidjan. Une cause de baisse de fécondité ? », *Population*, 3, 54 : 427-446.
DESLAMAND P., 1983, *Histoire de l'éducation en Côte d'Ivoire ; Tome 2 ; De la Conférence de Brazzaville à nos jours*, Abidjan, CEDA.
DIA A., 1969, *La tuberculose pulmonaire au Sénégal. Aspect social de la maladie,* Thèse de médecine, Bordeaux, 65p.
DIALLO, I., FALL A. et al., 1997, « L'initiative de Bamako au Sénégal » : 209-226 in J. Brunet-Jailly (éd), *Innover dans les systèmes de santé, expériences d'Afrique de l'Ouest*, Paris, Karthala.
DIARRA, M., DIAKHATE et al., 1997, « Le recouvrement des coûts dans le district de Tambacounda » : 227-229 in J. Brunet-Jailly (éd), *Innover dans les systèmes de santé, expériences d'Afrique de l'Ouest*, Paris, Karthala.
DIARRASSOUBA VALY C. 1979, *L'université ivoirienne et le développement de la nation*, NEA, Abidjan.
DIOMANDE A., 1995, *Evaluation de la prise en charge du paludisme dans les établissements sanitaires publics de la ville d'Abidjan*, Thèse de médecine, Université d'Abidjan, 208p.
DOMERGUE-CLOAREC D., 1986, *La santé en Côte d'Ivoire (1905-1958)*, Toulouse, Académie des Sciences de l'Outre-Mer.
DOMOUA K., COULIBALY G., N'DHATZ M., et al., 1995, « The new face of tuberculosis in the context of the tuberculosis-HIV association in Abidjan, Ivory Coast », *International Journal of Tuberculosis and Lung Disease*, 6 : 505-509.
DOUGLAS M., 1996, *Risk and blame. Essays in cultural*, London, Routledge.
DOZON J.-P., 1991, « D'un tombeau à l'autre », *Cahiers d'Etudes Africaines*, 31 : 135-157.
DUBAR C., 1991, *La socialisation. Construction des identités sociales et professionnelles,* Paris, Armand Collin.

DUBAR C. & TRIPIER P. 1998, *Sociologie des professions*, Paris, Armand Colin.
DUCLOS D., 1996, « Puissance et faiblesse du concept de risque », *L'Année Sociologique*, 46, 2 : 309- 337.
DUJARDIN B., 2003, *Politiques de santé et attentes des patients. Vers un nouveau dialogue*, Paris, Karthala – Editions Charles Léopold Mayer.
DUPORT C., 1992, *Contribution à l'étude de l'action de médecin du monde en pays Sénoufo (Côte d'Ivoire)*, Thèse de médecine, Aix-Marseille II, 158p.
DURAN C., 1990, *Les maladies transmissibles en Côte d'Ivoire. Données épidémiologiques d'actualité*, Thèse de médecine, Aix-Marseille II, 194p.
DUSSAULT G., 1985, « Professionnalisation et déprofessionnalisation » : 605-616 in J. Dufresne, F. Dumont, Y. Martin (éds), *Traité d'anthropologie médicale*, Québec, Presses de l'Université du Québec.
FABRE G., 1993, « La notion de risque appliquée au Sida », *Prévenir*, 24 : 49- 56.
FABRE G., 1998, *Epidémies et contagions. L'imaginaire du Mal en Occident*, Paris, PUF.
FAINZANG S., 1997, « Les stratégies paradoxales. Réflexions sur la question de l'incohérence des conduites des malades », *Sciences sociales et Santé*, 15, 3 : 8- 21.
FAINZANG S., 2001, *Médicaments et société, le patient, le médecin et l'ordonnance*, Paris, PUF.
FAL A., SANTOS R. & DONEUX J.L., 1990, *Dictionnaire wolof-français*, Paris, Karthala.
FALL A. S. 2003, « Quel façonnement organisationnel des centres de santé en Afrique de l'Ouest ? » : 217-236 in Y. Jaffré & J.-P. Olivier de Sardan (éds), 2003, *Une médecine inhospitalière. Les difficiles relations entre soignants et soignés dans cinq capitales d'Afrique de l'Ouest*, Paris, APAD-Karthala.
FASSIN D., 2000, *Les enjeux politiques de la santé. Etudes sénégalaises, équatoriennes et françaises*, Paris, Karthala.
FASSIN D., FASSIN, E., 1990, « La santé publique sans l'Etat ? Participation communautaire et comités de santé au Sénégal », *Revue Tiers Monde*, 30 : 881-891.
FAY C. &. VIDAL L., 1999, *Face au sida, négociations sociales des risques en Côte d'Ivoire et au Mali*, Rapport ANRS, multigr.
FAYE O., GAYE O., KONATE L. et al., 1998, « Prévision et prévention des épidémies de paludisme dans la vallée du fleuve Sénégal », *Cahiers Santé*, 8, 6 : 347-352

FAYE O., N'DIR O., GAYE O. et al., 1995, « Charge de soins et coûts directs liés à l'hospitalisation des cas de neuropaludisme en milieu pédiatrique sénégalais », *Cahiers Santé*, 5 : 315-318.

FELLER-DANSOKHO E., KI-ZERBO G. & BADIANE S., 1994, « Prise en charge diagnostique et thérapeutique de l'accès palustre simple dans la région de Dakar, Sénégal », *Annales de la Société Belge de Médecine Tropicale*, 4, 74 : 291-300.

FELLOUS M., 1991, *La première image. Enquête sur l'échographie*, Paris, Nathan.

FENNDAL N.R.E, 1973, *Le personnel auxiliaire de la santé publique ; programme dans les pays en voie de développement*, New York, The Population Council.

FLAMENT-SAILLOUR M., PERRONNE C. & VINCENT V., 1999, « La résistance de Mycobacterium tuberculosis aux antituberculeux : actualités et réponses thérapeutiques », *Antibiotiques*, 1 : 15-9

FLORIANT P., 1994, *Les nouveaux traitements des grandes endémies tropicales africaines*, Thèse de médecine, Bordeaux II, 199p.

FONTAINE V., 1992, *L'hôpital de district et la santé communautaire. A propos d'une expérience à Odienné (République de Côte d'Ivoire)*, Thèse de médecine, Bordeaux II, 103p.

FOUCAULT M., 1963, *Naissance de la clinique*, Paris, PUF.

FRANCFORT I., OSTY F., SAINSAULIEU R., UHALDE M., 1995, *Les mondes sociaux de l'entreprise*, Paris, Desclée de Brouwer.

FREIDBERG E., 1997, *Le pouvoir et la règle. Dynamiques de l'action organisée*, Paris, Editions du Seuil.

FREIDSON E., 1970, *La profession médicale*, Paris, Payot.

GBARY A., GUIGUEMDE T. & OUEDRAOGO J., 1988, « Emergence of chlroquine-resistant malaria in West Africa : the case of Sokode », *Tropical Medicine and Parasitology*, 2, 39 : 142-4.

GIDDENS A., 1987, *La constitution de la société*, Paris, PUF.

GINSBURG F.D., ABU-LUGHOD L. & LARKIN B., *Media Worlds. Anthropology on New Terrain*, Berkeley et Los Angeles, University of California Press.

GOBATTO I, 1999, *Etre médecin au Burkina Faso. Dissection sociologique d'une transplantation professionnelle*, Paris, L'Harmattan.

GOFFMAN E., 1973, *La mise en scène de la vie quotidienne, la présentation de soi*, Paris, Editions de Minuit.

GRAUBY M.-N., 1993, *Chimio-résistances de Plasmodium Falciparum : cas de la sulfadoxine-pyriméthamine et de la quinine*, Thèse de médecine, Aix-Marseille II, 116p.

GRESLAN T., 1996, *Un an de Sida à l'hôpital principal de Dakar (Sénégal)*, Thèse de médecine. Bordeaux II, 134p.

HENO P., 1990, *Vitamine A, malnutrition et risque infectieux chez l'enfant : à propos d'une étude menée sur une population de 174 enfants en République de Côte d'Ivoire*, Thèse de médecine, Bordeaux II, 164p.

HUEBNER R., MOETI T., BINKIN N. & RUMISHA D., 1997, « Survey of physician use of radiography and sputum smear microscopy for tuberculosis diagnosis and follow-up in Botswana », *International Journal of Tuberculosis and Lung Disease*, 4, 1 : 333-338.

HUETZ G., 1985, *Evaluation de la couverture vaccinale et évaluation de l'efficacité d'une vaccination en Afrique francophone*, Thèse de médecine, Aix-Marseille II, 105p.

ILIFFE J., 1998, *East african doctors*, Cambridge, Cambridge University Press.

JAFFRE Y. & OLIVIER DE SARDAN J.-P., 1999, *La construction sociale des maladies. Les entités nosologiques populaires en Afrique de l'Ouest*, Paris, PUF.

JAFFRE Y. & OLIVIER DE SARDAN J.-P. (éds), 2003, *Une médecine inhospitalière, les difficiles relations entre soignants et soignés dans cinq capitales d'Afrique de l'Ouest*, Paris, APAD-Karthala.

JAFFRE Y. & OLIVIER DE SARDAN J.-P., 2003, « Un diagnostic socio-anthropologique : des centres de santé malades... » : 51-102 in Y. Jaffré & J.-P. Olivier de Sardan (éds), *Une médecine inhospitalière, les difficiles relations entre soignants et soignés dans cinq capitales d'Afrique de l'Ouest*, Paris, APAD-Karthala.

JAFFRE Y. 1991, « Anthropologie de la santé et éducation pour la santé, *Cahiers Santé*, 1, 5 : 406-414.

JAFFRE, Y. & PRUAL A., 1993, « Le corps des sages-femmes, entre identités professionnelle et sociale », *Sciences Sociales et santé*, 11, 2 : 63-80.

JOURDAN J.-P., 1981, *Approche sanitaire du Cap Vert (Sénégal)*, Thèse de médecine, Aix-Marseille II, 117p.

KOFFI K.S., 1989, *Aspects épidémiologiques du paludisme au Togo*, Thèse de médecine, Bordeaux, 59p.

KONAN B. C., 2003, « Le centre de santé à base communautaire de Sagbé à Abidjan » : 19-49 in Y. Jaffré & J.-P. Olivier de Sardan (éds), *Une médecine inhospitalière, les difficiles relations entre soignants et soignés dans cinq capitales d'Afrique de l'Ouest*, Paris, APAD-Karthala.

LASCOUMES P., 1996, « La précaution comme anticipation des risques résiduels et hybridation de la responsabilité », *L'Année Sociologique*, 46, 2 : 369-382.

LATOUR, B., 2001, *L'espoir de Pandore. Pour une version réaliste de l'activité scientifique*, Paris, La Découverte.

LE BRAS J., DURAND R., PIAZZA J. D. et al., 1998, « Prise en compte des disparités de résistance de Plasmodium falciparum en Afrique dans la décision chimioprophylactique », *La Presse médicale*, 27 : 28.

LE BRETON D., 1990, *Anthropologie du corps et modernité*. Paris, Vrin.
LE BRETON D., 1995, *Sociologie du risque*, Paris, PUF.
LE BRETON D., 1997, « Le corps surnuméraire. Imaginaire du corps dans les techno-sciences » : 147-164 in I. Bianquis, D. Le Breton et C. Mechin (éds), *Les usages culturels du corps*, Paris, L'Harmattan.
LEVI-STRAUSS C., 1958, *Anthropologie structurale*, Paris, Plon.
LOCOH T., 1994, « La fécondité précoce en Afrique sub-saharienne », *Chronique du CEPED*, 14.
LOSCH B., 2001, « Les politiques publiques et les compromis sectoriels face à la mondialisation : normes internationales, rôle des firmes et projet national en Afrique » : 375-396 in G. Winter (éd), *Inégalités et politiques publiques en Afrique. Pluralité des normes et jeux d'acteurs*, Paris, Karthala-IRD.
LOUIS J.-F., 2000, *La chimioprophylaxie antipalustre dans les armées : intérêt de tafenoquine*, Thèse de médecine, Bordeaux, 104p.
M'BOKOLO E., 1984, « Histoire des maladies, histoire et maladie : l'Afrique » : 155-86 in M. AUGE & C. HERZLICH (éds), *Le sens du mal*, Paris, Editions des Archives Contemporaines.
MOREAU J., 1985, *Le programme élargi de vaccination en Côte d'Ivoire*, Mémoire de santé publique, Aix-Marseille II, 77p.
MOUCHET J., CARNEVALE P., COOSEMANS M. et al., 1993, « Typologie du paludisme en Afrique », *Cahiers santé*, 4, 3 : 220-238.
MOYOU-SOMO R., 1977, *Les aspects actuels du paludisme au Cameroun*, Thèse de médecine, Bordeaux, 142p.
NDIONE E. S., 1993, *Dakar, une société en grappe*, Karthala - Enda Graf Sahel.
NDOYE T. & POUTRAIN V., 2004, « Evolution des savoirs et des pratiques médicales : l'exemple de la lutte contre le paludisme au Sénégal », *Autrepart*, 29 : 81-98.
NDOYE T., 2001, *Le passage à l'âge adulte : Attentes et prises de rôles des jeunes et dynamiques familiales*, DEA de sociologie, Université Cheikh Anta Diop, Dakar.
NDUMBE P., 1998, « Curative and preventive treatment of uncomplicated malaria in public health institutions in Cameroon », *European Journal of Epidemiology*, 2, 5 : 183-188.
NIANGORAN H., 1998, *Evaluation de la qualité de la prise en charge du paludisme en milieu hospitalier universitaire : cas du service de pédiatrie au CHU de Treichville*, Thèse de médecine, Abidjan, 103p.
OLIVIER DE SARDAN J.-P., 2001, « La sage-femme et le douanier. Cultures professionnelles locales et culture bureaucratique privatisée en Afrique de l'Ouest », *Autrepart*, 20 : 61-73.
OUATTARA F, 2001, « Conscience professionnelle, clientélisme et corruption : pratiques et justifications des professionnels de santé du centre médical

d'Orodara (Burkina Faso) » : 63-95 in *Les professionnels de la santé*, Bulletin n°2, SHADYC (EHESS-CNRS).

OUDOT R., 1982, *Etude des campagnes de lutte anti-paludique et réflexion sur les causes d'échec de la politique d'éradication*, Thèse de médecine, Aix-Marseille II, 150p.

OUEGNIN A. & ANZENI L., 1988, *Enquête concernant la délivrance et l'utilisation des antipaludéens dans l'agglomération d'Abidjan*, Thèse de médecine, Université, 109p.

OUOBA M. B., 1974, *Le jeune médecin face à ses responsabilités de praticien Africain*, Thèse de médecine, Dakar, 103p.

PAICHELER G., 1997, « Modèles pour l'analyse de la gestion des risques liés au VIH: liens entre connaissances et actions », *Sciences Sociales et Santé*, 15, 4 : 39-69.

PARADEISE C., 1984, « La marine marchande française : un marché du travail fermé ? », *Revue Française de sociologie*, XXV : 352-375.

PASVEER B., 1995, *« Images et objets : la tuberculose et les rayons X»*, Techniques et culture, 25-26 : 1-18.

PATTON A., 1996, *Physicians, colonial racisms, and diaspora in West Africa*, Miami, University Press of Florida.

PERRIËNS J., MUKADI Y. & NUNN P., 1991, « Tuberculosis and HIV infection: implications for Africa », *AIDS*, 1, 5: 127-133.

PETITAT A., 1994, « La profession infirmière. Un siècle de mutations » : 227-259, in P. Aïach Pierre & D. Fassin (éds), *Les métiers de la santé. Enjeux de pouvoir et quête de légitimité*, Paris, Anthropos.

PEYCRU T., 1997, *La tuberculose à Dakar. Expérience à l'hôpital principal du 1er juillet 1995 au 30 juin 1996*, Thèse de médecine, Bordeaux II, 101p.

PNLP, 2001, *Plan stratégique pour faire reculer le paludisme 2001-2005*, PNLP, document multigr.

QUENSONT P.G., 1988, *Perception par l'Africain de l'hôpital en Afrique*, Thèse de médecine, Aix-Marseille II, 93 p.

RAMIANDRASOA P., 1980, *Evolution des notions sur l'épidémiologie du paludisme en Afrique de L'Ouest francophone de 1950 à 1980*, Thèse de médecine, Aix-Marseille II, 78 p.

RAOUX G., 1955, *L'organisation mondiale de la santé et les aspects juridiques de sa fonction épidémiologique*, Thèse de médecine, Bordeaux, 51p.

REPUBLIQUE DE COTE D'IVOIRE, MINISTERE DE LA SANTE, 1996, *Plan National de développement sanitaire 1996-2005 ; Tome 2 ; Programme et financement pour la période 1996-1998*, Abidjan, 66 p + Annexes 8p.

REPUBLIQUE DE COTE D'IVOIRE, MINISTERE DE LA SANTE, 2001, *Directives du programme national de lutte contre le paludisme*, Programme national de lutte contre le paludisme.

REPUBLIQUE DU SENEGAL, MINISTERE DE L'INTERIEUR, 1996, *Textes de lois de la décentralisation*, Ed. Groupe SIFMI.
REPUBLIQUE DU SENEGAL, MINISTERE DE LA SANTE DE L'HYGIENE ET DE LA FORMATION, DIRECTION DES ETABLISSEMENTS DE SANTE, CENTRE HOSPITALIER NATIONAL DE FANN, 2003, *Projet d'établissement hospitalier (2004-2008)*, multigr.
REPUBLIQUE DU SENEGAL, MINISTERE DE LA SANTE, 2000, *Assises nationales sur la santé, synthèse générale des travaux des commissions*, multigr.
REPUBLIQUE DU SENEGAL, MINISTERE DE LA SANTE, DIRECTION DE LA SANTE, SNGE, PNLP, 2001, *Plan stratégique pour faire reculer le paludisme au Sénégal*, multigr.
REPUBLIQUE DU SENEGAL, MINISTERE DE LA SANTE, SNGE, PNLP, 2001, *Manuel de formation pour la prise en charge du paludisme au niveau de district*, document de travail, multigr.
REPUBLIQUE DU SENEGAL, MSAS, Direction de la santé, 1991, *Guide thérapeutique*, vol. 1.
REPUBLIQUE DU SENEGAL, MSAS, DSP, ISED, 1991, *Guide méthodologique, pour une application efficace de la politique des médicaments essentiels et l'initiative de Bamako au niveau des districts au Sénégal*, Edition PDRH1/Projet Banque Mondiale.
REPUBLIQUE DU SENEGAL, MSHP, Direction de la santé, DMT, PNLP, 2003, *Atelier national de consensus sur la politique de traitement antipaludique au Sénégal*, rapport final, synthèse et recommandations.
ROGER M., 1993, « Sumaya dans la région de Sikasso : une entité en évolution » : 83-125 in J. Brunet-Jailly (éd), *Se soigner au Mali : une contribution des sciences sociales, Hommage à Claude Pairault*, Paris, Karthala - ORSTOM.
ROMARY P., 1987, *Jamot et le médicament de santé publique*, Thèse de médecine, Bordeaux, 115p.
RUBBERS B., 2003, *Devenir médecin en République démocratique du Congo. La trajectoire socioprofessionnelle des diplômés en médecine de l'Université de Lumumbashi*, Institut Africain-CEDAF-L'Harmattan, Tervuren - Paris.
RUFFIE J. & SOURNIA J.-C., 1984, *Les épidémies dans l'histoire de l'homme*, Paris, Flammarion.
SAINSAULIEU R., 1998, *L'identité au travail*, Presses de la Fondation nationale des sciences politiques.
SCHATZMAN L., BUCHER R., DANUTA E. & SABSHIN M., 1992, « L'hôpital et son ordre négocié » : 87-112, in A. Strauss, *La trame de la négociation, sociologie qualitative et interactionnisme*, Paris, L'Harmattan.

SECK B. D., 1968, *Etude sur la morbidité africaine urbaine dans le cadre d'un dispensaire périphérique à Dakar*, Thèse de Médecine, Dakar, Université de Dakar.

SICARD M., 1994, *L'année 1895. L'image écartelée entre voir et savoir*, Paris, Institut Synthélabo.

SICARD M., 1998, *La fabrique du regard. Images de science et appareils de vision (XVè-XXè)*, Paris, Odile Jacob.

STARRS A.M. & RIZZUTO R.R., 1998, *Faire passer le message: comment planifier une campagne d'éducation et de communication sur la santé de la reproduction*, New York, Family Care International.

STRAUSS A., 1992, *La trame de la négociation, sociologie qualitative et interactionnisme*, Paris, L'Harmattan.

STRAUSS A., 1996, « Négociations : introduction à la question » : 245-268 in A. Strauss, *La trame de la négociation, sociologie qualitative et interactionnisme*, Paris, L'Harmattan.

STRAUSS A., FAGERHAUGH S., SUCZEK B. & WIERNER C., 1992, « Le travail d'articulation » : 191-244, in A. Strauss, *La trame de la négociation*, Paris, L'Harmattan.

STRAUSS A., SCHATZMAN L., BUHER R., DANUTA E. & SABSHIN M., 1996, « L'hôpital et son ordre négocié » : 87-112 in A. Strauss, *La trame de la négociation, sociologie qualitative et interactionnisme*, Paris, L'Harmattan.

TASSONE M., 1988, *Santé et développement en pays Sénoufo (Côte d'Ivoire)*, Thèse de médecine, Aix-Marseille II, 78p.

TAUTZ S., JAHN A., MOLOKOMME I. & GORGEN R., 2000, « Between fear and relief: how rural pregnant women experience foetal ultrasound in a Botswana district hospital», *Social Science & Medicine*, 50, 5 : 689-701.

THIMON A., 1984, *Santé et urbanisation dans les pays d'Afrique tropicale*, Thèse de médecine, Bordeaux II, 47p.

VAN LERBERGHE W. & DE BROUWERE V., 2000, « Etat de santé et santé de l'Etat en Afrique subsaharienne », *Afrique Contemporaine*, 195 : 175-90.

VAUGHAN M., 1991, *Curing their ills. Colonial power and African illness*, Stanford, Stanford University Press.

VEGA A., 2000, *Une ethnologue à l'hôpital, l'ambiguïté du quotidien infirmier*, Paris, Editions des archives contemporaines.

VERDIER H., 1996, « La "médecine prédictive" entre croyance et construction de nouvelles catégories de risques », *L'Année Sociologique*, 46, 2 : 413-447.

VIDAL L., 1996, *Le silence et le sens. Essai d'anthropologie du sida en Afrique*, Paris, Anthropos-Economica.

VIDAL L., 2004-a, *Ritualités, santé et sida en Afrique. Pour une anthropologie du singulier*, Paris, Karthala-IRD.

VIDAL L., 2004-b, « Réfléchir l'objet : pour une rénovation des sciences sociales de la santé », *Autrepart*, 29 : 3-12.

VINEIS P., 1992, « La causalité en médecine : modèles théoriques et problèmes pratiques », *Sciences Sociales et Santé*, 10, 3 : 5-32.

VINET J., 1954, *Contribution à l'étude du foie dans le paludisme chez l'Africain de Dakar*. Thèse de médecine, Bordeaux, 67p.

WERNER J.F., 2002, « Photographie et constructions identitaires dans les sociétés africaines contemporaines », *Autrepart*, 24 : 21-43.

WERNER J.F., 2003, *Note d'information concernant la gestion du risque dans le domaine de la radioprotection au Sénégal*, Dakar, IRD, multigr.

WERNER J.F., 2004-a, « D'une image à l'autre, ou pourquoi et comment étudier l'imagerie médicale à Dakar », *Autrepart*, 29 : 65-80.

WERNER J.F., 2004-b (à paraître), « When modernity is becoming a commodity. A case-study about the reception and consumption of telenovelas in Dakar», in P. Probst (éds), *Visual Publics*.

WHO, 1998, *Fact sheet - malaria*, n° 94.

WHO, 2004, *Global Tuberculosis control-surveillance, planning, financing*, WHO Report, WHO/HTM/TB/2004.331 (www.who.int/tb/publications/global_report/2004).

WILKINSON D. & DAVIES G., 1997, « Coping with Africa's increasing tuberculosis burden: are community supervisors an essential component of the DOT strategy ? Directly observed therapy », *Tropical Medicine and International Health*, 7, 2 : 700-4.

ZESOUMA S., 1974, *Evolution des méthodes de dépistage des malades et de la chimiothérapie ambulatoire dans la lutte anti-tuberculose au Sénégal*, Thèse de médecine, Dakar, 83p.

SIGLES

ACI : Africa consultant international
ADEMAS : Agence pour le développement du marketing social
AEF : Afrique équatoriale française
AMI : Assistance médicale indigène
AOF : Afrique occidentale française
API : Abcès post-injectionnels
ASC : Agent de santé communautaire
BAAR : Bacille acido- alcoolo- résistants
BK : Bacille de Koch
BCG : Bacille Calmette et Guérin
CAT : Centre anti-tuberculeux
CCC : Communication pour un changement de comportement
CS : Centre de santé
CHR : Centre hospitalier régional
CHU : Centre hospitalier et universitaire
DOTS : Directly observed treatment short course
DP : Densité parasitaire
ENDSS : Ecole nationale de développement sanitaire et social
FHI : Family health international
FRP : Faire reculer le paludisme (cf. RBM)
FS : Frottis sanguin
FSU : Formations sanitaires urbaines
GE : Goutte épaisse
IB : Initiative de Bamako
IEC : Information, éducation, communication
IFAN : Institut fondamental d'Afrique noire
INFAS : Institut national de formation des agents sanitaires
INFS : Institut national de formation sociale
IRD : Institut de recherche pour le développement
IPM : Institut de prévoyance maladie
JICA : Japanese international cooperation agency
LHL : Landsforeningen for hjerte og lungesyke
LNR : Laboratoire national de référence
MC : Médecin-chef
MCA : Médecin-chef adjoint
MSAS : Ministère de la santé et de l'action sociale (Sénégal)
NFS : Numération de formule sanguine

OCCGE : Organisation de coordination et de coopération pour la lutte contre les grandes endémies
OMS : Organisation mondiale de la santé
ONG : Organisation non gouvernementale
PDSSI : Programme de développement sanitaire et social intégré
PEV : Programme élargi de vaccination
PMI : Protection maternelle et infantile
PNLP : Programme national de lutte contre le paludisme
PNLT : Programme national de lutte contre la tuberculose (Côte d'Ivoire)
PNT : Programme national de lutte contre la tuberculose (Sénégal)
PNUD : Programme des nations unies pour le développement
RBM : Roll back malaria
SGAMS : Service général autonome de la maladie du sommeil
SGHMP : Service général autonome d'hygiène mobile et de prophylaxie
SLAP : Service de lutte anti-paludique
SNGE : Service national des grandes endémies
SP : Sulfadoxine-pyriméthamine
SSP : Soins de santé primaires
TB : Tuberculose
TDO : Traitement directement observé
UCAD : Université Cheikh Anta Diop
UICTMR : Union internationale contre la tuberculose et les maladies respiratoires
UNICEF : United nation for children and education fund
VS : Vitesse de Sédimentation

LES AUTEURS[148]

Assani ADJAGBE, historien, Université de Cocody, Abidjan. A travaillé sur le paludisme en Côte d'Ivoire.

Karine DELAUNAY, chercheure, historienne, Institut de Recherche pour le Développement (Unité de recherche « Constructions identitaires et mondialisation »), Paris. A travaillé sur la prévention au Sénégal.

Abdou Salam FALL, enseignant-chercheur, sociologue, Institut fondamental d'Afrique noire, Université Cheikh Anta Diop, Dakar. Coordonnateur des recherches menées au Sénégal.

Dakouri GADOU, enseignant-chercheur, anthropologue, Institut d'Ethnosociologie, Université de Cocody, Abidjan. Coordonnateur des recherches menées en Côte d'Ivoire.

Fatoumata HANE, anthropologue, Ecole des hautes études en sciences sociales, Marseille et Institut de Recherche pour le Développement, Dakar. A travaillé sur la tuberculose au Sénégal.

Modestine KADJO, anthropologue, Université de Cocody, Abidjan. A travaillé sur la presse en Côte d'Ivoire.

Bla Claire KONAN, anthropologue, Université de Cocody, Abidjan. A travaillé sur la tuberculose en Côte d'Ivoire.

Marie-Adama NDIOR, travailleuse sociale, Dakar. A travaillé sur la presse au Sénégal.

Tidiane NDOYE, doctorant en anthropologie, Ecole des hautes études en sciences sociales, Marseille et Institut de Recherche pour le Développement, Dakar. A travaillé sur le paludisme au Sénégal.

Véronique POUTRAIN, sociologue, Université de Strasbourg et Laboratoire d'anthropologie sociale, Paris. A travaillé sur la lutte contre le paludisme et la tuberculose.

Laurent VIDAL, chercheur, anthropologue, Institut de Recherche pour le Développement (Unité de recherche « Socioanthropologie de la santé »), Dakar. Coordonnateur de l'ensemble de la recherche.

Jean-François WERNER, chercheur, anthropologue, Institut de Recherche pour le Développement (Unité de recherche « Socioanthropologie de la santé »), Marseille. A travaillé sur la radiographie dans la prise en charge de la tuberculose au Sénégal.

---

[148] Nous précisons ici le rôle de chacun dans la recherche qui est à l'origine de ce livre.